國家圖書館出版品預行編目資料

黃帝內經養生智慧2 從頭到腳說健康／曲黎敏著.--
--台北縣新店市：源樺，2009
面； 公分
ISBN 978-986-6612-20-6（平裝）
ISBN 978-986-6612-51-0（精裝）
1.內經 2.中醫典籍 3.健康法
413.11 97019258

病史、年齡、用量、季節、性別而有所不同，您若有不適，仍應遵照專業醫師個別之建議與診斷為宜。

人類智庫 1979年2月22日 創立

黃帝內經養生智慧2 從頭到腳說健康

作　　者　曲黎敏
主　　編　鄭如玲
文字編輯　呂丹芸
特約校對　陳小瑋
封面&版型設計　張承霖
美術編輯　黃蕙珍

發 行 人　桂台樺
總 編 輯　鄭如玲
投資控股　人類智庫股份有限公司
人類智庫網　www.humanbooks.com.tw
發行出版　源樺出版事業股份有限公司
公司電話　(02)2218-1000（代表號）
公司傳真　(02)2218-9191（代表號）
公司地址　台北縣新店市民權路115號5樓
劃撥帳號　01649498　戶名：人類文化事業有限公司

書店經銷　聯合發行股份有限公司
經銷電話　(02)2917-8022
經銷地址　台北縣新店市寶橋路235巷6弄6號2樓

本版日期　2010年9月1日
定　　價　380元（平裝）/ 399元（精裝）
長江文藝出版社授權台灣源樺出版事業股份有限公司出版繁體中文

新、馬總代理
新 加 坡：諾文文化事業私人有限公司
Tel：65-6462-6141　Fax：65-6469-4043
馬來西亞：諾文文化事業私人有限公司
Tel：603-9179-6333　Fax：603-9179-6060

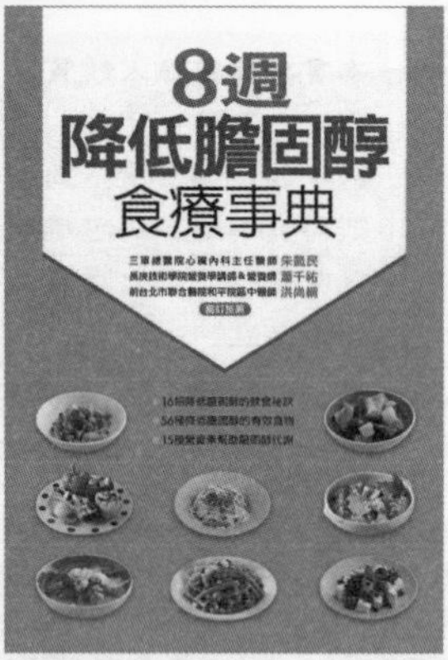

8週降低膽固醇食療事典

內容特色

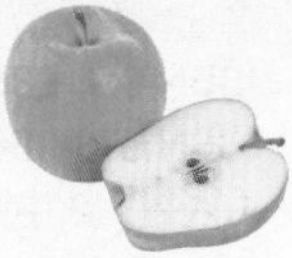

◎ 200道降膽固醇食譜
專業營養師提供貼心營養分析、降膽固醇功效，讓你吃得安心，吃出健康，8週循序漸進降低膽固醇。

◎ 16招有效降膽固醇飲食祕訣
食療加上自療等於降低膽固醇、遠離心血管疾病。專家告訴您如何吃最健康，吃對食物改善疾病。

◎ 56種降膽固醇的特效食材
營養師精選56種降低膽固醇的特效食物，並提出最佳料理方法，是高膽固醇一族必看的健康食物排行榜，對症食療掌控你的膽固醇。

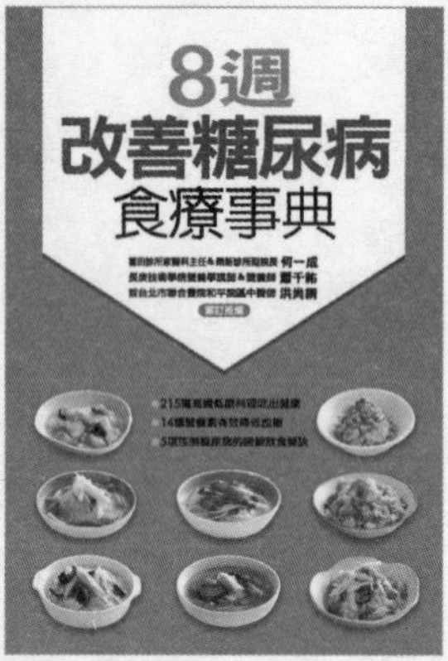

8週改善糖尿病食療事典

內容特色

◎ 215道降血糖食譜
營養師提供專業營養分析、改善糖尿病功效，助您在8週內循序漸進調理身體，有效降低血糖、血脂與膽固醇，吃得更安心。

◎ 5項控制糖尿病的關鍵飲食要訣
想戰勝糖尿病，就從飲食控制開始！專家告訴您如何吃對食物、代換營養素，聰明運用健康食材對症食療，針對病情特別設計專屬食譜。

◎ 14種必須攝取的重點營養素
精選14種人體缺一不可的營養素，幫助平衡體內胰島素分泌與醣類代謝，有效達到降低血糖的效果。

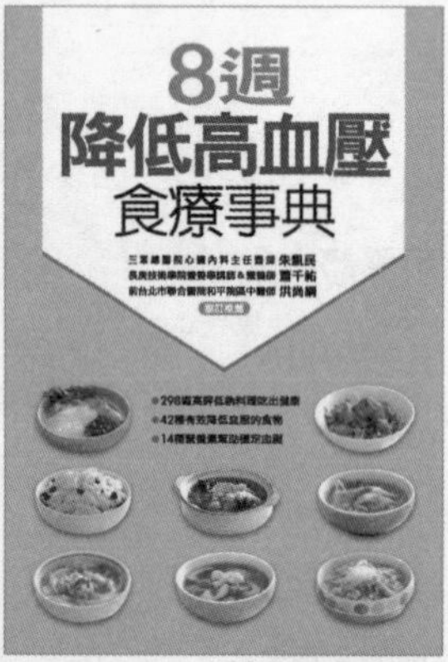

8週降低高血壓食療事典

內容特色

◎ 298道調節血壓食譜
營養師提供營養分析，專業把關料理的鈉含量，助您在8週內循序漸進調養身體，有效降低血壓，吃得更健康安心。

◎ 42種降低血壓特選健康養生食材
嚴選高血壓族群必吃的健康養生食材，幫助強化保護血管與代謝鈉質，真正達到降低血壓的效果，吃出健康，身體零負擔。

◎ 「三低二高」飲食調養替代藥物治療
「三低二高」一高纖、高礦物質、低脂、低膽固醇、低鈉料理，可降低心血管疾病15%、中風27%罹患率，以食療有效防治高血壓和肥胖！

黃帝內經

從頭到腳說健康 2

養生專家
北京中醫藥大學名教授　曲黎敏◎著

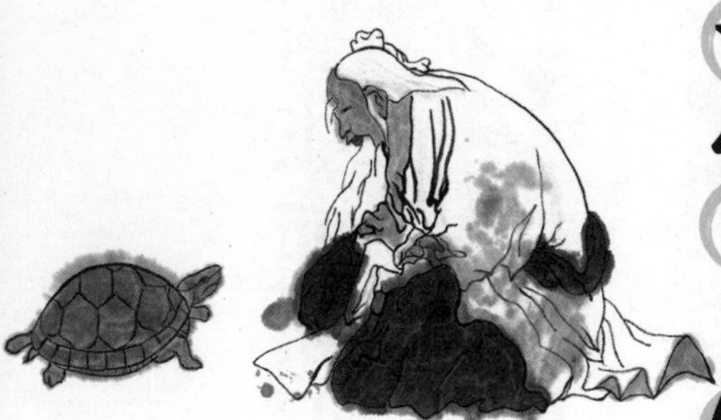

作者序

從頭到腳，一次對生命新的閱讀

中國文化的最高境界，不總是超凡脫俗，而是存在於世俗的日常生活中。在儒家是人際關係的盡善盡美，在道家及禪宗是取法自然，在醫家則是陰陽和諧及五行生剋之間的均衡。而所有這一切，都應融匯在人們的行為和言語中……。

在中醫眼中，人不是機器，而是「內景」，生命如同一棵樹，在自然光影的明滅中，從枝枒在四季風雨的變化上，我們就可以知道它深埋在地下根部的情況。從此，人類隱祕的氣血內臟，不再是黑暗混沌的「灰箱」，而是如詩、如畫……。

從遙遠的《黃帝內經》到現代，多少年過去了，也許我們心靈對自然的感悟正在退化，也許我們又要試圖尋找一種方式：一種重新解放自己的方式，平靜自己的方式，感受生命喜悅的方式。我們重新又在毫無意義的歷史奔跑中停下腳步，仰望燦爛的星空，我們靜靜地呼吸、放鬆，放鬆我們習慣戰鬥的臂膀；放鬆我們戒備的眼睛；放鬆我們疲憊的心靈……我們坐下，就這麼坐著，等待著颳了幾千年古老的風，再次掠過我們的面頰，我們等待新生。生生不息，萬物和生命，順應它、尊重它、靜思它，這便是傳統醫道教給我們的虔誠。

❖吃錯藥小心傷身

近幾年來，養生保健的書籍蜂擁而出，有種讓人無所適從之感。今天張說該這樣，明天李說該那樣，經常有朋友拿著稀奇古怪的方子或保健方法來問我，保健方法對錯倒無大礙，不舒服了，停下就是；吃錯了藥，可是性命攸關，肺腑可不會說話，所以，這裏面有幾點需要注意：

❶中醫用藥因人而異

第一，中醫用藥因人而異，幾乎沒有一個通方大家可以一起共用。中醫治病講辨證論治，同樣是感冒發燒的人，有人要用「桂枝湯」、有人要用「麻黃湯」。用錯了，就會出大問題。還可能是不同的病，比如有的人是痛經，有的人是憂鬱症，醫生卻用同一個方子來治療，這就要看醫生辨證施藥的水準。所以藥不可以亂服，一定要找到明醫理的醫生才行。

❷不要過分依賴藥品

第二，現代人有過分依賴藥品的問題。你一定要明白，藥不可能解決人的全部問題，得病從某種意義上說，是我們靈魂和肉體的雙向選擇，解除病症同樣需要我們從心靈上有所感悟。

在西方，人生病了，先是看醫生，醫生治不了，就求教於哲學、心理學，一切都不行了，就去求助宗教。

而在中國，只要找到一個好的中醫就行了。因為中國醫學最可貴之處就是：它涉及全方位的拯救，宇宙的大天對應著身體的小天，天地之神不可見，人體裏的五臟神明卻是真實不虛的，所以佛道兩家都宣稱「即身成佛」，當下覺悟才是生命的真諦。

❸人體本身有自癒力

第三，身體的虛弱是積勞成疾，身體的健壯是積精累氣。我們把自己的身體全部交給醫生，是一種人性的軟弱，是對自己不負責任的態度。每個生命裏都蘊涵自癒的能力，這種能力源於我們心靈的自信、樂觀和覺悟，老天給了我們那麼多，給了我們身體、父母、家庭、兒女，還給了我們糧食、書籍和友情，我們怎能輕易地放棄自己。

❖改變習性才是健康關鍵

我這幾年的工作，無論是講《黃帝內經》，還是依照著《黃帝內經》講「從頭到腳」，無非都是想告訴大家，人首先要對自己的身體有一個深刻的認知，雖然不一定要明醫理、明藥理，但一定要明生活、明情理。只有擺脫對生命的無知，我們才能有一種全新的生活，明白生老病死無非都是生命的常態，我們才能不過於執拗；明白「百病由心生」、「百病生於氣」，我們才能從根本上改變我們目前虛弱的狀態，從而變得堅強有力。

總而言之，中醫的偉大在於它掌握人性核心的東西，無論賢愚，人的臟腑都是一樣的。人人都有本性（臟腑就是本性），而習性、人的起心動念等使人相遠，使人遭遇不同疾病的折磨。人不必一不舒服就向外求藥，要先想想自己的生活方式是否有不對的地方？能夠改變習性，才是健康的關鍵。

❖中國學問全是向內求

中國的學問全是向內求的學問，比如：佛學為內明、道學稱內景內丹、醫學為內經、儒學稱內業、武學提倡內功。這些學問全要求我們有悟性。這跟所學專業、出身等，沒有什麼必然關係。一個大字不識的人，也有可能因機緣而開悟，比如六祖慧能，這恐怕就是佛說「人人皆有佛性」的問題。

禪宗特重禪觀，不重教理，自稱教外別傳。以達摩為初祖，下傳慧可、僧璨、道信、弘忍，弘忍之後分成南宗慧能、北宗神秀二派。中唐以後，南宗成為禪宗的正統，並發展成曹洞、雲門、法眼、溈仰、臨濟五家。但宋朝以後僅存曹洞、臨濟二家。

當年五祖弘忍要選衣缽傳人時，要弟子去寫一首偈以做測試，當時被認為最有資格的弟子神秀寫了一首偈：「身是菩提樹，心如明鏡台，時時勤拂拭，勿使惹塵埃。」慧能是一個不識字的廚工，聽到有人朗誦貼在牆壁上神秀的詩偈，他當下便唸出自己做的偈：「菩提本無樹，明鏡亦非台，本來無一物，何處惹塵埃？」慧能的見解是直接見性，自性就根本沒有塵埃，哪裡需要時時勤拂拭？後來弘忍把衣缽傳給六祖慧能。之後慧能弘法，將禪宗發揚光大，成為唐朝以後的佛教主流。

中醫尤其重在領悟，領悟的要點是關聯，即把天地萬物、生理心理、人類情感等，都能關聯在一起。學習傳統醫學，不僅可以瞭解關於人身體的問題，在個體修煉上更可以勇猛精進，在世間可以用來佈施慈悲。只要我們努力，只要我們堅守信念，永不放棄，大千世界自然會把真理向我們呈現。

說這些無非是因為目前我們的生活、疾病的痛苦等，都處在現行的醫療環境所不能滿足的境地，這使得我們一般人不得不靠自己的努力，來試圖解決一些問題，這未嘗不是一個好的訴求和宏願。當中國古老的經絡圖掛在每一個中國人家裏的時候，這何嘗不是中華文明的復興？千百年來，中醫如同流在我們中國人血液裏的東西，喚醒她，就如同喚醒我們最原始、最廣袤的記憶。

當走到廣大的民眾中，看到這麼多的人關注傳統醫學，在學習傳統醫學，我內心真的非常感動，我真的為這個偉大的民族感到驕傲，當人們從冷酷無情的金錢世界轉身，當我們每個人都努力內求的時候，世界將變得多麼美好。

世上還有很多謬誤，人生還有很多無奈，但如果我們的心靈有天堂般的陽光，我們就是天使；如果我們的心靈如病痛、如地獄般晦暗，我們就是受難者和魔鬼。所以，人要想活得好，關鍵在心態，其實每一分鐘，我們的心靈都在六道中輪迴，如何讓一切美好持續，如何改掉壞的習性，就是我們一生的追求和目的。

講《從頭到腳說健康》無非是一種方便法門，是拋磚引玉，是多少年苦心積慮學習的一次總結，是一次分享，是康鑑文化的傾力奉獻，獻給所有辛勤的父母、所有親人、所有熱愛生命的同修者……。

戊子年小滿寫於山東萬紫園　曲黎敏

曲黎敏

- 北京中醫藥大學副教授／碩士研究生導師
- 北京天人醫易中醫藥研究院院長
- 《名家論壇》專家
- 主要著作：
  《黃帝內經養生智慧》
  《黃帝內經養生智慧❷ 從頭到腳說健康》
  《黃帝內經養生智慧❸ 曲黎敏談養生》
  《把健康徹底說清楚》
  《漢字故事養生智慧》

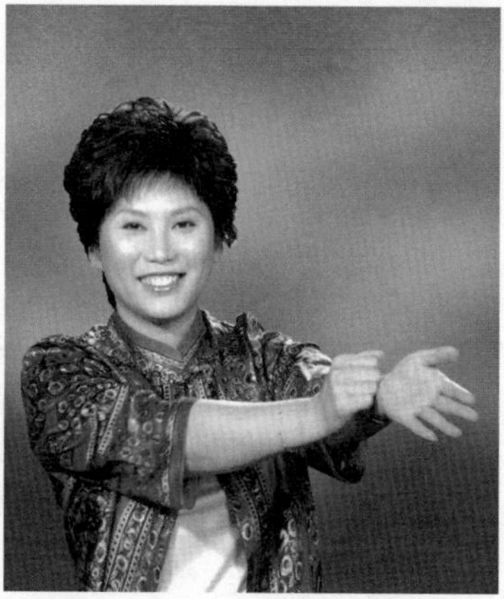

（人物攝影：郎世溟）

曲黎敏老師有深厚的國學素養，精通文字學、傳統中醫學、西方人類學。近年來，在大學裏主講「中醫文化」、「周易與中醫學」、「道家思想研究」、「中國文化經典導讀」等課程。

曲老師還致力於傳統醫道的公開推廣，經常受邀到各大機構演講。曲老師的演講舉重若輕、深入淺出、生動活潑，讓聽眾既能領略中華傳統文化的智慧與玄妙，又能學到切實好用的養生智慧，實現對自身生命切實的人文關懷。

- 《黃帝內經養生智慧》榮登誠品、金石堂、博客來、法雅客、Page One、三民書局 暢銷書排行榜
- 《黃帝內經養生智慧》入選誠品2008年好書 Top 100
- 《黃帝內經養生智慧》入選金石堂2008年好書 Top 300

目錄

第二章 五官

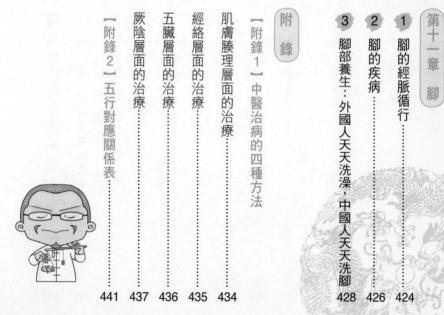

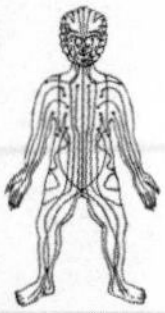

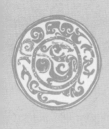

引子

《左傳》—病由鬼、食、蠱所致

《黃帝內經》—病「或生於陰，或生於陽」

《傷寒論》—病為「經絡受邪，壅塞不通，外傷所致」

現代中醫—病由六淫所致

曲黎敏—病由情志不遂、飲食不規律、缺乏運動和濫服藥所致

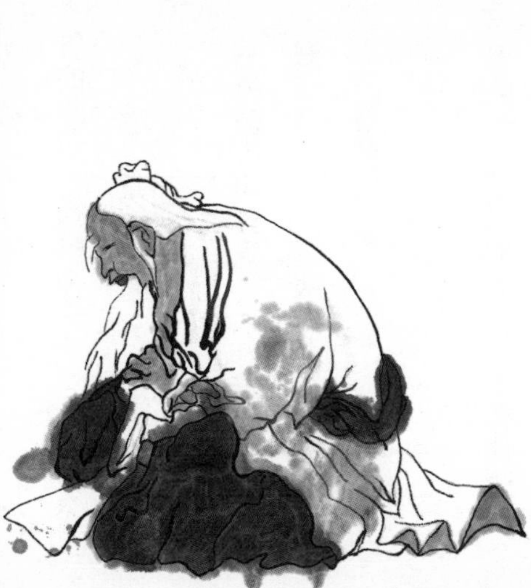

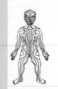

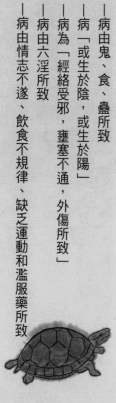

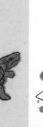

人為什麼會生病？

很多人是死於不運動和不健康的生活方式

人為什麼會生病呢？自古中醫就對這個最本質的問題有精闢闡述。

《左傳》—病由鬼、食、蠱所致

《左傳》記載著兩位非常有名的醫生故事，一位醫生叫醫緩，另一位醫生叫醫和。說到「人為什麼會得病？」這個問題時，醫和認為：人得病的原因有三：一因鬼而得病（鬼病），二因食而得病（食病），三因蠱而得病（蠱症）。

⊙鬼病

所謂的鬼病，指的並不是鬼神之意，而是「因果」，從因果上說，人有什麼樣的不良生活狀態、什麼樣的不良習性，就會引發什麼樣的疾病。

《左傳》記載論人得病原因：

1. 因鬼而得病（鬼病）
2. 因食而得病（食病）
3. 因蠱而得病（蠱症）

男女性交為什麼要在晚上？

古代醫生醫和說：「男人接近女人，要分時間和地點」。女子為陰物，和女子在一起的時候一定要在晚上，而且應該是晚上九點之後（亥時，晚上九點到十一點），這個時候陽氣將盡，陰氣正盛，男女在一起可以「採陰補陽」，對養生才有好處。

⊙食病

因食而得病，顧名思義就是飲食不當、不節而引發疾病。

⊙蠱症

還有一個是蠱症，就是被迷惑之病。《左傳》裏講有一個國王得了一種病，當時醫和就說這是蠱症，因為你太過分地接近女色、縱慾過度所致。國王反問：「難道就不能接近女人了嗎？」

醫和講了一個很深的道理，他說：「不是不能接近女人，而是要分時間和地點」。女子為陰物，和女子在一起的時候一定要在晚上，而且應該是晚上九點之後（亥時，晚上九點到十一點），這個時候陽氣將盡，陰氣正盛，所以男女在一起可以「採陰補陽」，對養生才有好處。從社會學上講，「淫」會損傷人的肉體和靈魂，所以我們民間常說的「萬惡淫為首」是有一定道理。

《黃帝內經》論人為何得病？

❶ **得於陽**

「陽」指的是「風雨寒暑」，也就是說天地間不正常的氣候，會造成人的疾病。

❷ **得於陰**

「陰」指的是飲食無節、起居無常、喜怒無常。

《黃帝內經》——病「或生於陰，或生於陽」

《黃帝內經》這部經典醫書，也對人為何得病進行歸納。《黃帝內經》認為：「夫邪之生也，或生於陰，或生於陽，其生於陽者，得之風雨寒暑；其生於陰者，得之飲食居處，陰陽喜怒」。意思就是：人得病只有兩種原因，得於「陰」，或得於「陽」。

❶ 人得病的原因：得於陽

得之於陽中的「陽」，指的是風雨寒暑，也就是說天地間不正常的氣候，會造成人的疾病。如果天氣原本邪氣盛，你的身體此時又正值虛弱，就會得病。

2003年SARS（嚴重急性呼吸道症候群）「非典」疫情蔓延，得病的大多為壯年人，而老人和孩子感染的卻很少，這很能說明問題，就是現在的壯年人日常生活大多不規律，飲食起居紊亂；而老人和孩子卻多是生活有序。《黃帝內經》裏講：「冬不養藏，春必病溫」，就是冬天藏精藏得不夠，也沒有養好，到了春天的時候，流行病就一定會找上你。

名詞小辭典

陰陽

陰陽是中國古代哲學的一對範疇，代表事物對立和相互消長的正反兩面，進而闡述事物發生、發展和變化的規律。古代醫生將陰陽學說和醫療實踐相結合，用以解釋人體生理功能和病理變化，闡明臟腑組織的部位和屬性，區分藥物性能，診斷疾病性質等。

《黃帝內經》中提到這種得於陽的病是外感，是天地自然變化所造成的病。如果我們平常注意養護好身體，這種外感之病是可以避免。總之，我們來談養生，就是要遵循春生、夏長、秋收、冬藏的道理。

❷ 人得病的原因：得於陰

《黃帝內經》提到人得病的另外一種原因，就是得於陰者。所謂「陰」是什麼呢？就是三點：「飲食無節」、「起居無常」、「喜怒無常」。

⊙ 飲食法地道（節氣）

《黃帝內經》認為：飲食應該法地道。「地道」就是節氣。「法地道」，就是人的飲食應遵循節氣變化。人吃東西要按節氣規律去吃，吃當季食品，這樣才是最合理的養生之道。

比如，隨著科學技術的發展，現在我們冬天也可以吃到美味的西瓜，但西瓜性寒，按節氣規律應在夏季享用，以中和暑熱，平衡陰陽；而在冬季食用，寒上加寒，就會對人體造成傷害，就不是傳統文化提倡的法地道。但現代生活中這種不法地道的情況很多，我們應該要注意。

名詞小辭典

陰

與陽相對，代表靜止的、在下的、下降的、在內的、晦暗的、寒涼的、柔弱的、有形的、重濁的、衰退的、抑制的一面。

四季VS.二十四節氣對應表

季節	節氣	
春天	立春	雨水
	驚蟄	春分
	清明	穀雨
夏天	立夏	小滿
	芒種	夏至
	小暑	大暑
秋天	立秋	處暑
	白露	秋分
	寒露	霜降
冬天	立冬	小雪
	大雪	冬至
	小寒	大寒

⊙居處法天道（晝夜）

所謂「天道」，就是日升月落，也就是晝夜。居處應法天道，是說天亮了人就應該起床，人自身的陽氣和天地的陽氣一起生發，如果老睡懶覺，人就會沒精神。天黑了人就應該睡覺，使陽氣得以潛藏，用陰氣來養陽氣。這就是居處法天道，要求我們遵循陰陽四季和晝夜寒暑，來合理安排個人的起居生活。

名詞小辭典

陽

泛指一切與陰相對的事物或性質。陽代表運動的、在上的、上升的、在外的、明亮的、溫熱的、剛強的、無形的、清輕的、亢進的、興奮的一面。

我們現在長期生活在鋼筋水泥的城市中，居住的房子猶如懸在半空中的「鴿子籠」，常年和空調相伴，這樣我們就很容易得居處病（空調病）。很多人在週末度假的時候，都會去民宿、郊區平房或四合院裏住上兩天，覺得很舒服，原因就是在這樣的環境中，人可以接近地氣，打開窗戶就可以呼吸清新的空氣，推開門就可以走到院子裏曬曬太陽，這都是一種順應自然、順應天道的有益行為。

⊙控制情緒節制喜怒

喜怒無常、情緒不穩定，也會造成很多疾病。一個人的情緒波動不能太大，中醫講：過喜則傷心，過恐則傷腎，過怒則傷肝。情緒波動太大，就會造成人體內五臟六腑的損傷，導致人生病。

名詞小辭典

九竅

「七竅」為兩眼、兩耳、兩鼻孔及口，七竅及排尿口、肛門的合稱為「九竅」。

《傷寒論》—病為「經絡受邪，壅塞不通，外傷所致」

到了漢代時，中國出現一本更加奇特的醫書《傷寒論》。醫聖張機所著的《傷寒論》把生病的原因歸納為三點：經絡受邪、壅塞不通和外傷。

經絡受邪會造成臟腑損傷，導致人生病。人體經脈不通暢，會形成四肢九竅的血脈壅塞不通，人體內就會產生病變。外傷就是一些外因所致，像房事、刀傷、蟲獸所傷等。

《黃帝內經》VS.《傷寒論》

書名＼項目	作者	成書年代	代表性	內容特色
黃帝內經	黃帝	西漢	貴族醫學	它追求的是長生、長壽，其醫理是扶陽固本，方法是強調個性化的養生，強調元氣對人體的意義，故而很少用藥
傷寒論（傷寒雜病論）	張機（仲景）	東漢	平民醫學	這本書實際上是涉及治療學的一本書。它在講人得病的次序：太陽、陽明、少陽、太陰、少陰、厥陰，治病療疾成了首要

張機《傷寒論》說人為何得病？

1. **經絡受邪**：造成臟腑損傷
2. **壅塞不通**：人體經脈不通暢，會形成四肢九竅的血脈不通
3. **外傷**：像房事、刀傷、蟲獸所傷等

現代中醫—病由六淫所致

現代中醫將人生病的原因歸為六淫。這裏的「淫」不是淫欲，而是過度的意思。「六淫」就是「六種過度的行為」。

第一淫是疫癘：疫癘就是前面《黃帝內經》中談到「陽」的問題，也就是天地自然中的風雨寒暑，對人體造成傷害所導致的疾病。

第二淫是七情：「七情」是指喜、怒、憂、思、悲、恐、驚，也就是我們先前所說的情欲、情志過度，會使人得病。

第三淫是飲食、勞逸：飲食不當，如暴飲暴食就會導致疾病。勞逸分「過勞」和「過逸」兩個方面。「過勞」會對人體造成損害，這個不必多言。那麼「過逸」呢？難道安逸的生活也是造成人生病的原因嗎？實際上，現代人得病和這個「逸」字有相當大的關係。

很多人都認為，我們現在吃得很有營養，居住環境也好，元氣就應該很足，就不該生病。其實中國傳統文化中很重要的一點就是：人如果不常運動，就會損耗元氣。因為人吃下這些有營養的物質，在脾胃消化後，一般會分成三部分去輸送：一是會把最好的營養成分輸送給心和肺；二是支持臟腑運動；還有一部分就是補充到肌肉、腠理（腠唸湊，肌肉紋裡）當中。

現代中醫將人生病的原因歸為六淫

六淫（六種過度的行為）：

第一淫 **疫癘**　第二淫 **七情（喜怒憂思悲恐驚）**

第三淫 **飲食、勞逸**　第四淫 **外傷**

第五淫 **痰飲**　第六淫 **瘀血**

名詞小辭典

邪

即「邪氣」，與人體正氣相對而言，泛指各種致病因素，如風、寒、暑、濕、燥、火、六淫和疫癘之氣（外邪），或特指風邪。

如果人老是不運動，皮膚腠理的開泄功能就會削弱，造成皮膚腠理或經脈不通暢，這些營養物質不能宣洩出去，則形成濕滯，人體會多調一份元氣上來化濕氣，也就是在逐漸損傷元氣，元氣不足就會導致人生病。所以人的生活過度安逸，也會造成疾病。

第四淫指外傷：這個很好理解，就不再贅述。

第五淫是痰飲：中醫裏有個很特殊的詞叫做「痰飲」。中醫認為「魚生火，肉生痰」。「痰」就是濕氣的凝聚，如果濕氣凝聚老不能被運化，就會造成血液黏稠、經脈不通暢，甚至血栓等情況。

中醫裏面的「飲」是指什麼呢？飲就是水飲，水宣洩不出去，就會在人體內造成腫脹，比如像脾虛的人會出現虛胖這類症狀。痰飲會對人體造成很大的損傷。中醫裏講像精神疾病，很大程度上也是由於痰飲閉塞所致。

第六淫是瘀血：像癌症就可以被認為是一種重度的血瘀之病。我們體內的一些瘀血不能化解，就會造成很多病變。

◆曲黎敏－病由情志不遂、飲食不規律、缺乏運動和濫服藥所致

筆者認為現代人得病，大多和以下四個原因有關：

❶情志不遂

現代社會競爭激烈，人經常處於一種緊張壓抑的生活狀態，很容易造成身體內的瘀血。中醫認為，人的疾病和氣血相關，氣血不暢就會得病。比如現在婦女很容易患乳腺或子宮的疾病，從中醫角度講：這就是情志不遂所致。

如果經常情緒不舒暢，氣老壅在上面，她的乳腺就很可能會出現問題。易患乳腺疾病的女性，性格多偏於暴躁、心高氣傲、脾氣偏大。另一種情形是性格偏鬱悶，經常不開心，火發不出去，氣血下行，聚集在子宮內形成凝滯，最終引發子宮肌瘤一類的疾病。

❷飲食不規律

暴飲暴食、狼吞虎嚥，因飲食不規律而引發疾病。自古以來，中醫十分注重飲食養生，「早晨一定要吃好，中午一定要吃飽，晚上一定要吃少」。但現實生活中，人們卻很難做到這一點，工作節奏快、壓力大，晚餐當正餐，吃完飯後又

不運動，於是引發一系列疾病。飲食不規律，吃撐著了，就會傷脾；一會兒飢、一會兒飽，讓人的脾胃沒辦法適應，就會得胰臟病或糖尿病。

❸ 缺乏運動

多運動，可以把體內的濕氣化掉，是保持健康很重要的方法。現在我們生活富足，很多人說自己很重視運動，經常到健身房的跑步機上跑步。

從中醫的角度來講：在跑步機上跑步是有問題的。首先跑步機會消減掉很多腳上的作用力；第二個問題出在我們所穿的運動鞋上。

現在的運動鞋是根據腳的承受力來設計，相對符合腳的人體工學，甚至為了讓腳更舒服，讓人彈跳得更高，還加了氣墊；但從另一個角度上說，現代的運動鞋大大削弱腳對大地的感知，人感覺會越來越麻木。

現在很多公園都設有小石子鋪的路，很多人喜歡光著腳去踩，這就是很好的養生鍛鍊。我們腳上有大量穴位，這些穴位對應人體的五臟六腑，經常疏通它們，大有好處。

運動也有一個得法或不得法的問題，建議大家運動鍛鍊還是多在戶外，若在室外跑步，鞋也沒有必要穿特別高級的，多讓你的腳接觸地面。記住，在健身房

曲黎敏認為現代人得病的主要原因

1. 情志不遂
2. 飲食不規律
3. 缺乏運動
4. 濫服藥物

裏鍛鍊的不是經脈，而是肌肉，這是兩個完全不同的概念。我們平時既要多運動，同時也要注意運動要「得法」。

在跑步機上跑和在戶外跑，效果截然不同。在戶外跑步鍛鍊的是膀胱經。俗話說：「人老腿先老」。其實首先老化的就是膀胱經。膀胱經對人體來說非常重要，它起於睛明穴，沿人體後部走到我們最小腳趾的外側，人體整個後背、腿後部的問題，都是由膀胱經來決定的。膀胱經在中醫稱為「足太陽膀胱經」，如果膀胱經通暢，人的氣化功能就好，很多病都可以治癒。

從中醫的角度來講：跑步、登山還有性交，都可以鍛鍊人體的膀胱經。因為當你的腳使勁往後蹬的時候，伸拉整個人體後邊的經脈，膀胱經就可得到充分鍛鍊。如果你沒時間出去跑步，可以在晚上睡覺前，躺在床上使勁蹬腿、蹬腳後跟，也能使膀胱經得到鍛鍊。

很多婦女肩背疼，就是和性壓抑有關，因此造成膀胱經不通暢而致病。要治療這個病，這些婦女的老公得多盡盡做丈夫的義務，或帶老婆經常去爬爬山、跑跑步。

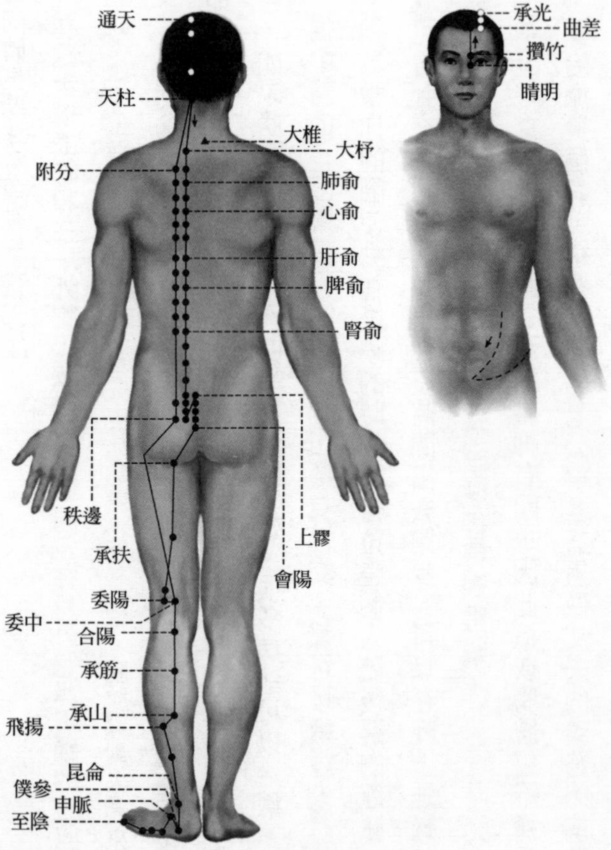
通天
天柱
大椎
大杼
附分
肺俞
心俞
肝俞
脾俞
腎俞
秩邊
承扶
上髎
會陽
委陽
委中
合陽
承筋
承山
飛揚
昆侖
僕參
申脈
至陰
承光
曲差
攢竹
睛明

足太陽膀胱經示意圖

❹ 濫服藥物

現代人只要一不舒服就會找藥吃，加上廣告的作用，人們動不動就大把大把地吃藥，而忽視人體的自癒能力，造成許多藥源性疾病，而吃錯藥和過度服藥，也是造成各種稀奇古怪疾病的原因之一。

前面分析這麼多種人生病的原因，我歸納為一句話，「現在很多人並不是死於疾病，而是死於不運動和不健康的生活方式」。道教養生用燈油打過一個比喻：「人身所藏之精，譬如油；人身之氣，譬如火；其光亮，譬如神。油量足則火盛，火盛則亮度大；反之，則油乾火熄而光滅」。人身精滿則氣旺，氣旺則神全。如果貪欲不止，則精竭氣散而神亡。

把健康寄託給醫生是軟弱的，真正的健康源於自我對本性的覺悟。前述讓我們瞭解人為什麼會生病、導致生病的原因，下一步就要懂得該如何去愛護自己，如何更加健康生活。我們現在就開始從頭到腳地介紹一下人體經脈、穴位和養生保健方法。從哪裡開始呢？當然是從頭開始！

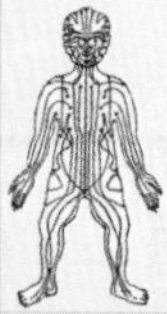

第一章 頭部

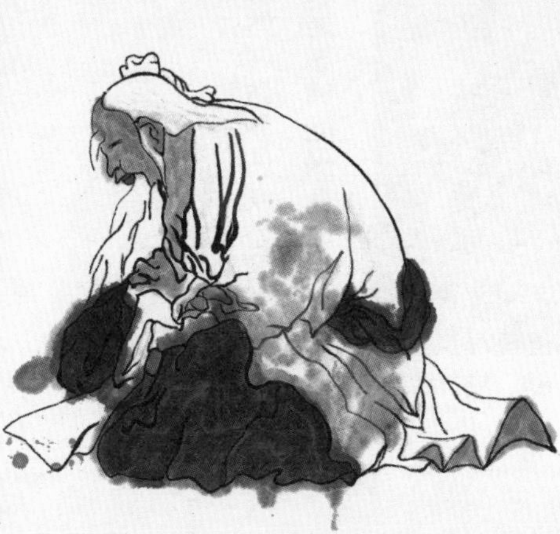

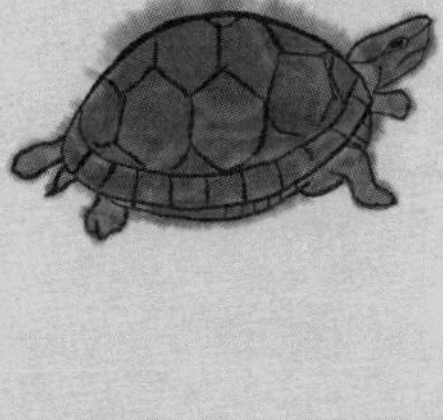

第一節

頭髮

頭是整個陽氣最足的部分

頭髮的功能

保暖和散熱

頭髮有什麼用呢？一是可以保暖，二是可以散熱。散熱的功能容易被我們忽略，其實頭一直被視為整個身體中最陽的部分，就是說頭的陽氣最足，需要頭髮來散熱。

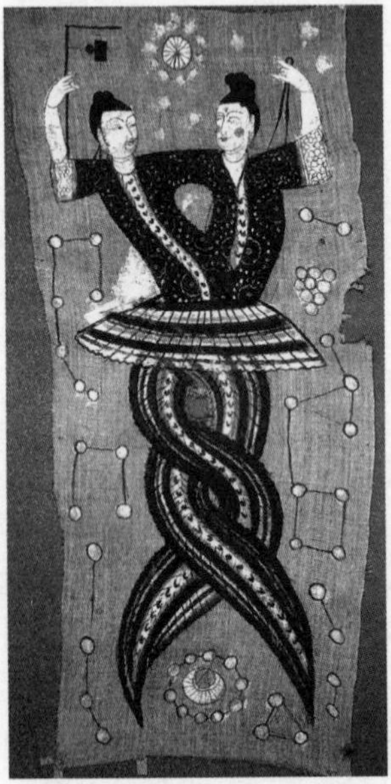

伏羲女媧人首蛇身交尾圖

名詞小辭典

交尾

動物交配，指鳥獸、昆蟲等動物雌雄交配。

人物小辭典

伏羲

傳說是古代的一位皇帝，教導人民耕種漁牧，相傳伏羲始畫八卦、造字。伏羲也作伏犧、伏犧氏、羲皇、庖羲、庖犧、宓羲、宓戲。

女媧

神話傳說中的上古女帝，與伏羲是兄妹。形象為人首蛇身，相傳曾煉五色石以補天，並摶土造人，制訂嫁娶之禮，以延續人類生命。

⊙沒有規矩不成方圓

我們來看一張漢代的畫像「伏羲女媧人首蛇身交尾圖」（見32頁下圖所示）。這張圖非常有趣，充分展現中國傳統文化的博大精深和禮儀規範。

為什麼伏羲女媧交尾圖是「人首蛇身」？我們都知道埃及有「獅身人面像」，底下是獅身、上面也是人首。「人首」實際上就代表人的理性層面，因為人是有理智、思維、頭腦的。思維、理性是人性的一種表現。蛇身則代表本能的層面，代表人還沒有脫離動物性的一面。這張圖非常生動有趣地表現人的雙面性：人既有人性的一面，也有動物性的一面。

為什麼他們的頭髮看上去很「規矩」？因為中國傳統文化講究人是不能赤身裸體，這是禮貌性的問題，我們盡量用服飾來遮蓋身體，同時我們的文明程度要在頭髮上表現。所以，在頭髮上做足了功夫。

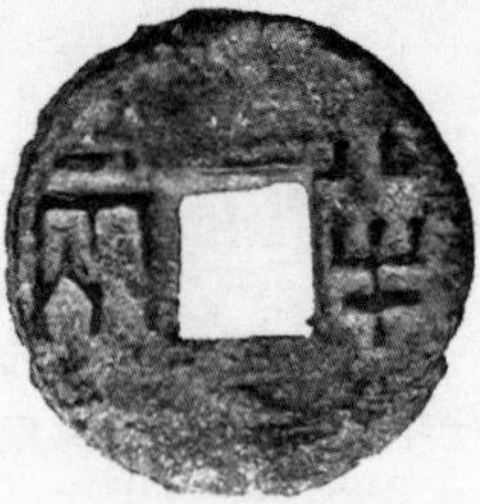

古代錢幣

我們再來看一下，這張圖中伏羲和女媧手中分別拿了什麼？左邊是伏羲，他手中拿的是「矩」，規矩的「矩」。右邊女媧手中拿的是「規」。規矩是中國古代最重要的兩件繪圖工具，叫「沒有規矩，不成方圓」（矩用來畫方形，規用來畫圓形）。

男人為什麼要拿矩？因為男人要行「方正之道」，男人只要行方正之道，就不會生病。女人要拿規，行「圓融之道」。女人一定要圓融，越圓融越可以自我保護。

⊙用錢之道—外要圓融、內要方正

我們來看一下中國古代的錢幣（見上圖所示），錢幣的形狀就告訴我們什麼叫「錢道」：用錢之道外要圓融，內要方正。人的內心要方正，不可以歪著、斜著，這就是錢道。古代人在製作錢幣這麼一個小問題上，都要守「外圓內方」之道，可見中國文化在每一個小細節上，都很注意人性的規範。

1953年，現代科學家發現生物的一種基本遺傳物質「去氧核醣核酸」（DNA）的分子，去氧核醣核酸（DNA）這一化生萬物的基本遺傳物質的結構，是一種雙螺旋狀的結構形式，而這種雙螺旋的結構形式，竟然和人類始祖形象「伏羲女媧人首蛇身交尾圖」非常相似。這真是一個未解之謎。

名詞小辭典

規矩

1. 兩件繪圖工具，規用來畫圓形，矩用來畫方形
2. 禮法、法度
3. 行為端正老實
4. 照例、調教

名詞小辭典

去氧核醣核酸（DNA）

DNA全名為Deoxyribo Nucleic Acid，是存在於所有生物（含動、植物）細胞染色體上的雙股螺旋狀遺傳因子。DNA是任何細胞複製、裂變增殖不可缺少的生物活性成分。每個人身體內細胞的原子物質，每個原子有46個染色體。男性的精子細胞和女性的卵子細胞各有23個染色體，當精卵結合時，需46個原子染色體去創造一個新生命個體，因此每個人的生命起源，都是從父母處各繼承獲得染色體。

1985年開始，DNA鑑定被應用在親子血緣鑑定。目前人類透過對DNA的研究分析，可進一步了解生物遺傳特性，進而以科學方式，改變遺傳學上的瑕疵，用以達到創造完美物種之目的。

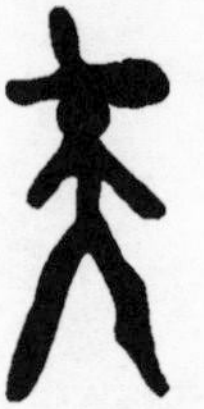

「夫」字的甲骨文

名詞小辭典

及笄

笄（唸機，jī），指髮簪。古代女子年滿15歲而束髮加笄，表示成年。後指女子已達適婚年齡，為「及笄」或「及笄之年」。

⊙及笄和冠禮

在古代，男子滿20歲要行冠禮，女子滿15歲要行及笄之禮，就是透過男女髮式的改變，來代表一個成熟階段的到來。

古人認為女子到14歲的時候會來月經，從來月經的那一天起，就意味著女孩已成長為女人，這一天是女性生命的真正開始。從這時起女孩就不再留劉海，而要把頭髮盤起來，這就說明她已成人，具有生育能力，媒婆一看就知道可以來給這個姑娘提親了。

女性成人多久或年齡，可以透過「數齒」來計算，「數齒」不是數牙齒的意思，而是數頭上的簪子數。來月經的第一年是插一根簪子，第二年是插兩根簪子，第三年則是插一把小梳子、三根齒，等到頭上密密麻麻的全是簪子、齒子的時候，就說明這是老姑娘，該「開花結果」了。

男子在20歲的那一年會集體行冠禮，就是把頭髮梳上去，並插一根簪子，頭上還要戴個冠，就是帽子。這就是古代文字中丈夫的「夫」字（見上圖所示）。而古人認為，男子20歲時雖已成年，但還體弱、單薄，不可以過性生活，所以叫「弱冠」。

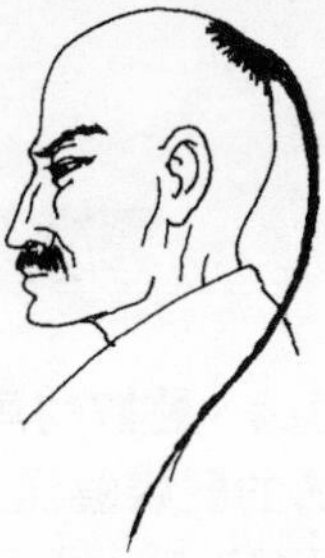

清朝人的髮型

行冠禮和及笄禮的時候，都要把頭髮梳理起來，梳理頭髮就代表人由感性向理性的邁進，其內涵之意是：你已經長大成人，要開始約束自己，不能再像小孩子那樣任性胡為。

⊙經典勵志髮型—「削平四夷，定鼎中原」

傳統文化中，頭髮代表一種禮儀，是禮貌、文明的象徵。在刑法剛剛設立的時候，髡刑（髡唸昆，kun）是最嚴厲的刑罰之一，就是剃光犯人的頭髮。古人曾參有云：「身體髮膚受之父母，不可損傷」。剃光犯人的頭髮，就是警戒和提醒犯人，你是一個不行孝道的人，現在頭髮沒了，在牢裏好好待著思過，改正了錯誤，長出了頭髮，才能重獲自由。

我們經常可以看到，比較情緒化的人在自我懲罰的時候，都喜歡剃頭。越王勾踐被吳王夫差打敗後，就採取剃光頭髮和紋身等一系列極端行為，來自我懲罰，他透過對肉體的摧殘，達到精神能量的提升，激勵自己臥薪嚐膽、勵精圖治，最後，他打敗了夫差，一雪前恥。很多人說這不是自虐嗎？的確就是自虐，但勾踐達到目的了。

名詞小辭典

薩滿

薩滿是類似巫師、靈媒的角色，薩滿教崇拜自然、精靈，並以能和精靈溝通的靈媒薩滿為中心。只有薩滿能直接和神靈溝通，薩滿也具有治病占卜及預知能力，集巫術、符咒和自然信仰的一種宗教。薩滿教多流行於以狩獵、採集為生的原始民族之間，主要信仰者為中國東北一帶民族。

有些女性抱怨，老公很長時間都不正眼看我一眼了，我給你出個好主意，去美容院理個時髦古怪或耳目一新的好看髮型，老公一定立刻就注意到你了。這道理很簡單，頭髮是人體最重要的標誌，一改變就馬上引人注目。要是你心情鬱悶也一樣，可以上美容院理髮，理完髮、換個新髮型，心情馬上就會好很多。

⊙揭開清朝人髮型的祕密

還有一個我們都知道的勵志髮型（見37頁上圖所示），就是清朝人的髮型，它是把四周的頭髮都剃光，只留中間一點點，然後梳一根大辮子。這是什麼含義呢？其實這就代表著清人的一種志向，叫做「削平四夷，定鼎中原」。就是把四周的敵人全都打敗，雄霸中原。這是一種典型的透過髮型來表達志向的方式，所以清朝人的髮型，堪稱「經典勵志髮型」。

現代西方曾出現過一批所謂「現代派」的人，專門把兩邊的頭髮剃光，中間留一綹，他們覺得這樣的髮型很酷，招搖過市。其實這樣的髮型自古就有，中國原來「薩滿」（靈媒）的髮型、大巫師的髮型、浪蕩子弟的髮型都是這樣，因為這種髮型的外在表現最飛揚跋扈、最霸道、最囂張。孔子

諺語小辭典

二月二，龍抬頭

這句是民間諺語。相傳龍王是管雨水的，武則天廢唐自立稱帝，惹怒玉皇大帝，遂降旨龍王三年不許下雨。龍王不忍人間百姓苦旱遭難，偷偷逆旨降下一場大雨，玉皇大帝震怒，將龍王壓在大山下。百姓感激龍王之恩，天天為龍王祈禱，最後感動玉皇大帝，於農曆二月初二這天釋放龍王，便有「二月二，龍抬頭」的傳說。

民間傳說每逢農曆二月初二，是天上主管雲雨的龍王抬頭、被釋放的日子；從此以後，雨水會逐漸增多。因此這天也叫「春龍節」。中國北方就廣泛流傳「二月二，龍抬頭；大倉滿，小倉流」的俗諺。

有個非常有名的弟子叫子路，子路在拜孔子為師前也是這種髮型，生怕人不知道他是地痞。後來至聖先師孔子降伏子路，才使其改邪歸正。

⊙為什麼正月不理髮？

坊間流傳著一種說法：就是正月不理髮，直到「二月二，龍抬頭」時才理髮，聲稱正月理髮死舅舅，使得理髮店在正月裏生意極其蕭條。其實這是一種典型的誤傳，完全是口耳相傳、發錯了音。

「二月二，龍抬頭」時理髮，原意是古人認為二月二之前不剃頭，是為了「思舊」，就是我們在這一段時間不理髮，是為了懷念過去一年中的種種經歷，這僅僅是一種情感上的表達。結果傳著傳著「思舊」慢慢就變成「死舅舅」。所以大家都不去理髮，都怕家裏的舅舅死了。

名詞小辭典

結髮夫妻

我國古禮，結婚洞房之夜時，新人各剪下一綹頭髮綰在一起，作為永結同心的信物，稱為「結髮」，後比喻元配夫妻。「結髮人」指元配妻子。《樂府詩集》：「結髮同枕席，黃泉共為友」。

⊙為什麼說結髮夫妻？

我們中國人稱元配夫妻叫「結髮夫妻」，緣由何在？這緣起於古代男女結婚的儀式，雙方在喝交杯酒之前要各剪一綹頭髮，挽在一起，表示「永結同心」。這麼做的含義是什麼呢？

首先，頭髮在古人心目中相當重要，頭髮代表著文明社會的禮儀風範，古人一生也不會輕易剪頭髮，除非有特別重大的事情。結婚算是人一生當中最重要的一件事，要剪一綹頭髮，表示婚姻的重要性和榮辱與共。

此外，頭髮是腎之精華、心之血餘，從生理上講，男女的第一次性交就是精血的結合，把雙方剪下的頭髮挽在一起，就象徵著血脈相融。頭髮是人體當中永不腐爛的東西，這是一種代表愛情永恆、白頭到老的美好期望。

中醫小辭典

腎虛

乃因腎氣、腎陰、腎陽不足所致的各種證候。表現為男子陽痿、早洩、不育、女子閉經、不孕、腰痠背痛、小便失禁、遺尿、耳鳴、失眠、健忘、不能久立、四肢乏力、水腫等。

頭髮疾病

1 髮白和脫髮

中醫認為，頭髮和體內兩條經脈的氣血最為相關，即腎氣和肝血。故有「髮為腎之華、髮為血之餘」之說。

頭髮黑不黑、是否潤澤和腎氣相關。髮為腎之華，就是說頭髮是腎的花朵，是腎的外現。腎又是主黑色（見「五臟和五行、五色對應關係表」），頭髮是否烏黑亮麗，實際上和腎的好壞密切相關。頭髮是否滋潤，也和腎有很大的關係，因為腎主收斂，如果一個人腎氣的收斂能力特別強，頭髮就滋潤，還不容易脫髮。反之，如果腎虛，腎精收藏的力量不夠，就容易脫髮。

⊙頭髮（血餘）是止血良藥

頭髮的生長速度和肝血相關，因為肝主生發。頭髮還有一個別名，叫做「血餘」，即髮為血之餘。所以肝血不足，頭髮就會變白和乾枯，並最終導致脫髮。

中國古代有一味藥就叫「血餘」，血餘是一味很好的止血良藥。這裏我提供一個很方便的急救止血小祕訣：比如我們帶小孩子出去玩的時候，如果孩子太好動或不小心，萬一把頭磕破、流血，在沒有急救藥品的情況下，可以先用清水把傷口清洗好，再把傷口周邊的頭髮剪下來，拿打火機點著，燒成炭狀，糊在傷口上，就可以達到止血目的。

⊙禿頭男性慾較強

禿頭是一種典型的脫髮疾病。俄羅斯的女性比較喜歡嫁給禿頭的男人，夫妻性生活美滿，因為她們發現禿頭的男性性慾比較旺盛。原因何在？

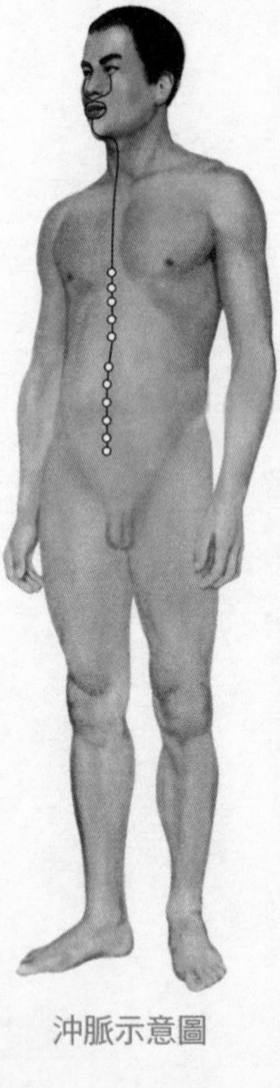

沖脈示意圖

五臟和五行、五色對應關係表

五臟	肺	肝	腎	心	脾
五行	金	木	水	火	土
五色	白	青	黑	赤	黃

其實從中醫的理論上來講，禿頭屬於腎氣發散過度，腎氣的過度耗散，就意味著人的性慾會比較強。

有人掉頭髮只掉頭頂的，一是和前面提到的肝血有關，二是和脾胃有關。這種人在平時生活中思慮過度，常想些有的沒的，用中醫的話來說：「思則氣結」，人想得多了，就會把氣機結住，這叫做「思傷脾」，同時還會傷血，於是就造成頭頂掉髮。

《黃帝內經》裏提到，女子到了35歲的時候，額頭就會出現白髮，因為此時女性胃脈開始衰落。胃脈走前額，女性這時還容易長抬頭紋和魚尾紋。男子的頭部除了頭髮外，還有鬍鬚，這就有個很有趣的現象，就是有的男人是鬍子白了、頭髮沒白；有的卻是頭髮白了、鬍子沒白。這是什麼原因造成的呢？

男人長鬍鬚，是由沖脈所主。沖脈起於會陰，對於男子來說，聯繫的是兩個睾丸；對於女子來說，聯繫的是卵巢。沖脈沿著人體正中線任脈的兩邊慢慢上來，對於女子來說，女子的陽氣不足，沖脈就散於胸中，故女子長乳房；對於男子來說，男子陽氣足，沖脈不會停留在胸部，而是繼續往上走，停留在下巴、嘴唇邊、人中這些地方，於是男子在這些地方長鬍子。

中醫小辭典

奇經八脈

指十二經脈之外八條具有特殊作用的經脈，即任、督、沖、帶、陰維、陽維、陰蹺、陽蹺，因為它們沒有和臟腑直接相連，沒有表裡配合的關係，所以稱為「奇經八脈」。奇經八脈出入於十二經脈之間，它具有調節氣血的功能。

《黃帝內經》把沖脈歸為奇經八脈一類，和十二正經是不一樣的一套系統。奇經八脈是元氣流溢的系統，十二正經是我們人體正常的生理系統。頭髮和鬍鬚，恰好是表明我們人體兩個方面的一個問題。腎虛就會頭髮白；任脈、督脈、沖脈虛，就會鬍子變白。如果人頭髮白、鬍鬚不白，說明你腎虛，但任脈、督脈和沖脈不虛；如果人頭髮不白、鬍子白，說明腎沒有虛，任脈、督脈和沖脈虛。

⊙從鬍鬚看個性

男人的鬍鬚長得也都很不一樣，透過鬍鬚的樣子，可以看出一個人的性格特點。比如張飛的鬍鬚呈張開狀（見45頁左上圖），這種炸開長的鬍鬚，屬於生發過度之象，氣太沖了，像這種人性格比較粗獷、豪放，不夠理性，比較情緒化。

關公號稱為「美髯公」（見45頁右上圖），鬍鬚很長、很漂亮，這種人先天元氣很足，氣血非常足，性格特點是比較柔順忠厚，特別講義氣、善良，不會過度爭強好勝，比較可靠。

《黃帝內經》裏還提過一種天生不長鬍鬚的人，叫做「天宦」，這種人的氣沒沖到臉上來，說明他收斂的功夫特別強，這種人的性格特點是心計比較多，比較老謀深算，什麼東西都藏得比較深。

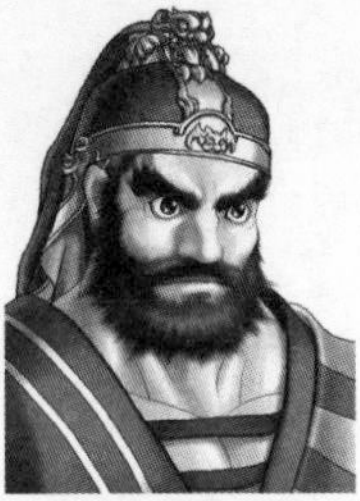

張飛的鬍鬚

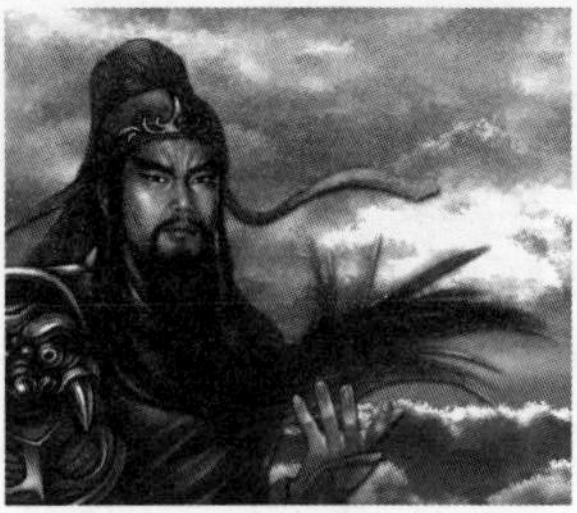

關羽的鬍鬚

關公VS.張飛

人物＼項目	基本資料	經歷	說明	從鬍鬚看個性
關羽	（?～西元219）字雲長，本字長生三國蜀河東（今山西解縣）人諡壯繆侯	為三國蜀漢大將，輔佐劉備成大業，曾大破曹軍，威震一時。官歷任前將軍、漢壽亭侯，後吳將呂蒙破荊州，關羽被殺。	因關羽形象忠直仁義，廣受民間尊崇祭祀，尊其為「關公」、「關夫子」。也稱「武聖」、「關帝」、「關聖」、「關聖帝君」。歷代皆有加封，宋時封為武安王，明封協天護國忠義大帝，清乾隆間詔改其諡為「忠義」。	關公號稱為「美髯公」，鬍鬚很長、很漂亮，這種人先天元氣很足，氣血非常足，性格特點是比較柔順忠厚，特別講義氣、善良，不會過度爭強好勝，為人也比較可靠。
張飛	（西元?～221）字益德，一作翼德三國蜀漢涿郡（今河北省涿縣）人諡桓	與關羽俱事劉備，蜀中大將號萬人敵。官至車騎將軍，封西鄉侯。劉備伐吳，張飛率兵會合，出兵前被部下暗殺。	和蜀漢劉備、關羽為結義兄弟。	張飛的鬍鬚呈張開狀，這種炸開長的鬍鬚都屬於生發過度之象，氣太沖了，像這種人性格比較粗獷、豪放，理性不足，也比較情緒化。

頭髮毛病知多少

1. 髮白和脫髮
2. 頭皮屑
3. 出頭油
4. 斑禿（鬼剃頭）

❷ 頭皮屑

現在很多人都有頭皮屑的問題，使用去屑洗髮精，仍不見好轉。從中醫的角度來說，陰盛陽虛導致頭皮屑。就是腎精斂不住虛火，虛火上炎，總在上面飄著，時間一長，頭皮上的精血慢慢變少，頭皮得不到滋潤，便會產生頭皮屑。

❸ 出頭油

有人頭油特別多，總是不時地出油，這是什麼原因呢？其實這是脾輸布太過的緣故。人的脾是輸布四方的，如果脾氣輸布太過（按五行的說法叫做「土不生金」，人的脾為土、肺為金，而肺氣是主肅降的），肺氣往下降的功能就會不夠，人體的油脂就往上面飄，導致頭部總出油。頭油過多，實際上是脾和肺兩臟的病。

❹ 斑禿（鬼剃頭）

斑禿俗稱「鬼剃頭」，就是突然大量地掉頭髮，導致頭部的某一塊地方不長頭髮。斑禿實際上和我們的情志有很大關係。如果過度焦慮或生氣，心結不開，就有可能造成斑禿。

中醫小辭典

虛火上炎

多因精虧血少，陰液大傷，腎陰虛損、陰虛陽亢，導致虛熱、虛火內生。表現為咽乾咽痛、牙痛、口乾唇燥、兩顴潮紅、頭昏目眩、心煩不眠、耳鳴、健忘、手足心熱，或目赤、口舌生瘡、舌質嫩紅等。

頭髮的養護保健法

前面說了不少頭髮的問題，在日常生活中，我們該如何對頭髮進行護理和保健，又該避免哪些常犯的錯誤呢？

1 給生活減壓

自古我們的頭髮就有一個別稱，叫做「三千煩惱絲」，就是說頭髮的疾病都和煩惱有關。佛教認為人的身心被貪欲所困擾，就會產生煩惱。煩惱的「煩」字，「火」字邊加一個「頁」。凡是從「頁」部的字，都和頭有關。「煩」是一個「火」字加一個「頁」字組合在一起，意思就是指人的「虛火上炎」，老在頭上飄著，生出煩惱。

煩惱可導致多種疾病，頭部的尤其多，我們要想做頭髮和頭部的養護和保健，首先就要去除煩惱。

自古中國就有對君子和小人做一番評比。君子講究向內追求，不會向外比較；小人正好相反，重身外之事，就會產生比較之心，有了比較心，人就會有煩惱。古云：「君子坦蕩蕩，小人常戚戚」。傳統文化歷來主張：人要做君子或淑女，就是教人把心收回來，把心態調好，這樣就會減少煩惱，修身養性。

具體的方法，古人講究從小就去學琴棋書畫，這些技能是解決我們心靈之痛的一劑良方，讓人生的境界得以提升。進，可為天下蒼生服務，樹立功德；退，可對自己的身體有很好的養護，使人少生煩惱、少得疾病。

現代人太重科技而輕文化，這樣就容易產生煩惱。我們要學會給自己的生活減壓，讓生活簡單一些，使自己成為一個樂觀向上的人，這樣我們的免疫系統就會十分強大，疾病就無從入侵，自己還可以擁有一頭烏黑濃密的秀髮，何樂而不為呢？

君子VS.小人

項目＼人物	君子	小人
含義	❶在位者或君王 ❷才德出眾的人 ❸稱謂。妻子對丈夫的稱呼。《詩經》·召南·草蟲：「未見君子，憂心忡忡」	❶平民百姓 ❷人格卑劣、無德慧修養的人 ❸自稱的謙詞 ❹形體較小的人（相對於巨人來說）

❷ 做頭部按摩

我們日常要多梳頭。梳頭也有講究，不能用太密的梳子去梳，選擇粗一點的梳子，最好是木梳。在沒有梳子的情況下，用手梳頭也可以。

梳頭就是頭部的按摩，按摩就有按摩的規則，不能亂來。頭部按摩法一定要先從前額開始，從陽明胃經走到少陽膽經，再走到後邊的太陽膀胱經。我們可以採取五指梳的方法，就是用五根手指按上面的規則在頭上捋（揉搓），捋的時候手要稍微重一點，透過指尖來按摩頭皮，這對頭髮的養護非常有好處。

❸ 春天散髮，睡覺散頭臥

在春天的時候，我們不要約束頭髮，比如不要梳馬尾辮，一定要把頭髮散開，這樣才能提起頭髮的生機，讓它的生發之機起來。睡覺時要注意，要散頭臥，就是睡覺時把頭髮披散開來，不要把頭髮再梳緊，這也是一種對頭髮很好的保養。

頭髮的養護保健法

1. 給生活減壓
2. 做頭部按摩
3. 春天散髮，睡覺散頭臥
4. 不濕臥（頭髮乾了再睡）

4 不濕臥（頭髮乾了再睡）

現在很多人越來越不注意的一點是「濕臥」：洗完頭髮或洗完澡，沒有把頭髮弄乾，就馬上去睡覺。這樣很容易引發一系列的疾病，比如說頭痛、眩悶、兩眼發花，乃至脫髮、臉也發黑，甚至會造成牙痛或耳聾等疾病，有時還會頭上生白屑。

要特別注意濕臥的問題，洗完頭以後不要馬上睡覺，一定要等頭髮乾了再睡。還有不要常用吹風機吹乾頭髮，那樣會造成頭髮乾燥受損，最好讓頭髮自然晾乾。

第二節 頭部經脈循行

督脈是人體陽氣最足的一條氣脈

頭上的經脈

首先來講督脈。督脈位於人體後部的正中線，督脈是人體陽氣最足的一條氣脈。督脈上行於頭頂的百會穴（百會穴的位置，可按以下的方法找到：將我們的兩耳抓過來，順著兩隻耳尖向上走，在頭頂的交會處就是「百會穴」），下至會陰。當年扁鵲救治虢國太子的時候，虢太子因氣機被憋而「死」，扁鵲一針下去，虢太子立刻被救活，扎的就是百會穴。

如果我們平時覺得腦子想事情想不清楚的時候，可以按壓百會穴，就可達到提神醒腦的目的。開個玩笑，要是你打牌打了一夜，特別迷糊了想睡覺，但牌局的其他人都不讓你走，你如果會扎針，就可沿著百會穴的四個邊，橫著在頭皮的地方刺一針，正好是四個方向，也叫「四神聰」，針一扎下去，就能夠直接調神、調元氣上來，人馬上就清醒，精神就來了，可以繼續「戰鬥」下去，這是贏牌「祕訣」。

百會穴是人體督脈、肝經、膀胱經相合的穴位，所以說百會穴就是人體的一個諸陽之會，意為人體所有的陽氣全都彙聚在這裏。人的膀胱經起於「睛明穴」，它偏於人體正中線的督脈一點。

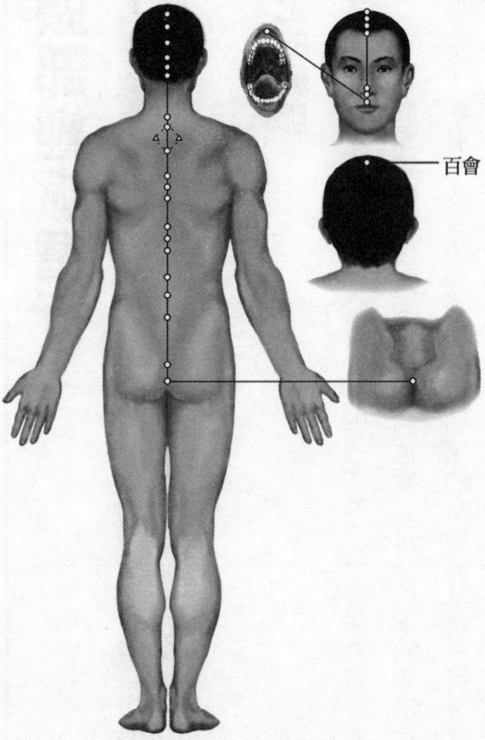

督脈示意圖

頭痛3種類型
① 偏頭痛
② 前額痛
③ 巔頂痛

頭痛知多少

① 偏頭痛：膽經又偏於膀胱經一點，偏頭痛就屬於膽經的問題。

② 前額痛：前額從眉棱骨這部分走下來的是胃經，前額疼都是胃經的病，屬於濕氣過重引起的病。

③ 巔頂痛：最嚴重的頭痛是「巔頂痛」，就是百會穴這裏疼，這和肝血大虛有關，也和縱慾過度有關。後腦疼痛，就是屬於陽虛。

腦

腦為奇恒之府

中醫裏把腦叫做「奇恒之府」。古語有云：「腦、髓、骨、脈、膽、女子胞，此六者，地氣之所生也，皆藏於陰而象於地，故藏而不瀉，名曰奇恒之府」。

傳統醫學認為，人的脊髓是先天的，而大腦是後天的，所以有「腦為髓之海」之説。我們常會發現一個現象，就是抱小女孩的時候覺得很輕，但即使抱很瘦的小男孩，也覺得很沉，這是什麼原因呢？其實這就是和骨頭、脊髓有關，小

中醫和道教對大腦的認知不同

道教說法「腦為陰」：道教把人的大腦分為九宮，正中間的叫做「泥丸夫人」。取名叫做「夫人」，就是認為腦是陰性的。

中醫說法「腦為陽」：《黃帝內經》卻認為「腦為諸陽之會」，腦部是所有陽經都彙聚的地方，所以腦為陽。

男孩重就重在骨頭上。從這一角度來講，也可以解釋一般男人比較理性、女人偏感性的現象。

道教把人的大腦分為九宮，正中間的叫做「泥丸夫人」。既然取名字叫「夫人」，就是認為腦是陰性的。而《黃帝內經》卻認為「腦為諸陽之會」，腦部是所有陽經彙聚的地方，所以腦為陽。這是中醫和道教在大腦認知上的一個不同之處。

⊙人為什麼要學習？

我們人的大腦有一個先天的特性，就是好學，這就涉及一個問題，人為什麼要學習？歸根究柢，人的學習是為了克服本能，解除煩惱。

我們平時都該學些什麼知識，才能使自己的人生有格局，遠離煩惱呢？古代的聖人孔子就規定幾點：

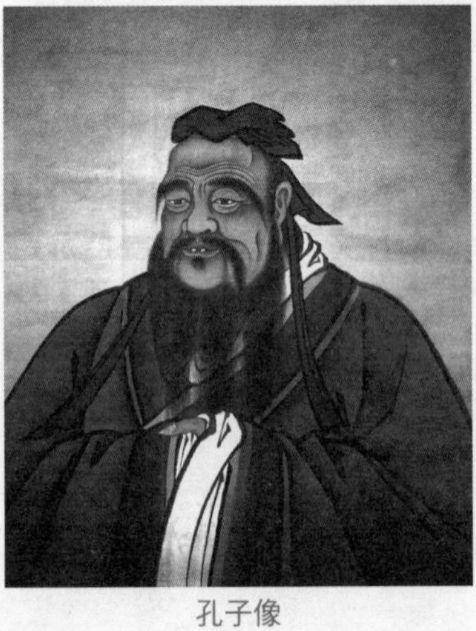

孔子像

孔子說明學《詩經》5大理由

1. **興**：可以培養人的想像力
2. **觀**：洞察天地萬物、春夏秋冬四季交替變化的本領
3. **群**：要學會合群，懂得如何和別人相處
4. **怨**：「怨」是諷刺、暗示之意，要學會表達自己的情感
5. **言志**：要學會表達自己的志向

❶ 要學《詩經》

首先，一定要學《詩經》。孔子說明學《詩經》的5大理由：

理由1 興

學習《詩》，可以「興」，《詩經》中運用了大量「興」的手法，「興」可培養人的想像力。

理由2 觀

學習《詩》，可以「觀」，「觀」指的是洞察天地萬物、春夏秋冬四季交替變化的本領，並由此領悟人體內的小宇宙和天地這個大宇宙，是如何相合相生的。

理由3 群

學習《詩》，可以「群」，就是要學會合群，懂得如何和別人相處，建立穩定、長久的關係。

名詞小辭典

詩經

書名。中國最早的詩歌總集，中國文學之祖，代表當時北方文學。非一時一地一人所作，收集周初至春秋中葉五百年間的歌謠作品和宗廟樂章，共三百零五篇，分風、雅、頌三大類。漢初傳者有齊、魯、韓、毛四家，漢末以後齊、魯、韓三家詩逐漸衰微，唯毛詩盛行至今。

理由4 怨

學習《詩》，可以「怨」，「怨」在古代是諷刺的意思，「諷」在古代是「暗示」的意思，就是有話不明說，不要讓其他人生厭，其實就是人要學會表達自己的情感。

理由5 言志

學習《詩》，可以「言志」，詩是可以言志的。「志」字在古代的寫法為上邊是一個「之」字，下面是一個「心」字，「之」代表到了什麼地方，「之」加「心」就表示你的心動向在哪裡？所以我們要學會表達自己的志向。

❷ 要學《禮》

至聖先師孔子說首先要學《詩》。其次，要學《禮》。學《禮》就是要學會對人的感官，進行制約和調養。傳統醫學認為：禮是養人之欲的，就是制約和調養人的欲念。

古代認為：五味是用來養口的，人吃的東西是用來養嘴的；芳香用來

名詞小辭典

撥浪鼓

一種兒童玩具。圓形小鼓兩旁各栓有一個墜子，用手搖動，墜子撞擊鼓面會發出聲音。也作「波浪鼓」。

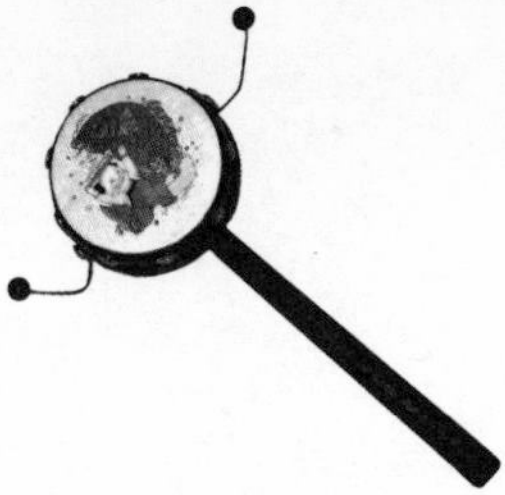

撥浪鼓

養鼻；美景、文章是用來養目的，自古沒有說看美女是養眼的，都是講美景、文章可以養目，可以提高人的情操、情懷；音樂是用來養神的，中醫認為，五臟皆有神明，只有音樂可直接作用於神，所以我們要從小培育孩子的音樂素養。

⊙為什麼給孩子玩撥浪鼓？

在中國傳統的廟會上，或在孩子小時候，做家長的都喜歡給小孩子買個撥浪鼓（見上圖所示）玩，但是這個傳統的緣由，大多數人並不知道。其實鼓是主生發的。古代打仗前，一定要先敲鼓，鼓能振奮士氣。等要收兵的時候要鳴金，就是敲擊金屬物，叫「鳴金收兵」，因為金是主肅降之氣。戰事要停，就要偃旗息鼓，鳴金收兵。

對於小孩子來講，如果脾弱，就會經常昏昏欲睡，這時其實不用吃藥，就用撥浪鼓在孩子身邊常搖晃搖晃，就能慢慢地使孩子體內的氣機生發起來。這也屬於音樂養神的一個層面。

最後還有床第几筵可以養體，就是人要學會休息。就拿房事來說，古人認為適當的房事可以頤養身體。現代很多女性出現肩背痛的情況，不少是由於性壓抑造成，實際上房事可以通背部的膀胱經，達到養生保健目的，這一點我們在第五章肩背痛該節中還會詳細說明。

成語小辭典

鳴金收兵

作戰時以敲鑼為信號，指揮兵士速退。金屬於收斂之象，鳴金就是要收斂了，也就是收兵。也作「鳴金收軍」。

偃旗息鼓

軍隊放倒旌旗、停敲戰鼓，保持肅靜無聲，小心不露出行蹤。後用來比喻事情中止，不再繼續進行。意思接近鳴金收兵、銷聲匿跡，也作「偃旗臥鼓」、「掩旗息鼓」、「臥旗息鼓」、「臥鼓偃旗」。

床笫几筵

笫（唸子，zioh），床上的竹席。「床笫」，指枕席之間或男女房事，意近「枕席之歡」。

「几筵」指案桌或祭祀的席位或靈座。《荀子》‧禮論：「床笫几筵，所以養體也」。

⊙入腦的經脈有六條

《黃帝內經》．靈樞．大惑論：「五臟六腑之精氣，隨眼系入於腦。肝開竅於目」，眼睛是我們五臟六腑神明的外現，是腦力最外散的一個部分。現在有網路一族，整天盯著電腦，沒日沒夜地上網，實際上是在過度消耗腦力和眼力。

入腦的經脈共有六條。

第一條為督脈。督脈入於髓海，就是入於腦。

第二條是膀胱經，它從巔頂入絡腦，膀胱經是主陽氣的，現在有很多人得健忘症，其實健忘症就是陽氣虛弱的病，陽氣不能隨膀胱經入腦，導致人經常丟三落四、忘東忘西。

在我們人體當中，腦、心、腎這三臟隨時都不能缺血，上腦主血的經脈就是肝經。肝主藏血，它交巔頂，入絡腦。

奇經八脈中的陽蹻、陰蹻都是入後腦的，後腦主我們人的運動協調性。

胃經也入腦。我們吃的營養物質，要通過胃經上輸於心、肺，同時也要上輸於腦。胃經也是循目系入絡腦的。這也是為什麼我們餓得發慌時，頭腦就會不清楚的原因。

名詞小辭典

丹田

丹田是看不到的部位，但是人體能量匯集之處。上丹田位於兩眉之間的印堂，中丹田位於兩乳之間的膻中穴，下丹田在人體的肚臍下一寸半或三寸的地方（關元穴）。上、中、下丹田，三者位於人體上、中、下部能量最強的地方，主宰氣機分佈，對人體臟腑系統有直接作用。

腦部的保養

瞭解入腦的經脈，就讓我們明白要想養護好我們的大腦，就需要好好吃飯、好好養血、好好養陽氣，這樣就會精力充沛，思維敏銳。

道教三丹田學說

道教有一個「三丹田學說」。道家認為腦部為上丹田，是精髓的聚集處；心為中丹田，是神能的聚集處；少腹（小腹）為下丹田，是精氣的聚集處。「田」為何意？中國是個農業文明古國，對土地的認識很深刻，認為田是可以耕耘播種的，就是撒下種子就能生長發芽的地方。

「三丹田」就是可以生發出精、氣、神的地方。精是生於下丹田，氣是生於中丹田，神是生於上丹田；而中丹田還是精、氣、神三個能量轉換之所。

長壽要有品質—活得久更要活得健康

道教非常重視三丹田，尤其重視上丹田腦部的保養。現在我們都講延年益壽，但如果得老年痴呆症，或纏綿病榻，活得再久又有什麼意思？

名詞小辭典

合十

也作「合掌」或「合手」，是一種佛教儀式。雙手十指在胸前相合，以表示尊敬。

從中醫的角度來說，雙手合十、下跪這些動作，叫做「以形領氣」，透過自己的形（身體），來保障氣的運行。雙手合十就是收斂心包。然後把這個動作停在膻中穴，掌根處正好對著膻中穴。這樣人的心神就會收住，一合十眼睛自然會閉上，因為心收斂、神就收斂。眼睛是神的外散，就是肝魂。心收斂，眼睛自然也會收斂。

道教養生術認為真正的長壽是「長生久視」，就是眼睛要特別好，頭腦要特別清楚。用現代話講，就是長壽要有品質。

道教養腦的方法就是練靜坐，透過練習靜坐，讓心神安定。

現代醫學發現，心神安定時，人的腦波非常穩定且有節律；靜坐還可減少能量消耗，降低乳酸濃度，使人減少疲勞。我們應該每天靜坐十分鐘，來讓自己心神安定，養護大腦。

靜坐時，最好雙手合十在胸前，掌根正對膻中穴一拳距離，掌尖向外傾斜30度，兩眼低垂斂神，這樣做對收心、靜心很有效果。其實我們在拜廟時，或在老師面前，都應該雙手合十這樣做。當這個動作做好了，心就澄靜安定了。

⊙鍛鍊大腦從動手開始

如何鍛鍊大腦呢？真正的祕訣在於「動手」。俗話說「心靈手巧」，鍛鍊手的靈活性，是鍛鍊大腦的最好方法。

自古以來，中國人就明白這個道理，練習書法、繪畫、彈琴、打算盤，甚至包括老人手裏把玩的核桃等，都是透過鍛鍊手來達到鍛鍊腦的目的。這些運動皆是一種讓大腦、身體乃至心靈相結合的平衡運動，效果非常好，我們不該忽略了這些傳統文化中的瑰寶。

⊙健腦保養事項

我們平時養護大腦有四點重要原則：

❶吃飯只吃八分飽

不要吃撐著了，用來罵人的時候說「你滿腦子油啊！」，其實就是指吃得太多了，油脂把腦髓都給糊住了，這對腦是有壞處的。

❷要好好睡覺

睡眠好，才能真正養腦。

❸經常讓腦做運動，就是要勤思考

這裏所說的思考有個原則，就是要動腦不動心，讓心保持安靜，這樣對大腦非常有好處。

❹食補要適度

我們很多人一提到養生，就愛問吃什麼能補，然後逮到一樣東西就拼命地吃，吃到噁心了才肯罷休。吃任何東西都要適度，過則有害，食補也要注意控制「量」的問題。

這樣保養最健腦

1. 吃飯只吃八分飽
2. 要好好睡覺
3. 經常讓腦做運動、勤思考
4. 食補要適度

病症小辭典

老年痴呆症

「老年痴呆症」、「老人痴呆症」，也叫「阿茲海默症」（Akzgeuner），因年老而發生的慢性器質性腦病。最早是由德國神經病學家阿洛瓦・阿茲海默（Alois Alzheimer）提出，其病理特徵是大腦皮質內細胞的消失及死亡，導致廣泛的腦回（腦溝與腦溝間的部位）萎縮。

此病症常發生於老年人，腦部功能會漸進衰退。其特徵是智力逐漸衰退，出現情緒不穩、記憶障礙，以自我為中心，和外界溝通不良，以及包括語言、認知空間、社交能力、人格判斷力的遲鈍、退化。若平時多使用腦力、勤思考，可有效預防老年痴呆症的發生。

知識補給站

健腦食物大集合

1. 鮮魚
2. 水果：特別是蘋果
3. 豆類及豆製品
4. 母乳
5. 動物內臟及瘦肉
6. 堅果類：核桃、花生、杏仁、南瓜子、葵花子、松子、栗子
7. 五穀雜糧：小米、玉米、黑芝麻
8. 蔬菜類：胡蘿蔔、馬鈴薯、洋蔥、香菇、金針菜、海帶

第三節 頭部疾病

中醫是按經脈來劃分各種頭痛病

頭痛

頭部的疾病首推頭痛。頭痛，是困擾很多人的一個頑疾。中醫是按經脈來劃分各種頭痛病。

1 後頭痛—太陽膀胱頭痛

後頭痛屬於太陽膀胱頭痛，這包括腦後邊的頭痛，還有整個的頸項痛，會出現發熱、惡寒、惡風這些現象。後頭痛初期可透過一些簡單的中藥進行治療，比如脈象如果浮緩，可採用「桂枝湯」；若脈緊無汗，可採用「麻黃湯」。這裏不過多地介紹中藥的藥方，避免讀者在藥性、藥理不清的情況下亂用藥，造成不必要的傷害。我們有病還是要去醫院諮詢一下醫生，以便對症下藥。

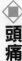

常見頭部疾病
❶ 頭痛 ❷ 頭暈 ❸ 健忘症
❹ 高血壓 ❺ 情志病 ❻ 憂鬱症
❼ 中風、腦溢血、腦血栓

❷ 前額頭痛—陽明胃經頭痛

前額頭痛屬於陽明胃經頭痛。像前額痛、眉棱骨痛、眼眶發脹等症狀，都是胃經頭痛。一般來講，「葛根湯」之類治胃病的中藥，對治療陽明胃經頭痛很有效。這種頭痛還會伴隨噁心等症狀，這時按摩胃部，或索性痛快地嘔吐出來，同時注意節食、不碰冷飲，人就會舒服很多。

❸ 兩側頭痛—少陽膽經頭痛

兩側頭痛為少陽膽經頭痛。症狀有眼睛發花、早起口苦等。兩側頭痛宜服用「小柴胡湯」來治療。如果是左邊的偏頭痛，一般和肝血不足有關，尤其是經期過後的婦女，容易因肝血不足出現左邊的偏頭痛。如果是右邊的偏頭痛，一般和肺氣不降有關。

❹ 頭痛而重—太陰脾濕頭痛

頭痛而重為太陰脾濕頭痛，在中醫裏又叫做「頭如裹」，就像頭上裹著一頂濕帽子一樣，頭重的抬不起來。同時還伴有四肢痠疼且畏寒，出現嘔吐、食不下嚥的問題。在過去，我們經常會看到有些脾氣挺大的老太太，她們頭上會勒一個帶子來止痛，這就是她們平時吃得好，又不怎麼運動，好多管閒事，體內濕氣不化，最終才造成濕頭痛。

中醫小辭典

血虛

指體內血液虧虛不足。多因失血過多、思慮過度；或脾虛，不能化生水穀精微變為血。主要表現為面白無華、唇舌淡白、頭暈眼花、心悸、失眠、手足發麻、脈細無力等。治療宜補血為主，或是益氣補血。

5 頭痛而咽喉乾痛—少陰心腎頭痛

頭痛而咽喉乾痛為少陰心腎頭痛。會出現小便發紅、少氣懶言、皮膚乾燥等症狀。一般可服用「黃連阿膠雞子黃湯」來治療。

6 頭頂痛—厥陰肝經頭痛

頭頂痛為厥陰肝經頭痛。症狀為乾嘔、指甲和嘴唇發青、四肢冰冷、腹痛等，這種病多和年輕時縱慾過度有關。

7 血虛頭痛

還有一種頭痛叫血虛頭痛，症狀是經常不自覺地搖頭。治療這個病會用到「當歸補血湯」。這服藥需要用到黃芪和當歸兩味藥，而黃芪的用量一定要大於當歸四到五倍。

懂點中醫知識的人都知道，黃芪是用來補氣的，當歸是用來補血的。既然是血虛頭痛，為什麼補氣的黃芪用量反而要大於補血的當歸？

這其實就是中醫裏一個很重要的醫理：叫做「氣為血之帥」。血需要靠氣機往上帶，如果氣不能夠把血帶上來，就補不了血，達不到治病的療效。所以有這樣一個玄機在裏面。

中醫是按經脈來劃分各種頭痛病

1. 後頭痛—太陽膀胱頭痛
2. 前額頭痛—陽明胃經頭痛
3. 兩側頭痛—少陽膽經頭痛
4. 頭痛而重—太陰脾濕頭痛
5. 頭痛而咽喉乾痛—少陰心腎頭痛
6. 頭頂痛—厥陰肝經頭痛
7. 血虛頭痛
8. 淤血頭痛

8 淤血頭痛

還有一種是淤血頭痛。如果頭部內有淤血，就會頭痛。進一步嚴重的話，可能會造成癲癇。主要症狀是出現頑固性頭痛嘔吐。當患者出現噴射狀嘔吐，一定要立刻找醫生治療。

常見中藥材功能表

藥材功能	藥材名稱	性味	歸經
辛溫解表藥	桂枝	味甘辛 性溫	心、肺、膀胱經
辛涼解表藥	柴胡	味甘辛 性微寒	肝、膽經
清熱燥濕藥	黃連	味苦 性寒	心、肝、膽、胃、大腸、脾經
補血藥	阿膠	味甘 性平	肺、肝、腎經
補氣藥	黃芪	味甘 性溫	脾、肺經
補血藥	當歸	味甘辛 性溫	肝、心、脾經

中醫小辭典

歸經

中藥的歸經理論最早起源於《黃帝內經》，所謂五色、五味歸五臟，即為歸經之萌芽。「歸」是作用的歸屬，「經」是臟腑經絡的概稱，「歸經」即表示藥物作用的部位。藥物對人體某部位的選擇性作用，即針對某些臟腑經絡的病變，起主要治療作用。

◆頭暈

《黃帝內經》．至真要大論：「諸風掉眩，皆屬於肝」。頭暈的問題，主要和肝經相關。

這裏首先區別一下「暈」和「眩」的差異。「眩」是「目」字旁加一個「玄」，「玄」指黑色，「眩」就是兩眼發黑。而「暈」呢？「暈」字上為「日」，下為「車」，「暈」就是像坐車或舟船那樣晃的感覺，就不再只是兩眼發黑，而是感到天旋地轉。人體的上部、特別是頭部，如血虛或氣虛，就會出現「眩」。

前面我們說過，腦子裏的問題都和眼睛密切相關，如果你的眼睛突然出現複視，就是看東西成了疊影，就一定要趕快去醫院檢查，看看是否是腦子裏出了問題。有人還會突然出現看不見東西的情況，這在中醫裏叫做「目見鬼物」。這多為精神過於疲勞所致，要多多休息。中醫裏講「眼是心的使者」，如果心散了，眼神也會散，就會出現複視、目見鬼物等問題。

現在常有孩子上網玩線上遊戲成癮，時間太久就容易有這類症狀，我們玩任何東西都要注意必須適度，做家長的要明白這個道理，教育好孩子。

名詞小辭典

泵

泵（唸蹦，beng），是一種機械，用來增加液體或氣體的壓力，使之能流動、輸送。即英語pump的音譯，也譯為「幫浦」。

健忘症

對於腦病，前面提過「善忘」的問題，就是「健忘症」。得此病的人表現為：經常記不住事情。《黃帝內經》認為是「上氣不足，下氣有餘」，「腸胃實而心肺虛」所致。就是上面的氣虛弱，下面的氣夠用但上不來，其實就是膀胱經氣上不來導致的陽虛症。

高血壓

高血壓在中醫裏被認為：是一種人體自身功能調節的正常反應。當我們腦部出現血栓這類末梢不通的情況，人體就會通知神經中樞，透過加壓的方式把血給泵（唸蹦，beng，幫浦之意）上來，以解決心腦腎對血液的需求。高血壓的出現，是和人體元氣虛弱和臟腑功能衰退密切相關，是在提醒人該注意休息和適當調整生活。

⊙高血壓和肝腎受損有關

從高血壓的發病原因上來說，和肝腎兩個臟器的虧損，有非常密切的關係。比如性生活過勞，會傷腎；鬱悶、發怒會傷肝；工作緊張、壓力過大，也會造成肝腎損傷。

肝腎損傷，為什麼會形成高血壓？當肝和腎的功能開始衰退，脾的輸布功能減弱，我們血液中的濕邪就慢慢代謝不掉，會逐漸導致血液黏稠，血的流速減弱，就會出現大腦供血不足，人體自身就會透過加壓方式泵血上來，而肺的肅降功能喪失，脾土又不能生肺金，這樣就產生高血壓的問題。

如果人的大腦供血不足，就會出現眩暈、反應遲鈍、健忘，甚至是老年痴呆等病症。人體調元氣上來，破這個鬱滯，就會導致頭痛。我們要注意，長期的高血壓再加上頑固性頭痛，很容易引發中風。

⊙從血壓變化看健康

我們平時可以透過觀察上、下午血壓的變化情況，來判斷身體的健康情況。

如果上午的血壓比下午的高，說明元氣正在衰退，病情正在加重。因為人經過一夜休息，上午的血壓基本上是正常，經過一上午的消耗，下午自然需要進行一定的加壓，把血泵上去；若泵不上去，就說明臟腑功能在衰退，是病情加重的一個表現。如果下午的血壓比上午的血壓高，屬人體自救功能，說明臟腑功能正在恢復當中。

中醫小辭典

脾虛

泛指脾之陰陽、氣血不足的各種病證。多因飲食失調、寒溫不適、憂思、勞倦過度或久病傷脾所致。表現為面黃消瘦、四肢乏力、食不消化、腹痛、腸鳴、浮腫、便血、崩漏等。

如果出現高壓(收縮壓)降低而低壓(舒張壓)增高,差值若很接近,說明臟腑的運化功能已經衰退,這就比較危險,我們要小心注意盡快就醫。低壓相當於人的元氣,是先天的,高壓屬後天。低壓高了,就說明人在調老本、調元氣,現在很多中年人一患高血壓就是低壓高,說明他們透支太多,急需放緩生活節奏和多休息。只要能這樣做,症狀就會改善。

低血壓就屬於元氣大傷,一般先是腎氣虧損,然後心臟搏動無力,再發展下去,甚至會出現心跳間歇的問題。

⊙嗜鹹會導致高血壓和心臟病?

我們說肝腎兩虛,會導致高血壓,腎虛就一定嗜鹹,這是有內在關聯。只是應該顛倒過來說,不是嗜鹹會導致高血壓,而是高血壓的一個症狀表現是嗜鹹。

對其中的原理,我來作一個解釋:人每天能夠活下來,是靠每天調一點元氣,而調元氣最好的東西莫過於「鹽」,因為元氣藏於腎,而腎入鹹味。如果身體正常,我們每天的飲食應該就很清淡,這樣就可以少調元氣。

當我們突然出現口味改變,比如這一段時間特別喜歡吃鹹的、口味重的,或濃的、辛辣的,這就表明身體功能在衰退。人體就需要多調一些元氣,於是產生高血壓。而脾虛的人吃什麼東西都會覺得沒味，為了滿足脾對味道的需求，就會不自覺加重調料的用量。脾腎兩虛，人就會嗜鹹，喜歡吃味道重的東西。

我們平時應該注意，觀察自己生活和飲食習慣的變化，這些變化其實就是我們體內一些病變的外在訊號，能敏銳觀察、發現這些警訊，再懂得一些中醫的醫理，可以及早發現和醫治很多病症，這對養生保健非常重要。

⊙防治高血壓生活自療法

對高血壓的醫治，我講幾個很簡單有效的注意事項：

❶心情放鬆、調整心情：首先，我們要讓自己的心情放鬆，要注意調整自己的心情。

❷多做深呼吸：其次，可在平時多做一些深呼吸，深呼吸能加強人體膈肌的運動，對脾非常有好處，同時使得下焦的氣（腎精）慢慢足起來。

❸靜思：要避免過多外界干擾，多做靜思，靜思可讓人的身心都安頓下來，對人體是一種很好的修復。

❹不要好管閒事：人老了後，血壓會逐漸增高，這是人體自救的一個表現，老人要注意的是平時保持心情愉快，不要多管閒事，少東想西想。

防治高血壓生活自療法

1. 放鬆自己，保持心情愉快
2. 平時多做深呼吸
3. 多做靜思，身心安頓
4. 不要好管閒事
5. 多運動，多旅遊

❺**多運動，多旅遊：**平時要多做運動、多去旅遊。注意這些問題，就可減少高血壓的發生機率。

中風、腦溢血、腦血栓

中風

人的臟腑氣血虧損，陰陽失調，或招感外邪、憂思惱怒、飲酒飽食、房事不節，都可能引發中風。從中醫的角度來講，中風可分為中經、中腑、中臟和中血脈幾個層面。

中經：是指人體的腠理經脈這個層面，它是由腦血栓造成，病在經脈。症狀是患者沒昏倒，但出現半身不遂、手足麻木、流口水、言語不清等。由於病在表層階段，只要及時養護，不難醫治。

中腑：是指病在腑這個層面，是腦溢血較輕的病症。患者會猝然昏倒，甦醒後出現半身不遂、口眼歪斜、言語困難、二便（大小便）失禁等症。

中臟：是指病在五臟，它是腦溢血最重的病症。患者會猝然昏倒，且有閉症和脫症之分。

中血脈：屬於胃氣大傷，症狀主要是口眼歪斜。

中醫看中風

項目 序號	中風 病因	說明	中風主要症狀
1	中經	指人體的腠理經脈這個層面，它是由腦血栓造成，病在經脈	患者沒昏倒，但出現半身不遂、手足麻木、流口水、言語不清等
2	中腑	指病在腑這個層面，是腦溢血較輕的病症	患者會猝然昏倒，甦醒後出現半身不遂、口眼歪斜、言語困難、二便（大小便）失禁等症
3	中臟	指病在五臟，它是腦溢血最重的病症	患者會猝然昏倒，且有閉症和脫症之分
4	中血脈	屬於胃氣大傷	症狀主要是口眼歪斜

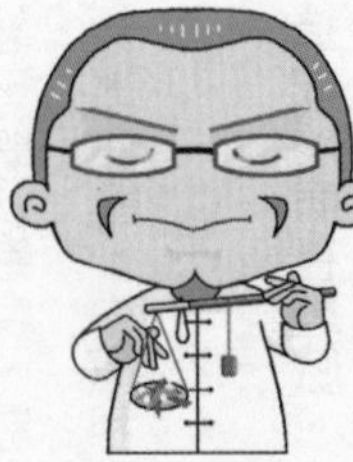

◎腦溢血

就腦溢血來說，如果人元氣充足，血液就不會黏稠，氣能帶著血在人體各處運動，且末梢血管有彈性而不會脆裂，就不會發生腦溢血。

生活中我們會發現，60歲的人大發雷霆之後，可能會出現腦溢血，可是20歲的人就算是生再大的氣，也不會出現這種病，原因何在？根本的原因就在於：元氣是否充盈。人年輕時，元氣一般都很充盈，不會得腦溢血。

◎腦血栓

腦血栓也是人的元氣不足，不能推動血液上升到腦部，導致血液流動緩慢，甚至停止流動，致使血液凝固在腦部血管末梢，形成血栓。治療腦血栓，疏通血管是治標，固攝元氣才是治本。

腦血栓多發生在秋冬季節，在四季養生法裏，我們經常提到秋冬季節是屬收斂、收藏的，人在春夏老是疏通血管，而元氣不培補，等到秋冬季節，沒什麼東西可收斂、收藏的，就是精血不足，血管就更加容易堵塞。所以這個時節血栓容易發作。輕者為手指尖發麻，重者就會出現腦血栓的問題。

有效防治心血管疾病的方法

1. 十個指尖相碰
2. 提肛法（回春術）
3. 十宣放血法（十指放血）
4. 注意節欲
5. 少生氣

◈預防中風、腦溢血、腦血栓的方法

1 十個指尖相碰

中風、腦溢血、腦血栓，我們應該怎麼去預防呢？這些病雖然都發生在頭部，但腦的問題主要還是連結在手上。我們的指尖是氣血最薄的地方，也是最容易產生堵塞的地方，我們平時只要把指尖這個地方給疏通開，就能減緩頭部的一些壓力。

大家可以學一個簡單方法，就是沒事的時候做十個指尖相碰的運動，用力地相碰，這樣對人體非常有好處。

2 提肛法（回春術）

還有一個提肛法，可以鍛鍊我們的腎和脾的功能，間接達到預防中風。我們人體從腦部的百會穴到下體的會陰穴，是一條中軸線，這是我們人體內一條非常重要的無形線。

提肛法有點類似於站樁（一種氣功功法），就是把會陰給提起來的動作。在古代，這個方法也叫「回春術」。如果我們每天能夠持續做100次提肛，對人體臟腑功能的恢復很有好處。

腦溢血實例

腦溢血用十宣放血法（十指放血）

這裏講個案例：有戶人家，家裏的老人腦溢血昏倒了，家人趕緊採取十宣放血，老人很快就甦醒了，但是家裏同時也叫了救護車來，而救護車這時已經到樓下，老人既然醒了，就不想去醫院，但聽說不去醫院也要照付救護車的費用，老人聽了，一下子又昏過去了。

這種情況是很可怕的，若再次昏過去，十宣放血也不靈了，任何中風最怕再度復發。遇到類似情況怎麼辦呢？只能在幾個手指縫中間去放血試一試，有的時候會有效。

③ 十宣放血法（十指放血）

平時若家裏有人突然出現腦溢血，可以採取十宣放血的方法進行急救。十宣放血法就是在十個指尖放血，這個方法可以很快止住腦溢血。原理是頭部和指尖都屬於末梢，頭部的壓力太大，透過在手這個末梢的地方放血，把上面的壓力宣洩出去。

④ 注意節欲

預防中風還要注意節欲，就是房事不要過度，人體很多上半身的病，病的根源都在下半身。

⑤ 少生氣

再者，就是要少生氣。人無法避免生氣，更做不到從不生氣，但是要學會克制。人要多讀書，讀聖賢之書，讀史使人明鑒，懂得更多的人生道理，思想覺悟就會提升，遇事就不會過於執拗，很多事就可以想開，避免因生氣造成身體損傷。

◈情志病

我們人體內在氣血的變化，會導致情志異常。在中醫裏說：「肝氣虛則恐，實則怒。心氣虛則悲，實則笑不休」。意思就是：肝氣要是虛，人就容易受到驚嚇；肝氣實，就會發怒。心氣虛，就會感到悲痛，心情抑鬱；心氣實，則人老是笑呵呵的，慢慢地心神就散了。

「血有餘則怒，不足則恐」，就是血輸送的能量太盛，則容易發怒；要是血能量不足，人會常有恐懼感。

⊙煩躁

人在氣不足的時候，常會出現煩躁的象。中醫裏對「煩」字的解釋我們前面已作過闡述，是腎精不足，導致虛火上炎，「煩」就相當於是心病，是心氣的問題。

⊙男抖窮，女抖富

那麼「躁」呢？躁是屬於虛陽外越的象。「躁」字從「足」字邊。在現實生活中，如果一個人的腿沒事老抖，這說明他腎精不足，造成虛陽外越，

諺語小辭典

為什麼說「男抖窮」？

男子如果沒事腿老抖，這個人就是腎精老斂不住虛火，特別容易發火、煩躁，做事就不理智，很容易失敗，不會賺到錢，所以叫「男抖窮」。

有腎病。民間諺語裏面有「男抖窮，女抖富」的說法，意思就是男子如果沒事腿老抖，這個人就是腎精老斂不住虛火，特別容易發火、煩躁，做事就不理智，很容易失敗，不會賺到錢，所以叫「男抖窮」。

女抖也是因為腎精不足，為什麼女抖就成富了呢？這是因為中國的傳統文化認為，女人應該是厚德載物，應該整天待在家裏坐得住，但腎精不足的女人心浮氣躁，老愛出門去，或愛跑到窗戶邊站著，站著站著就容易搭訕個西門慶那樣的花花大少，導致發生很多故事，她就容易「富」了，其實要說的是這樣的女人比較輕浮。當然，這裏的說法只是開個玩笑，有腎病可不是件好事。

⊙不寧腿症候群

最近還有個新聞，有一名中年女秘書雙腿老抖個不停，每隔十幾分鐘就要抖一會兒，她經常會腳痠、腿麻，腳要一直動，不動就會不舒服，腿不抖就會渾身不對勁，還有睡眠障礙等問題，去醫院神經內科檢查，原來是罹患「不寧腿症候群」。醫師表示發生原因不明，有些專家認為部分患者和缺鐵或腦內多巴胺分泌異常有關，造成一些神經的不穩定，或出現一些不自主運動。

中醫小辭典

胃寒

指脾陽虛衰、過食生冷，或寒邪入侵，以致陰寒凝滯胃腑的病證，表現為胃疼、嘔吐清涎、口淡喜熱飲、食不化、舌淡苔白滑等，宜暖胃散寒。

⊙弱智

弱智這種病，也是屬於元氣虛弱，精氣無力上輸於腦，導致人傻傻的。有些小孩子先天弱智，實際上就是先天髓海不足、腦力不夠。

⊙小兒過動症

現在，我們越來越多的家長會面臨一個問題——「小兒過動症」。對於小兒過動症，中醫的理解：也是由於腎精不足、收斂不住虛火造成的。現代很多小孩子為什麼會出現腎精不足的情況？這和不良的日常生活習慣有很大關係。

比如說，我們現在的小孩子常喝冷飲，導致「胃寒」。所謂「寒」就是經脈凝聚不通。胃寒繼續往下發展，就造成腎寒，這樣腎精就越來越不足，虛火就老往上飄。所以有過動症的小孩，注意力不容易集中，這對他將來的學習和工作，都會造成很大問題。

所以作為家長不要溺愛孩子，要讓他們從小養成良好的生活習慣，不偏食，盡量避免喝冷飲，喝水最好就喝白開水。那種從冰箱裏拿冷飲直接灌的習慣，慢慢就會損傷脾胃，小孩子先天脾胃又比較弱，一旦損傷胃氣，將來會產生很多無法彌補的問題。

⊙癲疾

情志病裏面有一個類型，叫做癲疾。癲疾的病機屬於五臟受邪。《黃帝內經》靈樞·本臟篇講：「志意和則精神專直，魂魄不散，悔怒不起，五臟不受邪矣」。

小孩子先天性的癲癇問題，主要是由於母親在懷孕時，受到很大的驚嚇所致。母親的驚嚇導致孩子的經氣紊亂，五臟也會出現一些病變，形成癲癇。

這樣的小孩子先天就比較體弱，等到青春期發育的時候，癲癇就會頻繁發作。因為青春期一旦發育，精道也就開了，就開始疏泄，而他本來就先天不足，這時就會更加不足，所以癲癇頻繁發作，一般這樣的小孩，壽命也相對會短。所以，做丈夫的在老婆懷孕期間要悉心照顧，不要讓她受到驚嚇，否則出了問題，可是後悔莫及。

⊙癲和狂是不同的病

這裏我要說明一下，「癲」和「狂」是兩種不同的病。

癲病：屬於真精不足，易生寒痰，痰淤阻心竅，造成神智昏迷。得癲病的人，一般來說偏安靜。

癲和狂是不同的病

癲病：屬於真精不足，易生寒痰，痰淤阻心竅，造成神智昏迷。得癲病的人，一般來說偏安靜。

狂症：就是狂躁症，屬於邪火攻心，神無定主，亂其神明。五臟都有神明，而狂症的人五臟的神明全都飄出去，人就呈狂亂之象。

狂症：就是狂躁症，屬於邪火攻心，神無定主，亂其神明。我前面說過，五臟都有神明，而狂症的人五臟的神明全都飄出去，人就呈狂亂之象。

剛得狂症的人，一開始是不感覺餓的，天天覺得自己特別有勁，然後就出現高傲自大（自認為高明、自認有辯才、自認為尊貴）的現象，就是總覺得自己是聖人，說話滔滔不絕、夸夸其談，當自己是神佛、大仙；甚至有的還會登高而歌，一下子躥到高牆之上去唱歌，更有甚者，會棄衣而走（裸奔）；一天到晚感覺腹脹，氣機不暢，不斷打嗝。有這些象的人可要注意，該去醫院看病了。

憂鬱症

憂鬱症或叫「抑鬱症」，在中醫裏把它歸為胃經和腎經這兩條經脈的病症。

胃經所顯現的憂鬱症症狀

從胃經的角度描述抑鬱症的症狀非常有趣，叫「病至則惡人與火，聞木聲則惕然而驚，心欲動，獨閉戶塞牖（唸有，窗戶）而處」，意思就是說：病人特別不願意和外界接觸，害怕光亮，聽到拍桌子的聲音都會害怕，一天到晚心慌慌的，回到家就拉上簾子、關上門窗，喜歡在昏暗的環境下孤獨生活。

⊙腎經所顯現的憂鬱症症狀

腎經所顯現出來的憂鬱症，是怎樣的症狀呢？叫「目如無所見，心如懸，若飢狀，氣不足則善恐，心惕惕如人將捕之」。這樣的人眼睛發直，沒有神。

我們都知道，小孩子的哪個部位最美？就是轉來轉去的眼睛，這是小孩子的心氣特別活躍的一個象。如果是因腎經有問題而得憂鬱症，眼睛就無神了，心老覺得像懸在半空，蹦蹦地跳。總有飢餓感卻又吃不下，伴有心慌，感覺驚恐，總覺得後面有人追自己。這就是由於腎精不足，而造成的心火不斂。

現代社會節奏快，壓力大，各種關係複雜，相互之間卻越來越封閉疏離。就拿居住的人際關係來說，現在我們生活在都市的鋼筋水泥中，鄰里老死不相往來，甚至連住對門的姓啥名誰都不知道。不像過去住在四合院裏，這家做了粽子、餃子，都會給那家送去，鄰里和睦、關係融洽。現在是家家加裝一扇鐵門，看人都是透過貓眼，人的防備心理越來越重，這都會導致我們的不安全感。再加上各種原因導致的鬱悶，所以現今憂鬱症患者越來越多。

容易有「產後憂鬱症」的人

1. 個人或家人曾罹患憂鬱症
2. 停止服藥控制者（憂鬱症患者）
3. 青少女的年輕懷孕媽媽
4. 已生育眾多子女者
5. 不是在預定計畫中懷孕
6. 婚姻出現問題者
7. 沒有得到適當照顧（飲食營養）
8. 缺乏親友支持、社會資源（人力、物力）

⊙如何治療憂鬱症？

憂鬱症怎麼來醫治呢？基本上從胃經或腎經的角度去治療，就會很有效果。

中醫的治療原則，一般都是先生理、後心理。這和西醫很不相同。西方人出現情志類疾病，一般都先去找心理醫生；而我們不同，中醫認為：一定要先解決人的身體問題，身體強壯了，然後五臟的神明才能清晰不亂，情志病才能好轉。所以，我們是先調身體，後調心理。

⊙產後憂鬱症

「產後憂鬱症」在現今社會很常見，由於現在少子化，一般家庭孩子都生得少，很多也只生育一個孩子，孩子的誕生既給家庭帶來希望，同時也帶來負擔。家長挖空心思、絞盡腦汁地思考，怎麼去養育好孩子、教育好孩子。

特別是對於母親，她們面對一個全新的環境，應對新的生命，協調建立起與這個新生命的新聯繫，與丈夫的新關係……同時，懷胎十月，她們既覺得自己勞苦功高，又覺得十分委屈，一身臃腫贅肉和現今社會以瘦為美的審美觀點嚴重衝突，導致精神緊張恐懼，自我否定，情緒波動。

「產後憂鬱症」的症狀

❶ 失眠、疲累 ❷ 心情低落、過度焦慮
❸ 胃口不佳 ❹ 體重不正常減輕
❺ 嚴重者甚至有自殺念頭

此外，婦女懷孕導致腸、胃的一些病變折磨，臉上出現黃褐斑、容貌變醜，都對個人的自信造成嚴重打擊。再加上生產勞累、坐月子中帶孩子操勞過度、睡眠不足等情況，會出現脫肛、子宮下垂等問題。這些都會給婦女帶來很大的心理壓力，導致產後憂鬱症的出現。

對於人來說，只要一有情緒問題，首先影響的就是胃和腸。比如人一生氣，就吃不下飯，接著就會產生便祕。因為人一生氣，胃的蠕動就受到影響，接著腸也受影響，情緒直接影響到人的生理。

人體本身是一個最複雜的結構組織，疾病的治療也是複雜的過程，一個從生理到心理的過程。治療憂鬱症也是如此。對於這個病，中醫的方法是先治身體，後治心理。治療身體，首先要破胃和腎的寒邪，然後固攝胃和腎，使胃腎的功能恢復正常，這樣心理的症狀就會減輕很多。

這裏還要強調一點，我們不必把憂鬱症想得絕對無藥可救，偏憂鬱一點的人，往往很有成就。因為這類人雖然偏頗，卻很執著，大多想別人不敢想，做別人不能做的事，所以一些大文學家、大藝術家、科學家，個性常常偏抑鬱。

當然，憂鬱症終究是病症，太嚴重會過於胡思亂想、悲觀絕望和疑慮重重，甚至選擇自殺這種極端做法。

有效治療憂鬱症的5個方法

1. 結交能傾訴的好朋友
2. 參加社會團體，學會互助或尋找心靈良師
3. 接受挫折教育，不要太好強
4. 養成健康生活習慣
5. 保持誠實和自信，做人要單純陽光

治療憂鬱症5個方法

憂鬱症的治療方法，我提出五點：

❶ 結交能傾訴的好朋友

每個人都應該交朋友，特別是結交可以傾訴的好朋友。有了高興的事，和朋友分享，大家都得到快樂；有了痛苦，對朋友傾訴，朋友就會幫你分擔憂愁，孤獨寂寞因此遠離你，人要有個傾訴的管道，這對預防和治療憂鬱症十分有益。

❷ 參加社會團體，學會互助或尋找心靈良師

學會互助，能主動幫助比自己還憂鬱或更弱勢需要幫助的人，對提升自信心很有好處。看書、聽音樂、尋找心靈良師，使自己的精神有寄託。

❸ 接受挫折教育，不要太好強

不要太好強，不要過於追求完美。

就人體本身來說，總是愛超越自身極限去做一些事情，這就相當於不斷地調動元氣。以飲料來打個比喻，不斷地攪動飲料，就會形成泡沫，最後泡

名詞小辭典

芻狗

古時用草編結成的狗形，作為祭祀用，用完就丟棄。後用來比喻輕賤無用之物。《老子》第五章：「天地不仁，以萬物為芻狗；聖人不仁，以百姓為芻狗」。

沫一破滅，肯定就是一個大虛之症。所以，不是不努力，而是不可以太過努力，因為長期超越身體的承受能力，會對身心造成傷害。

另外一個有效方法，就是接受一些挫折教育。拿小孩子為例，家長如何強調熱開水會燙傷人，他也不會明白，你一定要讓小孩子摸過熱水，知道水是熱的，不是溫的、涼的，讓他透過感官親身經歷，有了切身真實認識，孩子才會小心避免接觸滾燙的開水。這種「痛苦型」教育模式，其實是能幫助人成長的。

老子說：「天地不仁，以萬物為芻狗」。意思就是：老天正是靠它的冷酷無情，來教育我們如何去累積經驗，掌握天地萬物的屬性，去主動規避對人有損傷的事。這樣學習才對我們的人生有益處。

所以，挫折教育對於有抑鬱傾向的人很重要。我們人生在世，都會遇到很多不如意的事情，不要太苛求自己，人要努力，但不要超越自己身心所能承受的極限才是。

4 養成健康生活習慣

得了憂鬱症，要努力養成一個好的生活習慣，比如每天跑步。一開始你或許怕接觸人、怕光亮，可以先嘗試在晚上跑，逐漸過渡到早上去跑步。為什麼是跑

常見頭部疾病

1. 頭痛
2. 頭暈
3. 健忘症
4. 高血壓
5. 中風、腦溢血、腦血栓
6. 情志病
7. 憂鬱症

步，而不是打太極拳呢？因為太極拳偏靜，是種比較沉心的鍛鍊方式，不適合患憂鬱症的人。

跑步，就是一種很好的振奮陽氣的方法。跑步可以伸拉膀胱經等人體後背的很多經脈，對患者的身心很有好處。對於憂鬱症的人來說，需要的是振奮他們，把他們的陽氣振奮起來。如果是年輕人則可以讓他去學打鼓，因為鼓聲主生發，可以使陽氣振奮。

5 保持誠實和自信，做人要單純陽光

再者，就是一定要對自己的人性，保持一種誠實和自信，選擇健康的生活方式。我常說：做人一定要單純一些、簡單一些、陽光一些；否則，在複雜無常的世界中，就常會陷入迷失中而不能自拔。只有讓自己簡單了、陽光了，黑暗面的東西才會遠離你，不再騷擾你。

第四節 睡眠

睡眠好壞直接關係壽命長短

人為什麼要睡覺？

人為什麼要睡覺？中醫對睡眠的機理是怎麼解釋的呢？

中醫認為：人的體表有氣運行，像人體周邊的衛士，名「衛氣」。衛氣是固攝陽氣的，它在人體體表不斷運化行走。白天衛氣行在人體的陽分裏，晚上則行到陰分裏，就是行於陰經。陽氣只要一入陰經，人就想睡覺。衛氣在陰經中行走完，出離陰經的一瞬間，人就會醒來。這就是中醫對睡眠機理的解釋。

正常人應該是白天特別有精神，晚上困倦，這叫「營衛之行，不失其常」。等到人老了，氣血衰弱，肌肉枯槁，氣道乾澀，元氣不足，白天就精神不夠，昏昏欲睡，到了晚上精氣也不足，又睡不著。人睡眠的好壞，直接關係到壽命的長短，睡眠是陰，我們要用夜晚的陰，來養白天的陽，養白天的精、氣、神。

中醫小辭典

心火上炎

此病證指心經虛火上升。症狀為口舌生瘡、口腔糜爛、舌尖絳紅等。治療宜導赤清心。

◈睡眠的問題

⊙失眠

人為什麼會失眠？

原因1 心腎不交

現今社會中，造成失眠的第一個原因，就是心腎不交。如果人的心火上炎、腎水下行，就形成一個心腎分離的象，心腎分離就會造成人到晚上想睡睡不著，白天又特別疲倦，兩腿發沉。心腎不交造成的失眠，較難治療。

在過去，幾劑「酸棗仁湯」或「溫膽湯」就能治好，但現在用這些藥已經沒有明顯效果。因為現代人的生活比古代複雜得多，很多人的失眠都和長期熬夜有關。每天晚上11點到凌晨1點，是膽經該休息的時候，而人老是不在此時段睡覺，就會慢慢出現心腎不交的狀況，導致失眠。

人為什麼會失眠？
原因 1 心腎不交
原因 2 血不足
原因 3 晚上吃太多

原因2 血不足

第二個失眠的原因是血不足。血不足也會造成失眠。中醫裏有一種說法，叫做中焦受氣，中焦就是我們的脾胃。人的血從何而來？實際上血是從胃來的，人體是透過胃消化食物，把食物的精華轉變成血。血是一種能量，代表著一種動能，輸送四方，供人體所需。

我們常提到補血的問題，若懂得中醫醫理，就知道血是從胃而來，亂吃很多所謂補血的補品，未必有多大用處，最好的方式就是好好吃飯。胃主血，胃虛就會造成血不足，要想補血，就要養護好我們的胃經。

血不足，不能有效的上輸於腦，腦部就會因缺血而導致失眠。

原因3 晚上吃太多

胃不和則臥不安。假如晚上吃得太多，也會造成失眠。人活一口氣，氣是用來睡覺的，也是用來消化食物的。如果晚上吃得過多，氣就會受到中焦阻隔，陽氣不能上輸於腦，造成失眠。

中國古代養生講究「過午不食」，就是一天只吃兩頓飯，上午九、十點鐘吃一頓，下午四、五點鐘吃一頓，晚上就不再吃東西。而生活規則也是日出而作、日落而息，所以那時的人很少失眠。

我們吃晚飯也要掌握一個原則，就是七、八分飽就可以了，晚飯後最好出門散步，或作一些運動鍛鍊，有效提升夜間的睡眠品質。

造成失眠的原因很多，這裏只是根據現代人的實際生活情況，講解一些導致失眠最常見的原因，個案還要個別分析。

⊙為什麼有人老愛躺著不動？

我們常會發現，有人特別喜歡躺著，沒事就躺在床上睡一覺。掛在嘴邊的話是：「站著不如坐著，坐著不如歪著，歪著不如躺著」。其實喜臥也是一種病。

原因1　濕氣過重

老愛躺著的人，問題原因主要有兩個：一是濕氣過重。濕氣重的人偏虛胖，特別懶，不愛動。這樣的人體內氣機不清爽，總想睡覺，越睡就越胖，越胖就越不愛動，慢慢形成一種惡性循環，導致體內的濕氣代謝不掉，糖尿病等諸多疾病此時都會趁虛而入。像這種人，一定要督促他多去運動鍛鍊，甚至要強迫他們去運動。

為什麼有人老愛躺著不動？

原因 1 濕氣過重

原因 2 腎精不足，全身無力

原因2 腎精不足，全身無力

還有一種屬於腎精不足，全身無力，在中醫裏叫做「少陰症」，用三個字描述，叫「但欲寐」。「但」是「只是」的意思，「但欲寐」就是「只想睡，但真躺到床上又睡不著」。這種情況是屬於心腎的病。

還有一種人喜歡上午睡覺，這也是因為濕氣過重。上午七點到九點的時候是胃經當令，九點到十一點是脾經當令，陽明胃火老起不來，上午就嗜睡。上午嗜睡，人的陽氣就振奮不起來，久而久之，人的身體也會變差。

有人會說，我晚上睡晚了，用白天補覺行不行？從醫理上來講不行，因為白天主生發，夜裏主收斂收藏，老是違背天地日夜的規律，到老年時人就會生病。

十二時辰VS.所主經脈

項目 序號	時辰	時間	說明
1	子時	夜裏11點到 凌晨1點	膽經當令（膽經在子時值班）
2	丑時	凌晨1點到3點	肝經當令（肝經在丑時值班）
3	寅時	凌晨3點到5點	肺經當令（肺經在寅時值班）
4	卯時	早晨5點到7點	大腸經當令 （大腸經在卯時值班）
5	辰時	早晨7點到9點	胃經當令（胃經在辰時值班）
6	巳時	上午9點到11點	脾經當令（脾經在巳時值班）
7	午時	上午11點到 下午1點	心經當令（心經在午時值班）
8	未時	下午1點到3點	小腸經當令 （小腸經在未時值班）
9	申時	下午3點到5點	膀胱經當令 （膀胱經在申時值班）
10	酉時	下午5點到7點	腎經當令（腎經在酉時值班）
11	戌時	晚上7點到9點	心包經當令 （心包經在戌時值班）
12	亥時	晚上9點到11點	三焦經當令 （三焦經在亥時值班）

多夢

中醫解釋多夢的原因，叫虛火擾頭。虛火擾頭就是氣能上來，但精不足，營養物質帶不上來，空運化，人就多夢。

多夢的人現在很多，而且有的人很妙，每晚都做夢，甚至第二天做的夢能接上前一天的夢，像播長篇連續劇似的。

多夢，會導致人休息不夠，久而久之會引發疾病。既然多夢是因虛火擾頭所致，原因就是腎精不足，而腎虛就是元氣不足，要想解決這個問題，還是要從好好吃飯做起，透過合理的飲食來培元固氣，同時還可以選擇打坐或點按湧泉穴的方式，慢慢就可逐漸減少多夢的問題。

做夢是怎麼回事？

夢為魂魄飛揚

講完睡眠問題，我們講一下：人為什麼會做夢？

關於做夢，中醫的理論認為是魂魄飛揚。中醫一再強調，人體的五臟皆有神明，魂和魄各是哪個臟器的神明呢？魂是肝的神明，魄是肺的神明。

人物小辭典

佛洛伊德

Sigmund Freud或譯作弗洛伊德，西元1856～1939。奧地利猶太籍精神醫學家、心理分析學家。在神經學、夢的作用、心理分析、性的研究方面，都有創新理論。

他認為精神病多因慾望被壓抑。主張用精神分析法，喚起被壓抑的慾望，使其得到正常發展。這種學說稱為「佛洛伊德學說」。現代兒童教育學、宗教科學、文學、藝術等，都深受佛洛伊德理論影響。其著有《夢的解析》、《幻覺的未來》、《圖騰和禁忌》等書。

人在睡眠中，不同的時段由不同的經脈所主。夜裏十一點是膽經當令開始睡覺，凌晨一點到三點是肝魂所主，凌晨三點到五點是肺神所主。在這個時段做夢，屬於魂魄收斂不住的一個象。肝魂和理智相關，肺魄和本能相關。人在三點之前做的夢是和肝魂有關，也就是和理性有關；三點後做的夢和肺魄有關，也就是和人的本能有關。

西方社會對夢也有研究，比如佛洛伊德著有《夢的解析》，其精神分析學說就非常注重夢的問題，佛洛伊德認為所有的夢，都是潛意識心理的曲折或象徵的表現方式。比如夢到水了，可能就和出生有關；夢見大樹可能和性有關；夢見去旅行了，可能和死亡有關。

佛洛伊德的學說中，認為人有兩個最基本的本能：一個是死本能，另一個是性本能。所以他的意象分析（關於夢境的分析），基本上都是從這兩個角度去分析。

中醫小辭典

正氣

也稱為「真氣」，是人體機能總稱，但通常與病邪相對來說，指人體的抗病能力。

肺氣

指肺的生理功能活動，也指肺吸入呼出的氣。

⊙夢象

中醫關於夢的理解，和佛洛伊德有很大差異。比如說同樣夢見水，中醫認為，是因為人的陰氣過盛所導致，這類夢一般比較恐怖。人體的臟器中腎主恐，在五行裏，腎所匹配的五行又是水，夢見水或夢見很恐怖的事情，是陰氣過盛。如果陽氣過盛，就會夢見大火熊熊，比如有人發高燒之前會夢見家裡著火，這其實和陽氣浮越在外有關。

《黃帝內經》靈樞．淫邪發夢篇，其中專門記述古人對夢境的各種理解。如人體裏要是陰陽之氣都很盛，就會夢見互相廝殺；要是肺氣特別實，就會夢見使用金屬兵器進行廝殺，因為肺按五行的配屬是屬金的；如果上面的氣特別盛，會夢見飛翔，經常夢見飛翔的人，一般性格特點是比較追求完美，對事物都有一種追求完美的心理，他們的氣老調在上頭下不去，就會總夢見自己飛翔；而對於另外一些人，他們的氣總是沉在下面上不來，這類人做夢就常夢見自己墜落深淵。

如果你特別餓，做夢就會夢見別人給你東西；反之，如果你特別飽，就老夢見你給別人東西。

在《黃帝內經》「陰陽應象大論」裏，專門把人體的五臟和五聲、五志、五色全都配屬了。

❶五聲

五臟和五聲對應為：肝呼、心笑、脾歌、肺哭、腎呻（見「五臟和五聲的對應關係表」）。

肝所對應的聲音就是呼喊：如果你肝氣過盛就會發怒，同時大呼小叫。比如，有人被上司批評、修理一頓，回到自己的位子，肯定是坐在那裏吐氣，發出「呼呼呼」的聲音。這其實就是人體一種不自覺的自救功能，透過吐氣發聲，來減少肝氣的瘀滯。做發怒的夢也是，在夢中呼喊，透過這種方式來疏解肝氣。

心所對應的是笑聲：心神脈盛的象就是會笑。在夢裏如果夢到好笑的事，也是心氣盛的一個表現。

脾對應的是歌聲：脾的正氣特別強的時候，人的聲音能夠輸布出來；脾的邪氣要盛的時候，人會狂歌不止、登高而歌，就是特別喜歡跑到高的地方去使勁地唱，這是脾氣輸布太過的一個象。

肺氣所對應的是哭聲：肺氣過盛或過虛，都有可能會夢到哭泣。

五臟和五聲的對應關係表

五臟	肺	肝	腎	心	脾
五聲	哭	呼	呻	笑	歌

五臟和五志的對應關係表

五臟	肺	肝	腎	心	脾
五志	憂	怒	恐	喜	思

腎所對應的聲音是呻吟：在現實生活當中，我們可以看到，人疼痛就會呻吟，這其實是人體在調元氣，而元氣藏於腎，在疼得無法忍受的情況下，人就會發出呻吟之聲。人在極度快樂時也會呻吟，因為往往做極度快樂的事，也是在調元氣，比如男女做愛或吸毒時，都會發出呻吟的聲音。

② 五志

五臟和五志對應為：肝主怒，心主喜，脾主思，肺主憂，腎主恐（見「五臟和五志的對應關係表」）。

情志不遂，也會轉到夢境中。五種情志在夢裏也都有表現。「肝氣盛則夢怒」，就是肝氣過盛，人晚上做夢都是發怒的；心氣盛則夢善笑、恐畏。脾氣盛則夢歌樂，身體沉重不舉；肺氣盛則人憂愁、哭泣；腎氣盛，就經常夢到恐怖的場景。

五臟和五色的對應關係表

五臟	肺	肝	腎	心	脾
五色	白色	蒼色（深青色）	黑色	赤色	黃色

⊙五色

五臟和五色對應為：肝主蒼色（深青色），心主赤色，脾主黃色，肺主白色，腎主黑色。

在中醫看來，「夢」不過就是陰陽之氣相搏的一種反映。「過喜」是心神外散，故多夢到花兒盛開，色彩豔麗；「過怒」是肝被壓抑生發不起來的象，所以會夢到百花閉謝，與人爭鬥，這樣的人白天動不動就愛發火；「過恐」是腎精收藏的功能出問題，表現在夢中也是躲匿藏避，或被人追殺而無力奔跑，常常會被嚇醒，一派晦暗恐怖之象。

「過憂」和「過悲」，都是肺氣虛的表現，這樣的人白天總是長吁短嘆，夢裏則是遭人指責，心事沉重，或夢見親人傷亡，景色多為敗秋之色；「過思」則導致脾氣鬱結不能運化，意念過於專一，在夢裏表現為慕想追求或焦慮煩躁。

我們夢到什麼顏色，若懂得中醫裏五臟和五色的對應關係，就可以判斷出自己情志在哪個方面太過度，可以作有針對性的調整，這對人體會很有益處。

總而言之，人體的氣血水準或五臟問題，導致人會做什麼樣的夢。我們透過學習中醫，就會對不同夢象的成因有所瞭解，也就可以順利推測出自己的身體狀況，便於預防和醫治疾病。

情志過度VS.夢境

五志	對應五臟	情志過度	夢境反映
憂	肺	過憂	肺氣虛的表現，這樣的人白天總是長吁短嘆，夢裏則是遭人指責，心事沉重，或夢見親人傷亡，景色多為敗秋之色
怒	肝	過怒	肝被壓抑生發不起來的象，所以會夢到百花閉謝或與人爭鬥，這樣的人白天動不動就愛發火
恐	腎	過恐	腎精收藏的功能出問題，表現在夢中也是躲匿藏避，或被人追殺而無力奔跑，常常會被嚇醒，一派晦暗恐怖之象
喜	心	過喜	心神外散，故多夢到花兒盛開，色彩豔麗
思	脾	過思	脾氣鬱結不能運化，意念過於專一，在夢裏表現為慕想追求或焦慮煩躁

如何治療失眠？
1 從頭到腳放鬆法
2 睡覺虎抱頭
3 心腎相交法

如何治療失眠？

1 從頭到腳放鬆法

這裏我提供給大家一個治療失眠的方法，叫「從頭到腳放鬆法」。

首先我們躺在床上要先放鬆頭部，從頭髮開始，放鬆頭髮，然後放鬆眼眉（當你有意識注意到這一點的時候，你常會發現，剛才的眉頭都是緊鎖的）。眼眉放鬆後做深呼吸，慢慢地深呼吸。然後再慢慢放鬆肩膀。

我們一般最不容易放鬆的地方就是肩膀，這個部位經常是抽緊的，現在我們要讓自己的肩膀有意識地放鬆。然後是心、腎……就這麼一直想下去，想到最後，每一根手指頭和每一隻腳趾頭就都放鬆了。一般還沒等你想到腳時，就已經睡著了。

所謂的睡眠一定要先睡心，你要先讓心能靜下來，心能先睡下，身體才能聽從心的安排，才能夠睡下。

成語小辭典

高枕無憂

閒適安臥、無憂無慮，也作「高枕無虞」、「高枕勿憂」、「高枕無事」、「高枕不虞」。

2 睡覺虎抱頭

我們在睡覺的時候，要向嬰兒學習。嬰兒的睡眠姿勢有一個特點「虎抱頭」，就是他的兩隻小手總是揚在上面，就好像老虎抱著頭那樣。四仰八叉（四肢伸展而仰臥的樣子）的睡眠姿勢是最放鬆的。這其實是肺氣足的一個象。

剛出生的嬰兒睡覺是不用枕頭的，一般墊個小毛巾在頭底下就可以。人老了以後，逐漸氣虛，於是枕頭就會越來越高，這就是我們常說的成語「高枕無憂」的來由。

哮喘的病人嚴重時連躺下都不可能，因為只要一躺下，他的肺液全壅塞在上面，就會影響他的呼吸，這是氣越來越虛導致。如果你的枕頭在不自覺中不斷加高，說明你的陽氣虛了，該要注意了。

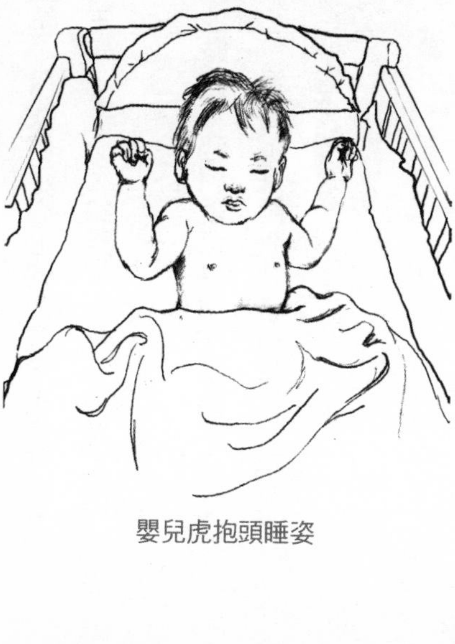

嬰兒虎抱頭睡姿

③ 心腎相交法

心腎相交法可以幫助睡眠。動作很簡單，用我們手心上的勞宮穴去搓腳心上的湧泉穴。腳心上的湧泉穴是腎經的一個主穴，手心上的勞宮穴是心包經上的一個穴位。

假如我們晚上坐在沙發或床上看電視的時候，我們就可以用左手的手心去搓右腳的腳心，用右手的手心去搓左腳的腳心，這對促進睡眠非常有幫助，而且簡單易行，自己在家裏都可以做，有失眠困擾的人不妨嘗試一下。

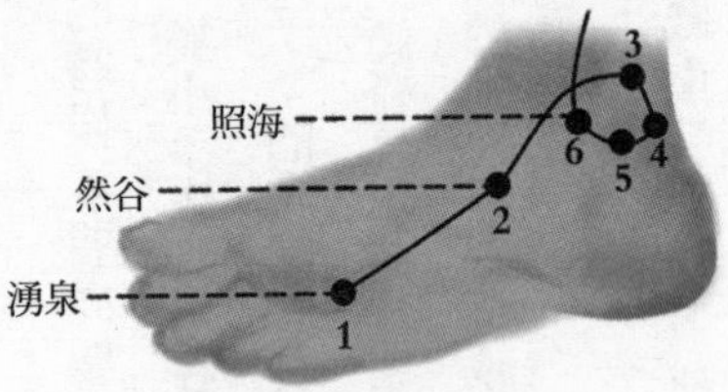

湧泉穴示意圖

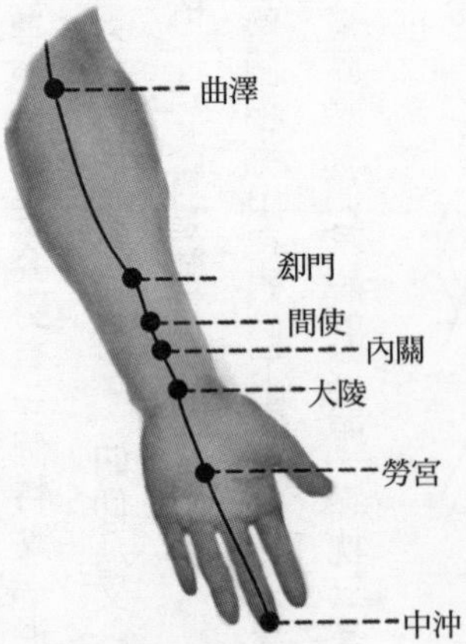

勞宮穴示意圖

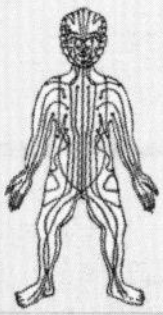

第二章 五官

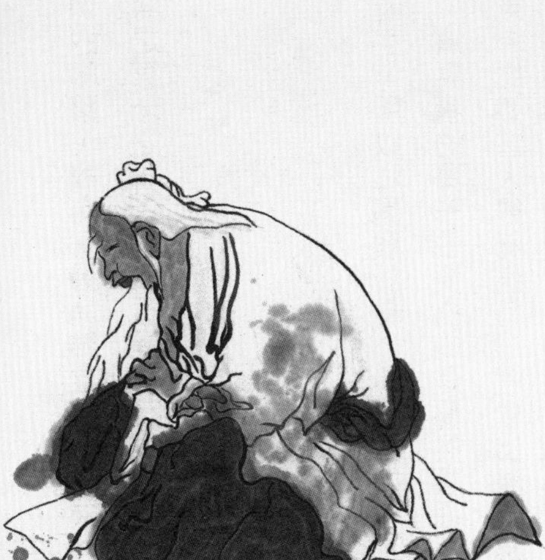

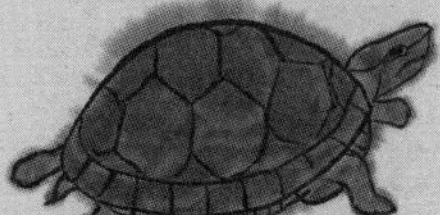

第一節

五官為五臟之官

五臟六腑有病變，會七竅不通甚至成癌

中醫認為，五官和五臟之間有極為密切的聯繫，故有「鼻為肺之官、目為肝之官、口唇為脾之官、舌為心之官、耳為腎之官」之說（見「五臟和五官的對應關係表」）。

鼻為肺之官

鼻子的外形為胃氣所主，鼻孔為肺氣所主，所以肺開竅於鼻，鼻是肺之官，只要人的肺有病，首先就會表現在鼻子上。這裏講的鼻子主要指的是鼻孔裏面，肺熱則鼻孔出氣粗、熱；肺寒則鼻孔冒涼氣。比如當人得肺病時，就會出現喘息鼻張的症狀。

五臟和五官的對應關係表

五臟	肺	肝	腎	心	脾
五官	鼻	目	耳	舌	口唇

五官為五臟之官

鼻為肺之官
目為肝之官
口唇為脾之官
舌為心之官
耳為腎之官

目為肝之官

肝開竅於目，得了肝病會在眼睛上有所表現，一般得肝病的人兩個眼角會發青。孩子如果受到驚嚇，鼻樑處常會出現青筋或青痕，這也和肝有關。

在中醫的五色和五臟的配屬裏，肝主青色。這個青色並不是我們平時所見的青草、樹葉的綠色，而是「蒼色」。肝是從腎水裏面生發的，蒼這個顏色是黑色和青色的一個過渡之色。順便談一個問題：如果人在冬季沒有養好身體，到了春天氣機就生發不起來，就會生病。瞭解顏色和臟腑的對應關係，對養生保健是有益的，我們平時可以透過觀察臉色的變化，對身體的健康狀況作出判斷。

口唇為脾之官

脾開竅於口，口唇是脾之官。得脾病的人會出現唇黃，或嘴唇四周發黃、嘴唇脫皮、流血等症狀，這些都是陽明燥火太盛造成的。

名詞小辭典

印堂

相術家稱兩眉中間為「印堂」。從中醫的角度講，印堂位於兩眉之間，此處如果突然發紅，且圖案如燈花狀，是心神將散的象，可能會有重病突發。印堂發黑，這相當於水氣淩心，就是腎水太多、心火太弱，腎水上來，使心火的功能發揮不了。這也是一個很危險的訊號。我們在日常生活中，對印堂顏色的變化要小心留意。

舌為心之官

舌為心之官。心臟有病一般會出現舌頭不靈活、舌捲縮等症狀。口誤、經常說錯話，也是心氣不足的象。

《黃帝內經》上有云：「心病者，舌捲縮，顴赤」。「顴赤」是說心臟有病，顴骨這個部位會發紅。除了顴骨，我們日常生活中還要留心印堂，因為心病還會表現在印堂處。

印堂位於兩眉之間，印堂此處如果突然發紅，且圖案如燈花狀，是心神將散的象，我們尤其要當心，這叫「禍福在旦夕間」，可能會有重病突發。

印堂發黑，也不是件好事。從中醫的角度講，這相當於水氣淩心，就是腎水太多、心火太弱，腎水上來，使心火的功能發揮不了。這也是一個很危險的訊號。我們在日常生活當中，要對印堂顏色的變化加以小心注意。

病症小辭典

癰

癰念庸，音yong。是一種毒瘡，皮膚和皮下組織的化膿性和壞死性炎症。多由金黃葡萄球菌引起，呈局部腫脹，中央有許多小孔，呈瘻管狀，非常疼痛。有發燒、寒顫等症狀，嚴重時甚至會併發敗血症。古語有：養癰成患、養癰貽患。

耳為腎之官

耳朵是腎之官。耳朵的病都會和腎相關。《黃帝內經》裏有「腎開竅於耳」的說法。得腎病的人，會有耳聾、耳鳴的症狀。

五官通利則五味、五色、五音方能俱辨

五官的關竅，必須保持時刻通利，它們的功能才能正常發揮。「肺和則鼻能知臭香」，意思就是如果肺氣很好，鼻子才可以聞到五味；「心和則舌能知五味」，意思是心氣和，舌頭的分辨能力才會特別強，舌頭才可以嘗出五味；「脾和則口能知五穀」，是說如果脾氣很好，人的口才能感受到五穀的味道、有食欲；「肝和則目能辨五色」，是說肝氣正常，人的眼睛才可以看清楚各種顏色；「腎和則耳能聞五音」，是說腎氣很好，人的耳朵就能聽見五音。

《黃帝內經》上還有「五臟不和則七竅不通，六腑不和則留為癰（癰念庸，音yong，毒瘡之意）」，就是說五臟六腑如果有病變，就會造成七竅不通，甚至會積聚成癰、成癌。

綜上所述，中醫認為五官和臟腑器官的關係極為密切，透過瞭解五官的病變，就可以發現隱藏在身體內五臟的病變，我們要時刻留心五官的變化，才能留意到相關的五臟情況。

具體談到五官的養生，方法很簡單：常閉眼，養神；少說話，養心；平穩呼吸，養肺；多食美味，養口；少惹煩雜、非禮勿聽，養耳。

名詞小辭典

竅

1. 人體的關節孔竅
2. 訣竅、竅門

五官的養生方法

1. 養神：常閉眼
2. 養心：少說話
3. 養肺：平穩呼吸
4. 養口：多食美味
5. 養耳：少惹煩雜、非禮勿聽

五官為五臟之官

鼻為肺之官
目為肝之官
口唇為脾之官
舌為心之官
耳為腎之官

第二節 眼睛

眼睛反映人體臟腑的精氣盛衰

目為心之使

《黃帝內經》說：「五臟六腑之精氣，皆上注於目而為之精」。意思是說：眼睛可以反映出人體各個臟腑的精氣盛衰。《黃帝內經》還有「精之窠為眼，骨之精為瞳子，筋之精為黑眼，血之精為絡，其窠氣之精為白眼，肌肉之精為約束，裹擷筋骨血氣之精而與脈並為系，上屬於腦，後出於項中」。

這段話的意思是說：整個眼窩是精氣的表現，其中腎的精華表現在瞳孔；瞳孔外的黑睛，是由肝精來決定，因為肝開竅於目；心的表現在眼睛的血絡上；肺表現為白睛；脾的精華表現為約束整個眼系。也就是說，眼睛的好壞和五臟六腑的精氣全都有關係。

中醫講：眼睛是心的使者。心又藏神，心是神明所在的地方，所以神散則目惑，就是一旦我們的神散了，眼睛看東西必然要老花。俗語有：「花不花，四十八」。這是說人一般活到了48歲的時候，眼睛就有可能會花掉，其實眼睛是否老花，在很大程度上取決於神散不散。

◆眼病

眼睛的主要疾病有幾種，下面我們一一解析。

❶淚眼汪汪

淚眼汪汪，是由於肺氣不足和肝的收斂功能不足所致。淚眼汪汪在面相學裏稱為「含情眼」。比如說《紅樓夢》裏的林黛玉，總是眉目含情，淚眼汪汪的。這類人的肺氣不足，而肺主通調水道，肝也主水道，肝肺功能虛，輸布和肅降的能力就弱，導致水氣總是壅在上面，或水道老收不住，這種人就總會淚眼汪汪的。

❷迎風流淚

有人會有迎風流淚的毛病，他們只要一遇到風就會流眼淚，這是屬於肝經不能收斂所致。

眼睛的常見疾病

1. 淚眼汪汪
2. 迎風流淚
3. 眼乾
4. 眼外凸
5. 眼袋

③ 眼乾

眼睛發乾，是肝血不足同時陽氣虛的象。這種人平常很容易發脾氣，愛發無名火。

④ 眼外凸

眼睛外凸也是眼病。我們常會看到眼睛往外凸的人，這種人一般眼壓並不高，大多和飲酒過度有關，也是肝經收斂不住的象。這種人脾氣大，愛發火，比較爭強好勝，有此症狀的女性很多還會有甲狀腺亢進的毛病。

⑤ 眼袋

有的人眼下總是有厚厚的眼袋，這其實是一種水腫。眼下這個地方是小腸經所經過的，它和三焦、小腸、腎都有關。如果這裏出問題，基本都是因為陽氣不足化不開水，水液代謝不掉，這屬於寒邪造成的疾病。上眼皮腫是脾濕，下眼皮腫是陽虛。

靠手術的方法治療眼袋，當然可以去掉一些，但由於真正內在的原因是五臟六腑出了問題，要想徹底解決眼袋問題，還是要先治五臟六腑的病。

人為什麼悲傷時會哭泣？

人為什麼悲傷時會哭泣？中醫講：「哀則心動，心動則五臟六腑皆搖」。人只要一悲哀，心就會顫動，心為君主之官，當君主守不住神時，臣子們就都會亂了。目又為心之使，心神一亂，眼睛就會亂，液就往上湧，導致掉眼淚。淚流不止叫做「奪精」，還會導致「目無所見」，就是人常哭泣，慢慢就會哭瞎眼。其緣由就是眼睛就像湖水一樣，一定要有淚的潤澤，才會清亮動人，淚流失過多，湖水就會乾涸。

眼睛速效保養方法

❶ 熨眼法

「熨眼法」就是用手心勞宮穴來熱敷眼睛。先將雙手搓熱，然後閉眼，空掌捂在眼睛上，多停留一會兒即可。每天一次，一次21遍，可以明目去風、去目瘴。如果我們長時間在電腦前工作，可採用熨眼法，這對眼睛的休養很有好處。

眼睛速效保養方法

1. 熨眼法
2. 後眼按摩法

我們可以經常做眼睛保健操，讓眼睛變得更靈活。我們觀察一下不同年齡人的眼睛就會發現，小孩子的眉眼特別靈活，而人的年紀越大，眼睛就越不靈活，甚至經常兩眼發直。這是因為人歲數越大、神就越弱，五臟六腑的功能也漸漸衰退，眼睛就喪失神采，運動也不靈活。眼睛的問題一定要從五臟六腑去治，當然平時也要注意多活動眼睛。

2 後眼按摩法

在我們的後腦勺正對眼睛的地方，有兩個橢圓的凹陷，這裏就是「後眼」。人為什麼可以感覺到身後有人跟著呢？正是因為「後眼」在起作用，也就是我們俗話常說的「後腦勺長眼了」。我們平常沒事的時候，應該經常去按摩後眼這個地方。

如果後眼這裏鼓起來了，說明眼壓太高了，可以用針刺的方法輕微放血，壓力一釋放，眼睛馬上就清亮了，還可以經常按摩。按摩時的重要原則，是一定要閉上眼睛。閉眼按摩，可以很快使眼睛乾澀、眼花等症狀，明顯得到改善。

第三節 鼻子

鼻子和小腸經、大腸經、胃經和肺氣有關

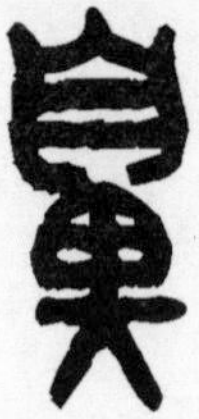

「鼻」字金文

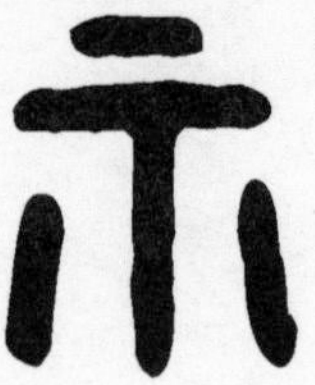

「示」字金文

鼻祖之源

「鼻」字（見上右圖所示）在造字的最初寫作自己的「自」。我們在日常生活中也會發現，我們一說到自己的時候，手指指向的地方就是鼻子，指到這裏就會覺得是「我」。

「鼻祖」這個詞是什麼意思？道教養生學認為，人在胚胎期受母血腥氣的刺激，最先長出的器官是鼻子，由鼻子的功能而生肺氣，從太陰肺開始，人的氣機在體內周轉，循環不息。由於古人認為五官裏最早生成的是鼻子，所以中國人稱祖先為「鼻祖」。

「祖」又是什麼意思呢？傳統文化當中凡是從「示」部首的字都和祭祀有關。「示」字（見上左圖所示）就是底下一張木桌，上面放一塊肉，代表祭祀。

「祖」字右邊的「且」字，代表男性生殖器。

名詞小辭典

鼻祖

由於古人認為五官裏最先生成的是鼻子，所以中國人稱始祖、祖先為「鼻祖」。明·張自烈《正字通》鼻部：「人之胚胎，鼻先受形，故謂始祖為鼻祖。」「鼻祖」即始祖、創始人。「開山鼻祖」指學術、流派或事業的創始人，也作「開山祖師」。

什麼叫「祖宗」？實際上就是家族的起源，是源於人的生殖能力。就古老的宗教信仰來說，最關鍵的也是祖宗崇拜，所以「且」字還是我們中國古代的牌位之象，其實就是最早的生殖崇拜的男根之象。頂禮膜拜牌位，就是在拜祖先的生殖功能，這叫做「生生不息」。

鼻子的循行經脈

鼻子和小腸經、大腸經、胃經和肺氣有關

小腸經抵鼻，大腸經走鼻下，胃經走鼻子的外形。關於鼻子主要有兩點：一是鼻子的外形是由胃經所主，所以像鼻子紅、鼻子上長疙瘩等症狀，是胃火的問題，是有胃寒，使機體生出胃火來消除寒邪造成的；第二點是鼻孔由肺氣所主，鼻孔裏面出的氣涼或氣熱，都和肺氣有關。

⊙鼻子大的人帶財？

鼻子在相書裏被稱為「糧庫」，相書裏認為鼻子大的人，財運就比較好、能發財。這有沒有道理呢？用中醫來注解一下相書裏的所說不無道理。中醫認為鼻子的外形由胃經所主，鼻孔由肺經所主。

名詞小辭典

下水

此指動物的內臟，如「下水湯」。豬下水，指豬的內臟。

我們前面講過，人有沒有魄力和肺氣相關，肺氣足人就有魄力；同時，脾胃好，後天足，吃得就多，一個人如果有魄力，得到的俸祿就多，而古代的俸祿就是糧食，吃得又多，那他佔據天下糧草的面積也就大，所以就有發財之相。

鼻子的主要功能是嗅五味的。五味就是五臭，分別為臊、焦、香、腥、腐（見「五臟和五味的對應關係表」），五味為口所主，「肺氣通於鼻，肺和則鼻能知臭香；心氣通於舌，心和則舌能知五味」，舌頭是辨別味道的辛辣，鼻子是聞氣味的香臭。

五臟和五味的對應關係表

五臟	五味（五臭）
肺	腥
肝	臊
腎	腐
心	焦
脾	香

⊙從五臭去治病

比如，臊味是和肝氣相關，肝氣旺的人喜歡吃豬下水（豬內臟）。焦，烤焦的味道為心的味道。脾胃是香，中醫說脾虛的人喜歡吃香辣的、味道濃的東西。腥味歸屬於肺。腎為腐，腎氣衰敗時，病人散發出的味道就是腐味。在腎氣衰敗的時候，醫生常用腐味的東西做藥引子，引導別的藥入腎，治療腎的病變。

中醫小辭典

衄衄

衄衄（唸求拗，cióunyù）。流鼻血，中醫叫做「衄衄」。因傷風感冒而鼻塞稱為「衄」。鼻子出血稱為「衄」，後泛指出血。如「鼻衄」或稱為「衄血」。

鼻衄

鼻子出血稱為「衄」，指鼻腔出血。多因鼻部受到外傷、微血管破裂、黏膜過度乾燥、維生素不足或鼻內腫瘤等疾病而引起。

例如，在過去治療骨頭的病變時，老中醫會按照「取象思維」的方法，找一些很奇怪的藥，像被水泡過的棺材板等很臭的東西來入藥。當然，隨著社會的發展，這種東西也都很難找到了，從五臭去治病的方法，也很少再應用。

鼻子常見疾病和預防

❶ 流鼻血

鼻子最常見的病症是流鼻血，中醫叫做「衄衄」（唸求拗，cióunyù）。對於女性來講，在經期間出現流鼻血，屬於脾不統血。脾的功能，是專門統攝血的運行。

中醫對臟腑和血的關係區分得很細：心主血脈、脾統血、肝藏血，三個臟器各司其職，保證血能正常發揮功能。心主血脈，就是強調心氣推動氣血運行的作用，如果人體的末梢不通，手腳冰涼、頭皮發麻，就是心主血脈的功能發揮得不好。肝主要的功能是儲藏血，就是透過約束氣血的作用，使氣血得以緩慢而有節制地生發。脾統血，統血的意思是「統攝」，不讓血亂跑。

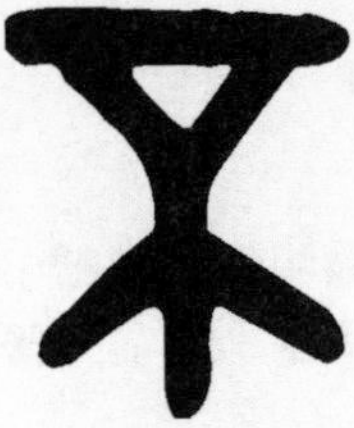

「不」字金文

鼻子常見疾病

1. 流鼻血
2. 鼻竇炎
3. 過敏性鼻炎

⊙中醫說血是一種動能

在中醫裏，血不是西醫血液的概念，而是一種動能、一種能量，帶著從飲食當中萃取出來的營養物質，去支持臟腑功能活動的一種能量。故血必須按照規矩運行，這是脾輸布四方的一個功能。

如果脾的輸布功能減弱，血就會外溢，就是不按正確的路途去運行。比如說來月經，經水是用來帶走子宮中的垃圾向外行的，血就應該從下面流出去，而不應該上行。如果流鼻血的同時，底下沒有來月經，就是脾胃功能出了問題。

因為胃是造血的器官，它透過吃飯造血；脾統血，脾負責把血按規矩送到全身各處。所以說，脾把血和精華、氣送給心肺的功能，就叫做「上進」；如果血、氣、精華往下走了，就叫「下流」。

如果月經全從鼻血走了，就叫「倒經」。中國古代專門用一個字來表現倒經。前文說過男性生殖器的象徵就是「且」字；而女性生殖器的象徵就是「倒三角」(▽)，指陰毛。陰部這裏滴滴答答流血了（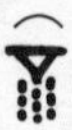），就是中國古代的「不」字。（見上圖所示）所以，有人就說，這是中國女性意識的第一次自覺，中國女性很早就知道：在來月經的時候說「不」了。

成語小辭典

否極泰來

「否卦」是不好的卦象、「泰卦」是好的卦象，是說情況壞到極點後逐漸好轉。或作「否往泰來」、「否去泰來」、「否極泰至」、「否極必泰」、「否極生泰」、「否終而泰」、「否終則泰」、「泰來否往」、「泰來否極」。

⊙「否卦」的含義

還有一個字，上面是「不」，下面是「口」，這是「否」字。「否」字就是指女子來月經，但血沒往下走，而從口鼻出了，這在中醫來講就叫做「經血倒流」。

《易經》中有「否卦」（䷋），就是陽氣往上走，陰氣往下走。知道「倒經」的意思，就能理解「否卦」為什麼是閉塞不通的意思。占卜時得到「否卦」為什麼就知道：什麼都別做了，就是因為不通。對人體來講，經脈都不通了，也就不用想別的了。

⊙阿膠其實不能直接補血

女性月經量少和脾也有關係，因為脾胃主造血。血從胃來，好好吃飯就能產生血，脾胃的功能減弱，就會出現「血虛」問題。補血絕對不是靠吃當歸和阿膠就能補充，但只要脾胃的功能正常，吃米飯、饅頭都能補血。

阿膠其實不能直接補血，而是透過驢皮的收斂功能，使血暫時彙聚起來，集中在一處發揮作用，使機體狀態暫時得到好轉。現在有人用馬皮代替驢皮製成阿膠，這會出很大的問題。

驢皮的性質和馬皮完全不同：馬為火性，為散；驢為水土之性，為收。雖然都是皮，但是馬的散性，導致用馬皮煮阿膠，越吃血越收不住，血色素會越低。這就是吃錯藥也會傷害身體的道理。做阿膠只能用驢皮，而且必須是用山東黑驢的驢皮入藥，即所謂的「一方水土養一方驢」。山東人的性格倔強，山東的驢也很強。

⊙馬要養，驢要騙

我們知道，對待驢和對待馬的方法，是截然不同：馬要養，驢要騙。養馬千日，用在一時，馬一抽就跑，所以馬一般都是累死的。而驢卻很倔，抽驢一鞭子，牠還是站著不動，再抽牠會踢你，要想讓牠推磨，就要把牠的眼睛蒙起來，哄著牠、騙著牠、讓牠轉圈，這就是驢的倔性。

⊙順毛驢VS.拍馬屁

對驢我們說要「順毛驢」，哄著牠、騙著牠。對馬則是講究「拍馬屁」，掌握好分寸和角度去拍馬屁。所以中國傳統文化的魅力，就在於每一個用詞都有道理在其中。

中醫小辭典

烊化

需烊化的藥物，大部分都是以動物的皮、骨、甲、角等為原料，且已經先特殊加工，製成凝固膠劑，如阿膠、鹿角膠。所謂「烊化」，是把需烊化的藥物投入煎煮好的藥汁，利用藥汁的熱度，使其很快就完全融化在藥汁中。

再回來談驢皮阿膠，驢皮阿膠就能發揮一種「收」的作用。心主血脈，血脈要散到末梢，這個「散」的功能太過，就會顯出失血之象，需要用驢皮阿膠收一下，驢皮阿膠發揮把散的血固攝住的作用，血自然就顯得多了。

當然，我們沒事不要隨便吃藥。阿膠是滋黏之物，機體很難將它運化開。吃過阿膠的人知道，吃阿膠一定要「烊化」，即放在碗裏蒸，蒸完以後它還是黏黏膩膩的，還得再用藥沖，攪開了才能喝。

試想，連蒸都蒸不化的東西，我們人體需要調多少元氣，才能破解它，它的收斂力量又有多大。所以過度服用阿膠也會有害，會多調動一份元氣來消化它。

肝主藏血，肝有一個過濾和藏血的過程，這個過程是透過閉眼睛和睡眠來完成的。肝就像我們人體的一個閥門，要想讓這個血的工作量變少，我們把眼皮一閉就可以了，這就等於把這個閥門關上了。人只要一進入睡眠狀態，整個人體的代謝就開始放緩，人體的關竅（關節孔竅）相當於稍微擰上了一點，不過度開泄了，這就是肝在藏血。

名詞小辭典

閥門

一種裝置設備，在氣體或液體流動時，可以控制流動與否、流量大小、流動方向的裝置。

成語小辭典

亡羊補牢

羊圈柵欄破了、羊跑丟了，就要趕快修補羊欄，為時還不算晚。比喻犯錯後若及時更正，還能補救，減輕損失。

⊙補的概念就是固攝

其實，中醫「補」的概念就是「固攝」。講一個「亡羊補牢」的故事：一個羊圈原來有五隻羊，柵欄壞了有缺口，現在已丟了三隻，即使買八隻放在裏面，如果柵欄沒修好，照丟不誤。怎麼辦？

應該要先把柵欄補好，哪怕就剩兩隻羊，一公一母，還會再生小羊。這一公一母就相當於人體中的陰陽，就算不補，只要人體裏面有氣血、有陰陽，陰陽合則生生不息，就能逐漸生長繁殖起來。

中醫的「補」，就是亡羊補牢的「補」，就是「固攝」的意思，即保存現有實力。在精不足的情況下，能夠保存現有實力，就算大補。

⊙為什麼會流鼻血？

鼻腔連通腦、腎、肝，結構很複雜。容易流鼻血的人，有的是因為人體陽氣固攝的能力減弱；也有的是和空氣乾燥相關，只是單純的鼻腔裏的血管出問題。

如果發生長期的、很難止住的流鼻血情況，說明血的收藏能力變弱，有可能是白血病（血癌）的前兆。

為什麼會流鼻血？

1. 人體陽氣固攝的能力減弱
2. 因空氣乾燥
3. 可能是白血病（血癌）的前兆
4. 腦病造成
5. 膀胱經、胃經有病
6. 大腸火盛

病症小辭典

白血病（血癌）

也稱為「白血球過多症」、「血癌」，血液中白血球發生病變的疾病。由於白血球異常增多、紅血球減少，侵犯正常骨髓、肝、脾、淋巴腺等，以致發生出血、貧血、發燒和衰竭等症狀。病因尚不明確，分為急性和慢性白血病二類。

還有一種情況是腦病造成的，如果腦壓太大，人的自救功能發揮作用，讓血往外流一些，來減輕腦的壓力，這會導致流鼻血。

流鼻血的原因相當複雜，如果只是偶爾流鼻血，一般和秋燥有關，不用治療。但如果經常性流鼻血，一定要到醫院作全面檢查，排除一些惡性疾病。

流鼻血也和膀胱經、胃經有關係。膀胱經有病就會出現鼽衄（唸求拗，cióunyù，流鼻血），就是流鼻血和鼻子堵塞不通的象。因為膀胱經主筋所生病，就是筋的收攝力和柔韌度出問題，也會出現鼻子堵塞和流鼻血的症狀。胃經有病，也會出現鼽衄。胃經主血所生病，胃氣不降也會有流鼻血的問題。

通常流鼻血時，會讓流鼻血的人躺下，用一塊冰毛巾敷在額頭上，血就會慢慢止住，這是因為額頭為胃經和膀胱經所主，而且印堂也為神明所主，把神內收，就是關鍵。

醫學小辭典

隱血

因體內有某個部分出血，如胃、腸等，而在糞便或腦脊液中出現的血液。有些是肉眼看不見的，必須使用化學試劑或試紙，才能測出。

還有一種原因是我們日常生活中比較常見的，就是大腸火盛也會出現流鼻血。這種流鼻血會有兩個象：一是眼珠發黃，二是口乾、嗓子不舒服。這是因為大腸主津，津液枯涸，火氣盛就會導致流鼻血的病變。這些我們在日常生活中都一定要注意。

⊙牙齦流血是脾虛

對於流血的問題，西醫很重視，比如腸子裏的血，包括隱血，就是肉眼看不見的腸子流血，西醫一旦檢測到，就會高度重視，看有沒有是得腸癌的可能。

還比如說，「亞健康」有一個很重要的特徵就是牙齦流血。每天早晨刷牙，牙縫總有血滲出。我們知道，牙是腎的花朵，而牙齦是肉，是脾的表現。牙齦能夠包住牙，說明脾腎功能正常。如果牙齦過度生長，就叫做土剋水。因為腎主水，所以牙也屬水。

如果刷牙常出血，在中醫裏也是屬於脾不統血。牙齦萎縮、牙齦乾癟，都是脾虛的象。舌頭兩邊齒紋特別重，都是牙印，這也是脾虛。造成的原因是濕氣重，人休息了一夜沒有運動，濕氣外溢，舌頭像泡過水一樣，塞滿整個口腔，所以早晨起來，舌頭上都是齒痕。

名詞小辭典

亞健康

80年代蘇聯學者布赫曼提出「亞健康」理論，所謂「亞健康」就是處於健康和疾病之間，可以往好的方向恢復健康，也可能轉變成各種疾病，提醒大家重視身體發出的警訊。西醫認為，全世界真正的健康者只有5%，找醫生看病的有20%，其餘的75%都屬於亞健康。所謂的亞健康，就是不健康，只是在西醫的生理指標上尚無明確指證。

解決濕氣問題有一個很好的方法，就是跑步或登山。當我們遇到以上這個情況，有兩種方法可以解決：吃藥或跑步。

2 鼻竇炎

鼻子還有一個比較常見的疾病是鼻竇炎。這類患者中很多人會出現口臭的症狀。鼻竇炎的主要原因是脾胃的精氣嚴重不足，功能衰敗。胃氣最重要的功能之一是肅降。如果一個人沒事老打嗝、胃反酸、嘔吐或乾嘔，都屬於胃氣不降、胃氣不足。胃氣正常向下走的力量沒有了，往上頂著，就會出現口臭的現象。

治療鼻竇炎按壓鼻翼兩旁的凹陷處，一般就很有效。但一旦手術不當，就很難治癒，因為經脈已被破壞了。

中藥小辭典

阿膠

別名：驢皮膠、傅致膠

性味：味甘，性平

歸經：歸肺、肝、腎經

說明：是一種中藥名。原產於山東省東阿縣，以驢皮去毛後加阿井水熬製而成的膠塊。為長方形塊狀，質地脆而易碎，表面有光澤，呈烏黑或棕黑色。

主治：可治血虛、虛勞咳嗽、心悸、失眠、吐血、便血、婦女月經不調、崩漏、胎漏等。

功效：具有養肺止咳、滋陰潤燥、補血止血、安胎等功效，用於口乾、乾咳少痰、貧血、崩漏、促進鈣質吸收、消除疲勞、提升免疫力等。

臨床上常運用治療貧血、胃潰瘍、十二指腸潰瘍、慢性支氣管炎、營養不良性水腫、神經衰弱、失眠、子宮功能性出血、先兆流產、月經量少、更年期症候群、化療後調理等。

現代藥理學研究證實，阿膠具有促進造血、迅速提高紅血球數和血紅蛋白、止血、增加骨鈣、抗輻射、抗休克、促進細胞再生、增加智力、加速生長發育、延緩衰老、抗疲勞、調節免疫等作用。

本草成分：阿膠含有骨膠原，其水解可得明膠、蛋白質、胺基酸、微量元素等成分。

禁忌：脾胃虛弱、消化不良者慎用。

選購保存：以表面棕黑色或烏黑色、平滑、有光澤、對光照視略透明、質堅脆易碎，側面棕黑色或烏黑色、平滑、有光澤、氣味弱、味微甜者為佳。須保存在密封箱中，置於陰涼通風乾燥處。

鼻子常見疾病

❶ 流鼻血　❷ 鼻竇炎　❸ 過敏性鼻炎

❸ 過敏性鼻炎

目前，過敏性鼻炎為臨床多發病，患此病的人越來越多，西醫也沒有很好的治療方法。

西醫認為過敏是一種變態反應性疾病，會反覆發作，屬於免疫系統的病，是身體對外界的反應過於強烈，不能耐受外界變化造成的。西醫將過敏性的疾病分得很細，過敏原也越查越多，最後讓患者無所適從，不知道該如何去避免接觸過敏原。

⊙元氣虛易過敏

中醫認為過敏性疾病的本質是元氣虛。人的機體為什麼會對外界的物質變化產生不良反應？中醫認為，就在於元氣虛弱。

我打一個有趣的比方：關於元氣的問題，元氣就像瓦斯罐，是隨著人的誕生，先天帶來的一罐瓦斯（煤氣）。有的人天生就拿到一罐很足的氣，因此身體好，但又因為這樣的人身體好，就不珍惜，就會成天開大火去耗散這些元氣，慢慢就可能造成半百而衰。而有人天生只拿到半罐瓦斯，從小身體就不好，但他知道愛惜，經常不開火或開小火，這些人也可以平平安安活百年。

名詞小辭典

元氣

1 人的精氣

2 大化之氣，指天地未分前的混沌之氣

⊙沒有藥可補元氣

在我們每天的生活中，必須都要用到元氣。我們人之所以能活下來，就是每天調用一點點元氣。從中醫的角度講，元氣是不可以補的。人肯定是要死的，因為人的元氣會有用盡的一天，而元氣又補不了。

《黃帝內經》講元氣藏於腎，人體的五臟六腑中腎為老大。如果元氣有一點點多餘，它就會被放在腎裏被藏起來，不到緊要關頭，輕易是不會動用的。如果元氣盈餘的比較多，就會藏在奇經八脈中。

中國的藥學有一句話：「沒有一味藥可以入奇經八脈。」既然如此，就沒有一味藥可以補元氣。因此我們不要整天想著去補，我們現在不缺營養，缺的只是消化和吸收的功能。經脈不通的時候，補也是補不進去的。

⊙越樂觀免疫力就越強

我們會面臨這樣一個問題：元氣不能透過藥物補充，而我們每天都要消耗一點元氣，應該怎麼辦呢？其實有三種做法，可以對元氣有所補充。元氣就好像存在銀行裏的錢，它是可以產生一點點利息。這點利息的來源就是睡覺、吃飯和不生氣（生氣會大耗元氣）。

只有好好睡覺和天天吃飯，每天樂觀愉快，才能為元氣積攢起一點點利息。

我們要重視睡眠和吃飯，這兩件事和壽命直接相關，越樂觀的人免疫力就越強。

補充元氣3大法

❶ 好好睡覺

❷ 好好吃飯

❸ 不生氣、樂觀愉快

◈為什麼會得鼻炎或皮膚病？

我把過敏性鼻炎和皮膚病看成一種病，人為什麼會得過敏性鼻炎或濕疹等皮膚病？主要和日常生活中的三個不良因素相關：

❶ 嚴重的焦慮

第一是嚴重的焦慮。人要是承載過大的壓力、心情鬱悶，會引發過敏性鼻炎。過去西方人患這種疾病的很多，人們都以為是西方人過於清潔導致，其實不然，我們中國人現在的生活方式已經和西方非常接近，近年來患過敏性鼻炎的人也越來越多，這是壓力大、焦慮過度所致。

焦慮會使氣機壅滯不通，而肺主一身之氣，人一焦慮，氣就結住，氣機鬱結在哪裡，哪裡的皮膚就會出現問題，結在頭上就會出現斑禿。如果肺主一身之氣的這個功能，不能正常發揮，首先就會結在肺的外現「鼻竅」的功能上。

❷ 多食冷飲

第二是冷飲。中醫講過食冷飲傷肺，肺開竅於鼻，肺主皮毛。因此過食冷飲的人中，有人患過敏性鼻炎，有人得皮膚病，比如濕疹、皮膚瘙癢症等。

這裏涉及一個小孩的餵養問題。現在父母養育小孩，總是縱容他們喝冷飲，有一些家長從小孩出生不久後，就給他們喝涼的東西。西方的小孩患這類病的特別多，因為西方小孩喝東西，都是直接從冰箱裏拿，所以他們易得過敏性鼻炎、皮膚病或其他濕氣重的病。現在我們的小孩也過這樣的生活方式，導致從小就出現濕疹、長期腹瀉、注意力不集中等現象。

東方人和西方人體質不同

中國人的體質和西方人不太一樣。西方文明來自於「遊牧民族」，是一種殺伐文明，迄今為止，西方人吃飯仍使用刀叉來進行切割，這和他們的外科手術醫學也很像。由於西方人多食肉類，「魚生火，肉生痰」，所以他們火盛熱濕的特性很明顯，為了散濕散熱，西方人多體毛。

中國人自古以「纖維性」的食物為主，使用的是筷子。由於飲食清淡、多食五穀，東方人的皮膚很緊密、細膩。按理說，中國人是不容易得皮膚病的。但由於現在我們的生活方式和西方人太相近，就會逐漸出現類似問題。

為什麼會得過敏性鼻炎或皮膚病？

主要和日常生活中的三個不良因素相關：

1. 嚴重的焦慮
2. 多食冷飲
3. 使用空調

3 使用空調

第三是空調。過度使用空調，是導致過敏性鼻炎的一個很重要的因素。古人住四合院，能「接地氣」，隨時隨地接受天地自然之氣。我們現在生活水準越來越好，但對冷氣空調的依賴性過強，長期使用空調必然造成嚴重後果：首先空調導致空氣不暢通，同時它還會損傷皮毛的氣機。

就我們人體皮和毛的比重來說，皮一定大於毛。皮主收斂，毛主宣發。作為人體來說，收藏一定要大於宣發。我們的皮毛會自主工作：天熱時毛孔會宣開，天涼時毛孔則閉合。

一進入開著空調的房間，人體的毛孔就會閉住，出了空調房，毛孔又要打開來，宣散身體裏的熱量，這樣反反覆覆，就會造成毛孔不斷開合，長此以往，毛孔的功能就會變弱，最後人體自身皮膚的調節功能逐漸喪失，對自然界的感知、適應能力就會下降，慢慢形成疾病。

如果夏天過分使用冷氣，使人體不能正常出汗，還會引發更嚴重的疾病。夏天如果不能好好出汗，就有可能導致秋天出現咳嗽等病症，尤其是到冬至會有重病。我們中國傳統文化經常說「冬至前後死人多」，這個緣由需要簡單瞭解四季養生的知識。

四季養生要點

1. 春天養生
2. 夏天養長
3. 秋天養收
4. 冬天養藏

四季養生法

春天主生發，但是生發應該緩緩地生發，不能太過迅速。到了夏天的時候，一定要讓皮膚的毛孔全打開，以便人體最大的呼吸系統—皮膚，可以充分出汗。夏天將毛孔打開，就像麥子抽穗一樣，等於先把倉庫騰空，留出空間之後，營養物質才能重新藏放進去。等到秋收的季節，營養物質才可以進到肌膚裏去，到了冬天也就有東西可藏。

如果夏天沒有充分出汗，秋收也收不進好東西，就好像你收進來的麥子都是空空的癟殼，到冬天想藏精華的時候，這個「倉庫」都是空的，沒有東西可藏，等冬至陽氣開始生發的時候，沒有東西可以供應，人就會表現出很虛的症狀，甚至會出現猝死。

冬至的重病往往和夏天有關，這種認識也是中醫的一個獨特見解，中醫認為疾病都不能只看當下的問題，要溯源，看看你前三步都做了些什麼，這就是因果關係。

食材小辭典

燕窩

金絲燕或其他雨燕科的燕類，吐出唾液所築的窩巢。分為血燕、官燕、毛燕三種，含豐富膠質、蛋白質和糖等營養。中醫說法具有養陰、潤肺、益氣等功效。主要產於東南亞和中國福建、廣東。燕窩自古以來即為養生食補佳品，且常築於極高的懸崖峭壁，採擷困難、危險，故價格昂貴。

人該怎麼補、如何補？

這裏又涉及人該怎麼補、如何補的問題？現在很多人總覺得自己「虛」，一有病就想補，懂得四季養生的道理後，我們就會知道，治療任何病都應該先泄後補。「泄」不是開泄，而是「通」的意思，經脈沒有通暢，吃任何東西都是補不進去。

我們不要整天想著吃魚翅、燕窩來補身，還不如先出去跑10圈，讓氣血都流動起來，使我們的經脈都通暢，回來吃什麼都補。這才是正確「補」的原則。

過敏性鼻炎還有一個症狀西醫很難醫治，就是到冬天的時候不停打噴嚏。西醫一般是讓患者吃抗過敏的藥，但這類藥往往越吃越虛，不見病情好轉，而且反覆發作。這種疾病在中醫裏如果把脈、辨證準確，是很容易解決的，三、五帖「麻黃附子細辛湯」就可治好。

但目前這三味藥沒有人敢開，因為很多人認為附子有毒性，細辛也有毒性，而麻黃裏含有麻黃鹼，有興奮神經的作用，被所有運動項目列入興奮劑範疇，運動員一律禁止服用。所以這種藥現在很少被臨床應用。

為什麼打噴嚏？

打噴嚏不是小事。噴嚏從腎來，打噴嚏是腎陽振奮的表現。過敏性鼻炎一直打噴嚏，是腎在使勁想把寒邪攻出去的緣故。寒邪散不出去，腎又有一定的能力來攻擊這個邪氣，外在表現為拼命打噴嚏，所以打噴嚏是件好事，是陰陽合利的象，是腎在拼命做事的象，這說明腎還有勁。

打噴嚏，是調腎氣上來想把寒邪攻出去。如果感冒初期就出現打噴嚏的症狀，說明身體尚可；如果連噴嚏都沒打就感冒了，說明身體很虛了。但是老打噴嚏也會消耗腎氣，要用藥物幫助腎氣去攻除寒邪。

細辛在中藥裏有一句話叫做「細辛不過錢」，字面的意思是：細辛的用量不可以超過一錢（三克），否則會有危險。其實這是誤解。所謂「細辛不過錢」是指細辛在使用的時候要慎重，用量不能太大，因為細辛的特性是發散能力特別大。假如一個人的元氣很虛，就不能用，以防暴斃。其實，細辛在搜剔（搜索挑剔）腎寒方面很有用，而且很有效，值得好好研究。

為什麼打噴嚏？

我們要重視打噴嚏的問題，打噴嚏不是件小事。噴嚏從腎來，打噴嚏是腎陽振奮的表現。過敏性鼻炎一個勁兒地打噴嚏，是腎在使勁想把寒邪攻出去的緣故。寒邪散不出去，腎又有一定的能力來攻擊這個邪氣，表現出來就是拼命打噴嚏，所以打噴嚏是件好事，是陰陽合利的象，是腎在拼命做事的象，這說明腎還有勁。

中醫小辭典

太乙真人熏臍法

功效：有效提高免疫力

材料：乳香、沒藥、附子、肉桂、小茴香、公丁香

作法：用乳香、沒藥、附子、肉桂各等分，再加上小茴香和公丁香，把這些香噴噴的藥研成細末之後，放入瓷瓶中密封。

用法：用時將藥末填入肚臍中，然後蓋上生薑一塊，用艾條熏灼，當出現印堂發熱，下達湧泉，四肢微汗為止。

說明：每星期一次，連續九周，對治療各種慢性疾病都有一定作用。

《黃帝內經》裏有「陽氣合利，滿於心，出於鼻，為嚏」，就是說打噴嚏是調腎氣上來想把寒邪攻出去。如果感冒初期出現打噴嚏的症狀，說明身體尚可；如果連噴嚏都沒打就感冒了，說明身體很虛了。但是老打噴嚏也會消耗腎氣，要用藥物幫助腎氣去攻除寒邪。

如果有些藥現在很少有醫生敢給病患開，那怎麼辦呢？好好睡覺、好好吃飯、不生氣，並改掉食用冷飲、過度使用空調這些不良習慣，情況就會好轉。

第四節 口

本節來探討口的一些常見病症。

◈ 口水多

口病中最常見的病症是口水多。口水多是胃寒特別重的象。胃酸上逆，口吐清水，久之胃上口被胃酸侵蝕，則食道不能下嚥，下涸作痛，就會形成胃脘心痛之症。

◈ 口熱舌乾

口熱舌乾是一種相對來說比較嚴重的口病。患者感覺嘴裏面總是熱的，舌頭總是乾的，這是腎經的病，因為腎經挾舌本。津液為唾，來自舌下，無唾則舌乾口熱。

> **名詞小辭典**
>
> **胃脘**
>
> 脘（唸晚，wǎn），指胃腔。
>
> 《說文解字》：「脘，胃脯也」。
>
> 胃脘是指容納食物的臟腑，或指胃口。

乾燥症候群6種症狀表現

1. 唾液腺分泌過少
2. 舌頭不靈活
3. 牙齒乾枯變黑
4. 雙眼乾澀
5. 腮腺炎頻發
6. 女性陰道乾燥

中醫認為五臟對應五液（見「五臟和五液的對應關係表」），即肝液為眼淚，肺液為鼻涕，脾液為涎（口水），腎液為唾，心液為汗。小孩子只要脾虛，就會經常流口水，口水就是脾液。對於一些成人，晚上睡覺時也常會流口水，這在中醫被認為是濕氣特別重的象。

我們的嘴唇、舌頭，都應該很潤澤才對，潤澤靠唾液，腎液上泛為唾，唾是由腎液調上來的。當嘴巴裏面老是熱的、舌頭老是乾的，就是腎液沒有調上來的緣故，這屬於乾燥症候群。

五臟和五液的對應關係表

五臟	五液
肺	涕
肝	淚
腎	唾
心	汗
脾	涎

乾燥症候群的6種特徵

乾燥症候群的表現有六點：

❶ 唾液腺分泌過少，固體食物就難以下嚥。

❷ 舌頭不靈活，常會有粘連感，舌頭好像總和嘴巴粘在一起。

中醫小辭典

腎陰

又稱元陰、真陰、腎水、真水，指腎本臟的陰液（包括腎臟所藏之精）。與腎陽相對而言，是腎陽功能活動的物質基礎，對人體各臟腑有滋養潤澤作用。

❸牙齒乾枯變黑，我們的牙齒其實也是腎的一個外現，如果腎液調不上來，牙齒就不潤澤，會變乾枯、變黑。

❹雙眼乾澀。

❺腮腺炎頻發，腮腺在這裏就像一個正邪相爭的戰場，有病後腮腺炎會頻頻發作。

❻女性陰道乾燥。

造成乾燥症候群的原因是什麼呢？是腎液上不來，但它並不是腎液虧損的象，腎液之所以上不來，是因為太陽膀胱經氣的虛弱，正是因為膀胱經這個太陽變小了，氣不足，故無法把腎液帶上來。這時專門去補腎陰是沒有用的，因為腎液並不缺。

五行中腎為水，我們來看一下水的卦象。

水的卦象（見下圖所示）就是上下兩個陰爻，中間一個陽爻。水之所以能夠流動，全靠中間的那一根陽氣，叫真陽。能夠藏在水裏的火，叫真火。這就是腎火的含義，也是腎陽的含義。如果單純去補腎陰、去補水，而腎陽動不起來，乾燥症就治不好。如果能從膀胱經氣和腎陽這兩個角度去救治，乾燥症就會很快改善。

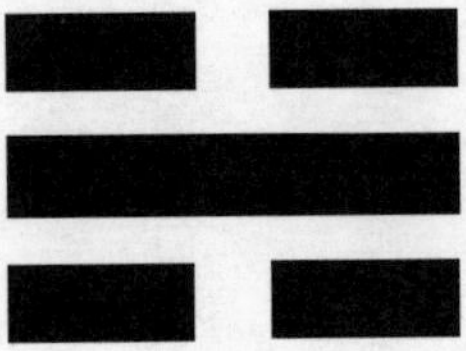

水卦圖

口苦

有些人早上起來，就會出現口苦的象，這是膽氣上逆所導致。因為膽汁為苦，膽氣上逆就會形成口苦。如果口苦咽乾目眩，是典型少陽的病，也就是膽經的病，中醫一般會用「小柴胡湯」來治此病。

口苦的人經常會唉聲嘆氣，這是膽氣被壓抑的象，等我們以後講到膽經的時候再重點去分析。膽經被壓抑，就會造成膽結石等病症。

口臭

口臭實際上是胃的腑氣上逆，人的消化功能出問題。胃氣是以降為和的，就是一定要往下降，如果胃氣總是往上壅，腑氣上逆，就會形成口臭。這是脾胃衰敗的一個象。口臭這類病症，都是後天之本受到損害所致。

口的常見問題

❶ 口水多　❷ 口熱舌乾　❸ 口苦
❹ 口臭　❺ 口甘

◈口甘

口甘顧名思義，就是口裏發甜。這是脾病。

脾對應的五味為「甘」，就是甜味。如果脾的輸布太過、收斂不住，就會上溢到嘴唇、口、舌頭等部位，就會出現口甘的症狀。

⊙中醫講究辨證論治

以上這些病症，基本上都和脾、胃、腎、膽有關，像乾燥症候群要去尋醫問藥，但有些人總是會問：有沒有一個固定的方子，是專治某病的？這就是不懂中醫了。

中醫講究的是辨證論治，不是腎病就治腎、脾病就治脾。腎病無唾，也可以從膀胱經氣化的角度去醫治。大便祕結，也可以從肺氣上去治，因為肺與大腸相表裏。

所以說，病人要尋醫、求醫，醫生則要先明醫理。靠經驗治病，有瞎貓碰上死耗子之嫌疑；靠醫理治病，才能得醫之大法。像口水多這種胃寒的病，按理說，用「附子理中湯」加黃連就會有效；口苦的毛病，用「柴胡湯」就會有效，

望聞問切是中醫診病的四種方法

望：觀察氣色 **聞：診聽聲息**

問：詢問症狀 **切：摸脈象**

如果不辨證就胡吃，也會出問題。如果元氣已經大虛，老用柴胡這些清陽的藥調著，會使人越來越虛。

⊙中醫治病：望聞問切

一般來講，中醫治病一定要看到病人：望聞問切。像扁鵲這樣高明的醫生，醫治虢太子之前還要「三問」呢。所以，我建議人多學醫理和按摩，藥吃錯了可難補救，按按揉揉總不會出大錯。胃寒的人多按揉中脘穴和多按摩腹部，而且忌冷飲，效果就會很好，胃氣不是一天就損耗，每天持續按揉，胃氣也就會逐漸恢復的。

第五節

舌頭

身體先病了才影響到心理

日常生活中我們經常會出現舌頭僵硬、舌抖、咬舌、說錯話、愛嘮叨等情況，不要忽略這些細節，這都是疾病所致，本節將一一作分析。

舌頭的問題
1. 舌抖
2. 咬舌
3. 說錯話（錯語）
4. 譫語（胡言亂語）
5. 嘮叨

舌本強，舌本痛

「舌本強」的意思是舌頭很僵硬。如果舌本強或舌頭很痛，這和脾經相關，是脾不足造成的。

舌抖

如果我們的舌頭伸出來後老抖，這是由於中焦脾胃的氣不足，然後造成上焦無力，導致心精不足，因為心開竅於舌，心精不足則抖，就會出現手抖、腿抖和舌頭抖的情況。要治這種病，也要從恢復脾胃功能上治。

咬舌

我們有時會不經意地咬舌頭，這可不是因為饞肉（想吃肉）了，其實也是病症的一個表現。咬不同的地方，是不同的氣不足導致。心氣不足則咬舌尖；肝膽氣不足咬臉頰的裏部，叫「齧頰」。咬嘴唇，則是胃氣上沖導致，《黃帝內經》裏有「陽明氣至則咬嘴唇」的說法。

說錯話（錯語）

在生活中我們常會說錯話。有的主持人宣佈「大會開始」，可是他卻一上來就說成「大會結束」，這其實是心經精氣不足的一個象。心亂了，精氣不足，思維表達上就會出問題，舌頭跟著不聽使喚，出現口誤。

就拿誤說大會結束的這個人來說，其實從內心深處來講：他是不想開這個會的。西方心理學總愛從「錯語」中去看人的心理病症，而中醫一向強調要先治病，後心理。臟腑功能出問題了，心理才會扭曲。

成語小辭典

鄭衛之聲

本指春秋戰國時鄭、衛等國的民間音樂，內容多直接抒發情感，因儒家認為其音淫靡，不同於莊重的雅樂正聲，故斥之為靡靡之音、淫聲。也作「鄭衛之音」、「鄭衛之曲」。

中醫小辭典

虛症

人體精氣、血不足或臟腑虛證出現的虛弱證候。表現為精神委靡、面色蒼白、身倦無力，或五心煩熱、形體消瘦、心悸氣短、自汗盜汗、小便頻繁或不禁等。以補益滋養為主。虛症又分：陰虛、陽虛、氣虛、血虛、心虛、肝虛、脾虛、肺虛、腎虛等。

譫語（胡言亂語）

（譫唸詹，音jhan，病中神智不清時的胡言亂語），是胃氣大傷的病。古語有「實則譫語，虛則鄭聲」的說法。有些人本來就會一句話反覆說，沒完沒了地叨念，自說自話，這就叫「實則譫語」。

「虛則鄭聲」是什麼意思呢？《詩經》裏有「鄭衛聲淫」的說法，就是鄭國和衛國這兩個地方，詩歌偏淫，「淫」就是愛情詩、直接抒發情感的內容特別多，有別於正經八百的廟堂雅樂。

我們都聽過一代巨星鄧麗君的歌，佳人已邈、香消玉殞多年，小鄧的歌曲至今仍風靡海內外不衰，其人風采出眾、清麗脫俗，歌聲輕柔動聽、香軟醉人、氣較虛。鄭聲就指類似這樣來自民間的聲音，是相對於廟堂朝廷莊重正經的雅樂來說。如果人的元氣大傷，就是「虛症」，就會發出類似氣弱、虛浮的聲音。

舌頭的問題

❶ 舌抖 ❷ 咬舌 ❸ 說錯話（錯語）
❹ 譫語（胡言亂語） ❺ 嘮叨

嘮叨

愛嘮叨也是病。嘮叨實際上和心情、生理都有關，人要是太寂寞、缺少關愛，就會嘮叨。

女性中經常嘮叨的人比例較高，嘮叨也是一種自動自發的治病方式，因為很多女性需要宣洩。很多老公一聽老婆嘮叨就會很煩，覺得自己整天在外面累成這樣，圖的是什麼呀？還不是為了這個家在打拼。但女人認為男人給女人錢是應該的，因為女性本屬陰，就是主收的，她不僅收錢，還要情，沒情就會覺得什麼都沒得到。

身為男性，聽到妻子或女朋友嘮叨的時候，一定要知道她現在可能處在一個內心很寂寞、缺少關愛的階段，既然是夫妻，就要多關心妻子身心的問題，幫助她改變這種生活狀態。

人為什麼打哈欠？

中醫認為打哈欠，是陰陽氣相牽引所致。人的胃氣不舒就會打哈欠。人體透過打哈欠使胃氣舒展，這叫做「善伸數欠」。

人為什麼嘆息？

嘆氣實際上是和鬱悶有關，人要太鬱悶了，心氣會被憋住，就需要出一口氣來化解。這種人的整個膈肌打不開，甚至會覺得心臟也有一點不舒服，透過出一口氣，可以使自己疏泄。

人為什麼嘆息？

常嘆氣的人，在現實生活中越來越多了。嘆氣實際上是和鬱悶有關，人要太鬱悶，心氣會被憋住，就需要出一口氣來化解。這種人的整個膈肌打不開，甚至會覺得心臟也有一點不舒服，透過出一口氣，使自己疏泄一下。在臨床上，如果胸口堵得很嚴重，可用「白通湯」來醫治。

人為什麼打哈欠？

中醫認為打哈欠，是陰陽氣相牽引所致。人的胃氣不舒就會打哈欠。人體透過打哈欠使胃氣舒展，這叫做「善伸數欠」。

第六節 牙

人的犬齒數量少且退化，就不要多吃肉

從牙齒看飲食習慣

一般來說，我們可以透過牙齒的形狀，來判斷它的功用。前面的是切齒，用來切割食物。後面的是磨牙，用來磨細食物。兩邊的犬齒是用來撕肉的，但我們人類的犬齒基本上已經退化。

透過對牙齒形狀的瞭解，我們應該對人類的飲食結構有所認識。就我們所應該吃的食物來說，不同食物的攝取量，是有一定比例。中國的傳統文化基本上強調以吃纖維性的食物為主，這是有道理的。我們的犬齒數量很少，而且已經退化，人需要攝取的肉類食物，就不要過多。

牙病

中醫認為，上齒和胃經有關，胃經入上齒中；下齒和大腸經有關，大腸經入下齒中。上、下牙痛，分別是不同的病所引起。

醫治上齒的疼痛，就要扎胃經上的穴位，比如足三里、內庭穴等。要是下齒痛，就要扎大腸經上的穴位，比如最常見的是扎合谷穴。

取穴合谷

何為「同身寸」？

合谷的位置如何取穴？中醫裏採取的是「同身寸」的方法。「同身寸」的意思是：每個人都有自己的寸和自己的尺。「同身寸」有兩種取法，每個人的寸，可以是指大拇指橫紋的這一段距離，也可以是指人的中指彎曲過來以後第二指節的長度。尺是指從肘部到腕部的距離為一尺。每個人高矮胖瘦各不相同，寸尺也就不盡相同。

合谷穴在哪裡？

把大拇指的橫紋處卡在手的虎口橫紋處，然後往下一壓，如果有痠麻脹痛的感覺，那個地方就是「合谷穴」。合谷穴是位於大腸經上的一個重要穴位，如果人下牙疼痛，可以使勁掐住合谷穴，有止痛效果。

⊙合谷穴的位置

合谷穴的取法為，把大拇指的橫紋處卡在手的虎口橫紋處，然後往下一壓，如果有痠麻脹痛的感覺，那個地方就是「合谷穴」。

如果人下牙疼痛，可以使勁掐住合谷穴，有止痛效果，因為合谷穴是位於大腸經上的一個重要穴位。

⊙讓靈魂跟上腳步

我們順便說一個中醫扎針的題外話。有一些技藝超群的針灸師，他們扎針並非一定要直接扎在穴位上。對於一些氣血特別虛的人來說，他的氣血根本就過不來，在這種情況下，扎針的高手就會等候氣的來到，俗稱「候氣」。比如說治病時要扎合谷穴，但他們會根據氣血的運行情況，扎在上合谷或下合谷的位置，而不是正好扎在合谷穴上。

在登山中，一些有經驗的嚮導，常會適時讓大家停下來休息，他們會說這是「讓靈魂跟上腳步」，這話聽來很有意思，但實際上很有道理。

我們在生活當中也常要這樣做，人不能總讓自己的身體衝在前面，要學會讓自己的氣和靈魂一點一點跟上來，讓我們的身心與靈魂合為一體，這樣我們才能健康生活下去。

第七節 耳朵

心火和腎虛會導致耳疾

中醫認為腎開竅於耳。《黃帝內經》裏還有另外一種說法：叫做心開竅於耳。為什麼會有兩種不同的說法呢？其實，這是從兩個不同的角度，強調心火和腎虛都會導致耳朵的一些疾病發生。

耳朵的經脈循行

走耳朵最重要的經脈有兩條：一條是三焦經，另一條是膽經。三焦經「從耳後入耳中，出走耳前」，意思為：耳朵後邊、耳朵前面和耳朵裏面，三焦經都有經過。

我們知道，人體的整個體腔中有五臟六腑，這些臟腑器官不是孤零零地懸在那裏，一定要有個東西將它們連綴起來，三焦經就是連綴五臟六腑的這個系掛、這個網膜，所以三焦經是一定要通暢的。如果三焦經不通，出現病症，那它首先就會影響到耳朵。

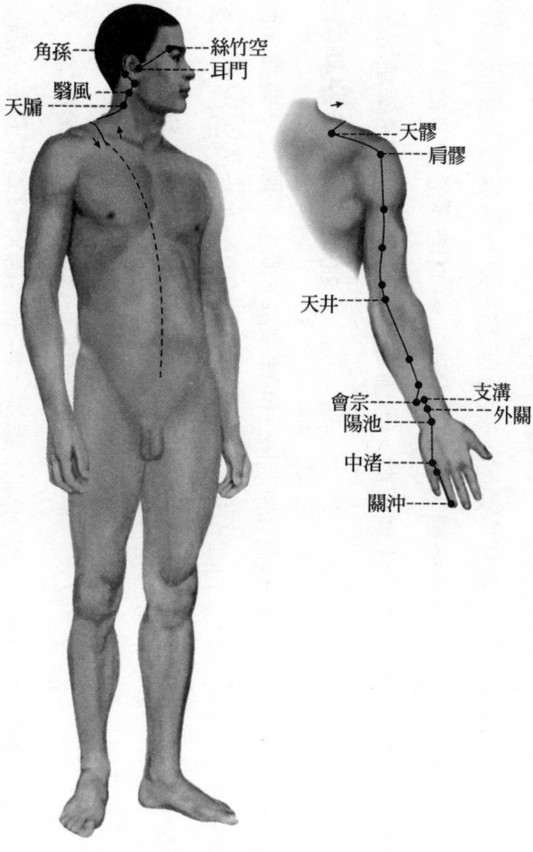

手少陽三焦經示意圖

膽經有一條支脈，也是從耳後入耳中，出走耳前，最後再走到外眼角的太陽穴。如果膽經出問題，耳朵也會出現疾病。

腎開竅於耳，耳內的疾病和腎氣衰敗也有關係。

耳鳴和耳聾

耳朵的病主要有兩種：一種是耳鳴，另一種是耳聾。在中醫裏，三焦經和膽經都是少陽，少陽是陰陽交通的樞紐，陰陽交通不利，就會出現耳病，所以耳朵也屬少陽，有生發之象，像耳鳴這樣的病症，就肯定和陽氣有關。

《黃帝內經》裏對耳鳴的說法是「耳聾渾渾淳淳」，意思是耳鳴的時候，耳朵裏會出現各種各樣的聲音，最主要的有兩個象，有時如蟬鳴，要不就是轟轟作響。蟬鳴就像是知了叫一樣，這是大虛之症，主要是因為腎精不足；轟轟響就像耳朵裏成天聽到火車隆隆開過，這是實症，主要是三焦不通，是內部火太重造成。

胃不好耳朵也會出問題？

耳朵的病還和胃氣虛有關，有胃病的人要防耳病。為什麼胃不好耳朵也會出現問題呢？《黃帝內經》裏有：「胃中空虛則宗脈虛」，「耳為宗脈之所聚」。耳朵是許多經脈所經過的地方，如果一個人的飲食習慣不好，通常就會得胃病，胃氣不足，水穀精華就不能轉變成正常的營養，人體的經脈就得不到滋養，血脈都空虛，耳朵自然會出問題。

中醫小辭典

三焦

六腑之一，又名外腑、孤腑，有主持諸氣、疏通水道的作用。從部位來分，分上焦、中焦、下焦。

上焦：指胸膈以上部位，包括心、肺在內。

中焦：指膈以下、臍以上部位。包括脾、胃等臟腑。

下焦：指臍以下部位，包括肝、腎、膀胱、小腸、大腸。

⊙生氣會造成耳朵「暴聾」

耳聾有很多種原因，其中有一種我們應該留意：生氣會造成耳朵「暴聾」，就是突然耳聾。在現實生活中常有這樣的情形，人一生氣，不是這兒堵了，就是那兒憋了，比如有的女性一生氣，月經立刻閉住。

甚至有些十一、二歲的小孩子，也會出現暴聾，這些孩子基本上都是脾氣特別急躁，極易發怒。人一生氣，整個三焦都會受阻，耳朵這個孔竅的氣機就容易被閉住，出現耳聾的症狀。

現在還有一些人工作壓力太大，精神隨時處於緊張狀態，極易產生焦慮、心情壓抑，這都會導致人體經脈出現不通暢的情況，很多時候就會表現出耳朵的疾病。生氣對人體的傷害，可說無處不在，沒事千萬別生悶氣，生氣的最後結果，是導致自己苦不堪言。

耳鳴在臨床上不太好治，困難點在於這關係到腎精的問題，而腎精虧不是一天兩天造成的，也就是說，治療耳鳴應該去補腎精、補元氣，但這不是短時間能補得起來，你消耗多久，就得用多長的時間去彌補，花費的時間會很長。

⊙真正治病的藥是元氣

還有一個問題也會導致耳病，就是現在普遍存在亂服藥的情況。「是藥三分毒」，藥物都是有偏性的，如果不明白它的機理就亂服用，也會造成耳朵損傷。所有的藥之所以會產生作用，不管中藥西藥，都是透過一個步驟來調動元氣，真正治病的不是藥，是元氣，而藥不是元氣。人不是吃了藥就補元氣、就可治病，而是透過藥來調動元氣，讓元氣發揮作用來恢復臟腑功能，只有當元氣充足，才有可能恢復臟腑功能。明白這個基本道理，用藥才能有把握。

藥，實際上都有調元氣的作用。如果吃藥不當，首先損傷的是肝腎，因為肝腎同源；一旦損傷肝腎，就有可能造成耳朵損傷。一旦出現耳病，如果在三個月內沒有得到及時醫治，以後就會越來越難治。這一點是目前中西醫對耳病比較一致的看法。

◈耳朵的保健方法—心腎相交法

我們在日常生活中應該如何保養耳朵呢？

中國古代耳朵的保養方法有三種，都屬於心腎相交法，就是透過讓心火和腎水關係相協調的方法，來讓人體的陰陽氣機協調，以達到養生的目的。

「心腎相交法」顧名思義需要心腎相通。耳朵裏面的孔竅是腎氣的代表，這是腎的一個外現。心，主要是用到心包經上的勞宮穴，用該穴來代表心。等我們後面講到手的時候會說到，我們手臂靠身體的裏側正中線走的是心包經，中指的指尖就是心包經的井穴。我們將手輕輕半握拳的時候，中指指尖井穴所指的手掌的部位，就是勞宮穴。

在中醫裏，穴都是空的地方。耳朵裏面有一個道教養生的要穴「聽聞穴」，它是不可以用針刺的。我們可以用以下幾個方法，達到鍛鍊它的目的。

⊙心腎相交法❶ 鳴天鼓

心腎相交法的第一種叫做鳴天鼓。我們的後腦勺就叫做「天鼓」。鳴天鼓要用到我們的聽聞穴和勞宮穴。人體的勞宮穴是最操勞的一個穴位，它是一個火穴，像我們肚子疼，馬上就不自覺地用手去捂肚子，所以勞宮穴是很操勞的。

具體鳴天鼓的做法是：先用我們的手掌心，即用勞宮穴貼住耳孔，把整個手搭在後腦勺上，將食指放在中指上，然後往下一彈，產生一個彈擊的力量，就這樣使勁壓住聽聞穴，然後彈撥後腦殼，彈幾次再壓緊，然後突然放鬆，耳朵就會有一種特別清爽的感覺。經常這樣做，對耳朵的保健作用很大。

⊙心腎相交法❷ 按摩聽聞穴

第二種叫做按摩聽聞穴。耳朵裏的聽聞穴要怎麼做才能按摩到呢?其實還是採取心腎相交法。

中指的指尖是心包經的井穴,屬於心,耳朵、眼屬於腎。首先,掌心向後,然後用中指插進耳朵孔裏,塞進去以後,手指在裏面轉180度,讓掌心向前,讓手指輕輕在裏面蠕動,要注意,不要使勁地戳,而是輕輕地蠕動,就像小蟲子一樣在裏面輕輕地動,按摩上二、三十秒後,突然將手指向前外方猛地拔出來,最好能聽見響聲。這就是完整的按摩聽聞穴的一個方法。

如果你的手指插進耳朵裏去以後,覺得指尖有一種黏著感、有吸力,這是濕氣太盛的一種感覺,按摩完了以後,猛地將手指拔出來即可。

這裏要提醒一件事,做任何動作都要以不受傷為原則,就是動作要輕、要柔、要緩,指甲也一定要剪得很乾淨,然後用指尖輕輕按摩耳朵裏面的聽聞穴,千萬不要傷到耳朵。

耳朵的保健方法—心腎相交法

❶ 鳴天鼓
❷ 按摩聽聞穴
❸ 手心搓腳心

⊙心腎相交法❸ 手心搓腳心

第三個心腎相交的方法，叫做手心搓腳心。我們千萬不要小看這個方法，這裏面融匯很深的中醫道理。

我們的腳底板有一個腎經的穴位叫湧泉穴，而我們的手上是勞宮穴。我們平時沒事的時候可以坐在床上，左、右手交叉，用掌心搓腳心，或用手心拍打腳心。這樣做有助於讓腎發揮收藏的功能，把氣往下引，把上面的虛火拽下來，這樣氣就不會壅在上面，病自然就好了。

我們前面說過，如果人生一口大氣，氣全憋在上面，就有可能造成耳聾和耳鳴。用手心搓腳心，有利我們疏通人體的氣機，氣機順了、經脈通了，耳朵的病自然就會改善。這樣做有助改善睡眠，對高血壓患者也非常好。

第八節

人活一張臉

人的氣血足，臉就紅潤

臉上循行的11條經脈

古代用「面」字表示人的整個面部。「臉」字在魏晉時期才出現，只表示兩頰的上部。到了唐宋時期，口語中才用「臉」表示整個面部。

臉上所循行的經脈有多少條呢？如果不算絡脈，就只按經脈來算，一共有十一條經脈。

氣血足，臉就紅潤

任脈起於會陰，從下腹上來，沿著人體前正中線一直往上走，走到人中處，然後分成兩支，走到兩頰的上部。因為任脈主血，如果人的血氣足，臉色就比較紅潤。女人35歲之後臉上不紅潤了，是血氣開始不足的象。

任脈是怎麼上行到面部的呢？它是由沖脈帶上來的，沖脈也是走到兩頰的上部。沖脈主氣，它將人的血帶到臉上，如果一個人的氣血足，臉就紅潤。這裏要注意一點：我們講的「潤」不是滿面紅光的意思。

如果你觀察過小孩子的臉就會發現：小孩子的臉上都有一層細細軟軟的絨毛，非常的可愛，這種絨毛可以吸住光，所以我們很少說小孩子「滿面紅光」，小孩子臉色是一種非常潤澤、柔和的紅色。

而老人由於臉上的絨毛早就已經褪掉，肝肺腎的疏泄、收斂功能，逐漸出現問題，他們臉上的紅就是一種非常光亮、涵不住的紅色。一旦出現這種「滿面紅光」顏色，對老人來說是危險的，中醫裏叫做「虛陽外越」，很容易發生一些危急重症。一旦老人臉上出現很鮮亮的顏色，特別是粉色，那就一定要小心注意了，要及時去檢查身體。

陰蹻脈和陽蹻脈在面部如何循行呢？這兩條脈都走到內眼角，主管人眼睛的開闔。《黃帝內經》靈樞・寒熱病篇：「陰蹻、陽蹻，陰陽相交，陽入陰，陰出陽，交於目銳眥，陽氣盛則瞋目，陰氣盛則瞑目。」陰蹻盛則目閉而欲睡，陽蹻盛則目張不欲睡。

名詞小辭典

山根

看相數術用語，指「鼻梁」。胃經起於鼻子兩側的迎香穴，向上走，交頞（唸餓，音è，鼻樑的意思）中，整個鼻子的外形都由胃氣所主。頞中又叫「山根」，山根也叫「祖竅」。古代算命算一個人的官運如何，就看「山根」這裏，就是看你的「德」夠不夠。

上面我們講到的都是奇經八脈。接下來講十二正經。

⊙算官運就看山根

胃經起於鼻子兩側的迎香穴，向上走，交頞（唸餓，音è，鼻樑的意思）中，整個鼻子的外形都由胃氣所主。頞中又叫「山根」，山根也叫「祖竅」。古代算命算一個人的官運如何，就看「山根」這裏，就是看你的「德」夠不夠。胃經的另外一支走臉，我們前面講過，胃主血所生病，真正血的來源是胃。一個人的胃氣充足，臉也會很紅潤。然後胃經繼續走到額頭，整個的額顱至頭頂，也都屬於胃經。

膀胱經起於內眼角的睛明穴，向上至額頭，和督脈交會於頭頂，然後入絡腦，腦髓的病變和膀胱經有關。小時候我們作眼睛保健操，經常會揉按到睛明穴，就是膀胱經的起始點。

臉的兩側行走的是膽經，大腸經則走鼻子，它在人中這裏有一個交叉，左手經脈行於右側，右手經脈行於左側，上行後止於迎香。小腸經上行到面頰，一條分支從面頰分出，上行至顴骨、鼻旁，止於內眼角。

面色

我們看一個人，通常先要看他的臉色，用專業一點的說法叫做「面色」。從面色上可以看出什麼呢？中醫裏講「望而知之者謂之神」，從面色就可以看出一個人的病象。我們下面一一講解，如何從面色看出病象。

❶ 面塵脫色（無色）

首先是面塵脫色。面塵脫色的「脫色」是什麼意思呢？「脫色」的一個解釋是指：「沒有顏色，臉色一點兒都不紅潤」；還有一個解釋是說：「沒有表情，就是人如果血不足，就會連表情都沒有」。古人說：大丈夫要「喜怒不形於色」，就是說一個人要能沉得住氣，不要表現出來。

「喜怒形於色」在中醫裏講，就是腎精不足的象。有些女孩子動不動臉就紅了，這就叫喜怒形於色，馬上就讓人看出你的羞怯，或你根本就藏不住這個臉色，這是沉不住氣的一種表現。而做大丈夫的，就要喜怒與否根本讓人看不出面目表情。

面塵脫色在中醫裏面指的是肝病，是血虛不能上榮之象，就是血太虛，導致臉上沒有表情，同時面色慘白，甚至口唇都是慘白的顏色。

② 面如漆柴

還有一種叫做面如漆柴。這是腎病的表現。漆柴是什麼樣子呢？就像剛剛上過一層漆的柴火一樣。年長的人都知道，過去人老了家裏都要準備棺木，棺木是極講究的，要一層一層地打磨，然後再一層一層地上油漆，每年漆一次，最後上了十年或二十年油漆後，棺材的外觀非常之亮，光可鑑人，這樣才算好棺木。這也就是說，哪怕是黑，也必須是很有光澤才好。

在中醫裏，人的神就像蠟燭的光一樣，是可以表現出來的，人臉上的光澤就是神的外現。如果你的臉像髒兮兮的木頭上刷了一層黑油漆，既黑又暗，還很憔悴，沒有一點光澤，就是腎病的象。五行中，黑色為腎所主。

③ 面紅

如果面紅，且眼珠子發黃，這是心包經的病。這樣的人總有點喜笑不休。

④ 面微有塵，體無膏澤

還有一種叫面微有塵，體無膏澤（膏澤是指用膏脂潤澤）。這種面相是什麼樣呢？就像人的臉上蒙了一層塵土，身體也一點都不滋潤。實際上是膽氣鬱結，膽經生發不起來，精氣不能上榮到身體各個地方的象。

從面色看出病象

1. 面塵脫色（無色）
2. 面如漆柴
3. 面紅
4. 面微有塵，體無膏澤
5. 顏黑、鼽衄（流鼻血）
6. 喝酒特別容易臉紅
7. 色白、色赤、色黃、色黑

5 顏黑、鼽衄（流鼻血）

再者一種叫顏黑、鼽衄（唸求拗，cióunyù，流鼻血）。這是什麼病呢？面黑屬於胃腎病，這樣的人整個前額都是黑的，前額為脾胃所主，前額發黑是腎水上泛的象，也就是水反侮了土。如果前額黑，同時還出現鼽衄，這是太陰脾不能統血。人的血應該是下行，如果從上面的鼻子裏冒出來，就是脾不能正常發揮統血的功能所致。

6 喝酒特別容易臉紅

喝酒就特別容易臉紅，這種人就屬於肝有病，為厥陰肝經收斂不住造成的病。要是喝酒全身紅，更是肝功能出問題。這是一個很嚴重的問題，我們在現實生活中一定要注意。

7 色白、色赤、色黃、色黑

此外，還有「肺熱者色白而毛敗」，就是人身體上的汗毛捲曲、不潤澤。「心熱者色赤而絡脈溢」，就是臉上有紅血絲。

「肝熱者色蒼而爪枯」，爪枯就是指甲出現問題。凡是指甲的病都是肝病。指甲上有豎棱是有肝病，是肝氣被鬱的象；橫棱是肝病好轉的象。

卜算子—送鮑浩然之浙東　　作者：宋．王觀

水是眼波橫，山是眉峰聚。欲問行人去哪邊？眉眼盈盈處。
才始送春歸，又送君歸去。若到江南趕上春，千萬和春住。

「脾熱者色黃而肉蠕動」，因為脾主肌肉，脾有病的人，其臉和眼皮的肌肉總會不自覺抽搐，這都是脾中風的象。

「腎熱者色黑而齒槁」，就是有腎病的人不僅臉發黑，連牙齒也會乾燥、枯槁，容易碎。

這些都在《黃帝內經》素問．痿論篇中提到過，有興趣的讀者可以去翻看原著來看。

眉毛

人為什麼長眉毛？

眉毛和眼睛經常出現在文學作品中，比如宋詞有：「水是眼波橫，山是眉峰聚」（王觀．卜算子）。眼睛常被比喻為秋水，眉毛則是水邊的風景，假如沒有風景，也就不能顯現水的柔美。

人是最能夠表達自己感情的動物

眉字的由來，是取之於「嫵媚」之意。我們臉上最有表情的地方，一定是眉眼之間。眉梢一挑，表情就特別豐富。古人講眉目傳情，眼睛是含情的，但要表

成語小辭典

東施效顰

春秋時越國美女西施，因患有心病而捧心皺眉，風姿嫣然，看來更楚楚動人，同里的醜女東施看見，於是模仿西施捧心皺眉樣，卻更見其醜，同里的人看到東施的醜樣，就紛紛走避或閉門不出。後比喻不衡量自身的條件，一味盲目的模仿他人，結果適得其反。也說「東家效顰」、「醜女效顰」。

達這份情，很大的程度上決定於眉毛。

《紅樓夢》中賈寶玉第一次看到林黛玉的時候，馬上就被林黛玉那微微蹙著的眉頭所吸引，於是依此給她取了一個號，叫做「顰顰」（顰，音pin，皺眉之意）。

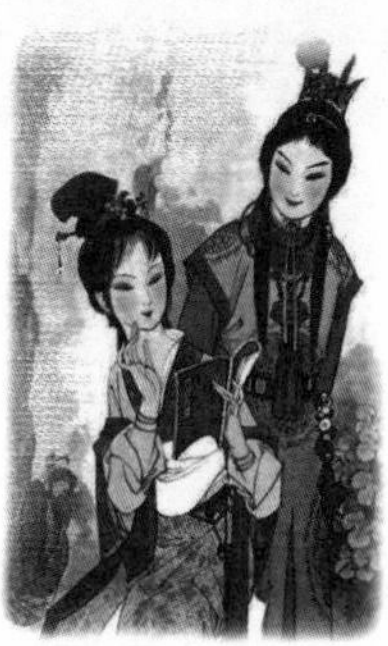
賈寶玉和林黛玉

如果我們觀察動物就會發現，動物的整個臉上的毛都是亂糟糟的，只有人的眉目是很清秀的，眉毛是眉毛，眼睛是眼睛，眉目分明。所以人是最能夠表達自己感情的動物。

⊙人為什麼會長眉毛？

為什麼人會長眉毛？從外在功用來說，眉毛可以擋汗、擋髒東西。從中醫的角度來講，人體中皮主收斂，毛主發散，人要活著必須皮大於毛，不能過分耗散，只有多氣多血的地方，才會生出較濃密的毛髮。在人體中，凡陽氣生發足、血足的地方都會長毛，比如像眉毛、陰毛，以及身上的汗毛。

眉頭和膀胱經相關，膀胱經主一身陽氣，眉毛中間由陽明胃經所主，陽明胃經是多血的。眉梢由小腸經所住，小腸經也是太陽經，是多氣的經脈。

從眉毛看個性

濃眉：性格上屬於比較愛操心，因為其氣血很足，就愛多管閒事，也有多餘的精力去操心。

淡眉：眉毛很淡的人，氣血就不足，心也就會很閒散，懶得管事情。

前濃後淡：有的人眉毛前一半濃，後面轉淡了，一般是老來清閒的命。

壽眉：有的老人經常會長出幾根很長的眉毛，叫做「壽眉」，就是說他的氣血還算充足，陽氣還有能力外散，陽氣足，人自然就長壽

眉毛和性格有什麼關聯嗎？因為眉毛是生長在多氣多血的地方，我們人類又是透過眉毛來表達情感，眉毛的形狀、濃淡是能反映出人的性情。

比如眉毛很濃密的人，一般性格上屬於比較愛操心，因為這樣的人氣血很足，就愛多管閒事，也有多餘的精力去操心；眉毛很淡的人，氣血就不足，心也就會很閒散，懶得管事；有的人眉毛前一半濃，後面轉淡了，一般是老來清閒的命；有的老人經常會長出幾根很長的眉毛，叫做「壽眉」，就是說他的氣血還算充足，陽氣還有能力外散，陽氣足，人自然就長壽。

古代的命相書中，有很多關於眉毛和命運的說法，寫得很有趣，有興趣的讀者可以找來看看，在此就不多說了。

人物小辭典

張機

有「醫聖」之稱，字仲景，東漢人，生卒年不詳。
著有《傷寒雜病論》、《金匱玉函要略》，為後世醫生所宗。

⊙眉毛的疾病－大風病（痲瘋）

眉毛脫落是氣血大傷之象，古代叫做「大風病」，就是我們現代醫學所說的「痲瘋病」。痲瘋病在現代已經很少見，但在古代為常見病。古人一旦發現有人得了此病，就會將他送到深山或荒島上，任其自生自滅，以免傳染他人。這種疾病的一個表現，就是眉毛脫落。

⊙眉毛脫落是大病徵兆

漢代醫生張機（仲景）（見下圖所示）就曾遇到過這樣的病人。張仲景有一次見到漢代文學上著名的「建安七子」之一的王粲，發現他有得大風病的徵兆，就對他說：「你以後會得一場大病，但我可以治此病，你如果吃了我的藥，就可保無恙」。但當時王粲正是少年得志、春風得意時，年輕氣盛，哪裡相信張仲景的話，雖然礙於情面接受藥方，但一回去就扔掉了。

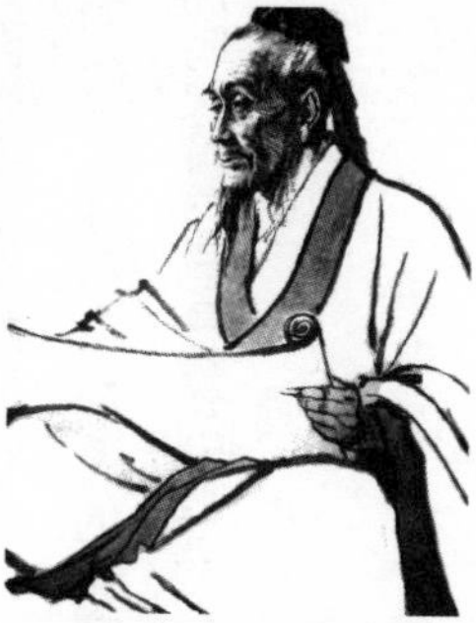
醫聖張仲景像

人物小辭典

建安七子

東漢獻帝建安年間文壇著名的七位作家，即孔融、陳琳、王粲、阮瑀、應瑒、劉楨、徐幹等。因都居住於鄴都（今河南省臨漳縣西），也稱為「鄴下七子」。

幾年後張仲景再見到王粲時，問他：「你吃了我開的藥了嗎？」王粲說吃了。張仲景對他說：「從你的面相看來，我知道你一定沒有吃藥。你記住一句話，二十年後，你的眉毛一定會脫落，然後再過半年你必死無疑」。事情果真如張仲景所料，二十年後，王粲一夜間眉毛全部脫落，再過半年就去世了。

中醫是很注重觀察萬事萬物，它可以從很細微的地方，看出一個人的身體健康與否，我們在日常生活中也應該注重觀察細節，隨時瞭解自己身體的情況。

顴骨

生活中我們常有一種說法：「顴骨高的女人命不好」，顴骨的高低真和命運有關嗎？中醫講：小腸經循行經過顴骨。小腸經斜絡於顴，小腸經在中醫裏歸屬於太陽。顴骨高一般陽氣特別足，像這種女人大多心高氣傲，她們往往對於人生有更多的追求，感情也就有可能出現更多波折。

40歲以前的面相是父母給的，40歲以後的面相是自己修的。如果女人到了40歲以後，能把自己的心態調整得當，面相就會圓潤一些，不再是以前那樣凹凸不平、顴骨很高的樣子。

⊙女性顴骨的主要問題—長蝴蝶斑

顴骨這方面的病主要是長蝴蝶斑。這屬於小腸病，是腸胃吸收功能不好，體內的毒素、垃圾代謝不掉，都堆積在顴骨這裏造成的。對於蝴蝶斑，去雷射美容是沒有用的，一定要先調理腸胃，把腸胃治好了，蝴蝶斑自然就會好。

剛生完孩子的婦女常會長蝴蝶斑，這和產後婦女所產生的焦慮，影響小腸的吸收功能有關。因為不懂醫理，這些長蝴蝶斑的年輕媽媽們，經常是越長越醜越焦慮，最後導致一個現在很常見的疾病—「產後憂鬱症」。

對於這種病人，要先治腸胃，讓她的消化吸收好起來，身體變強壯一些，毒素就不會再堆積，心情也會變好，就不那麼抑鬱，斑自然就會消掉。

⊙男子的小腸病走臉頰和肚子

女子小腸經氣有問題，會長蝴蝶斑，而男子得了小腸病不走顴，而走腮幫子（臉頰）和肚子。男人腮幫子這裏的胖叫「頜腫」，肚子大叫「腹若垂囊」。

成語小辭典

嗌痛頷腫

嗌唸易，yì，指咽喉、喉嚨。頷唸汗，hàn，指下巴。嗌痛頷腫，是說喉嚨痛、下巴腫。

現在叫肚子大的老闆叫「大款」，看著這些大肚子老闆整天好像挺風光的，其實古代相書裏說這樣的人都是賤命、苦命，因為他們整天奔波，疲於應酬，把自己的腸胃全搞壞了，摧殘自己的身體健康。我們一般人就算窮點，卻不會得這種病，倒也挺好的。

臉頰

經過臉頰的經脈中，大腸經是走臉頰的，大腸經「貫頰」。「頰」字在《說文解字》裏解釋為：「面旁」，就是指臉的兩側，從眼到下頷的部分。小腸經循頸上頰，當它有病的時候就會「嗌痛頷腫」。「頷」就是俗話說的下巴頦子。過去趙本山的小品裏面說「臉紅脖子粗，不是大款就是伙夫」，大款是指大老闆，這裏臉紅脖子粗的「脖子粗」其實是「頷腫」，是小腸吸收不好所造成的病。這種人的臉顯得特別大，兩個腮幫子都胖得垂下來，這是屬於小腸病。

名詞小辭典

頤和園

位於北平西北郊的一座名園，為清代著名的建築。清光緒十四年依乾隆所建的「清漪園」舊址來改建，建築宏麗精緻，園北部有萬壽山、南部為昆明湖。慈禧太后及德宗帝后常到此遊憩。後八國聯軍入京劫掠，名園景物都被焚毀。

解頤

1. 頤，指下巴。解頤，指笑到下巴脫落，形容人開懷大笑。也作「解顏」。
2. 頤，指面頰。解頤，展顏而笑。妙語解頤，形容人說話風趣，使人發笑。

胃經起於鼻交頞中，循頤後下廉，至額顱。「頤」這個部位在哪裡？我們只要把手捂在臉上，當你微微笑一下的時候，臉上會動的那個地方就叫做「頤」（指鼻子下面腮頰部分）。我們懂了這個「頤」字，也就懂了「頤和園」名字的意思，一走進頤和園，心情就會特別寧靜柔和，就是一團和氣，使人很自然地微笑，而不是大笑。大笑是「過喜則神散」，過喜則人的神就散了。

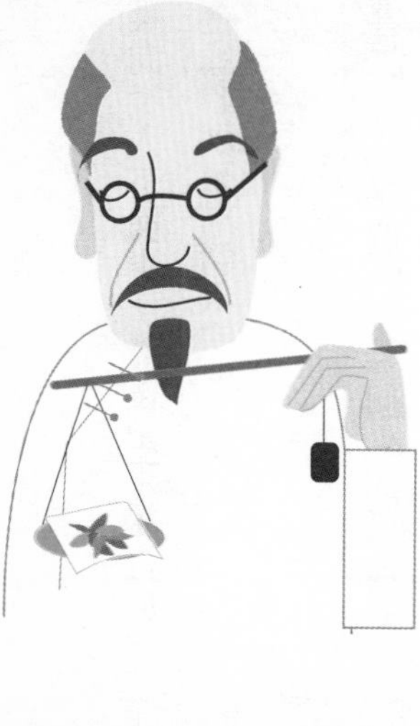

人中

我們講臉部經脈循行的時候說過，大腸經向上入下齒中，然後出來繞行於口，交人中，左之右，右之左，上挾鼻孔。現在我們就來講講人中。

人中為什麼這麼重要？

「人中」這個地方有很多名稱，比如「壽宮」、「子庭」。一個人的氣血怎麼樣、子嗣多不多、女性月經調不調、男性生殖器行不行，都可以透過人中有所反映，所以人中這個地方很重要。中國古代看面相要看「一凸起，一凹進」，一凸起指看鼻子，一凹進指看人中。

人中為什麼這麼重要？因為它是任脈和督脈在人臉上的一個交會的溝渠。由於任脈主血、督脈主氣，人中這個地方就是氣血交通的溝渠，從這裏就可以看出人的氣血水準。

從人中可以看出健康

為什麼叫「壽宮」呢？如果一個人的氣血特別足，就會特別長壽，這個溝渠就應該是長寬深的；由於督脈還主男性的生殖，任脈主女性的生殖，如果一個人

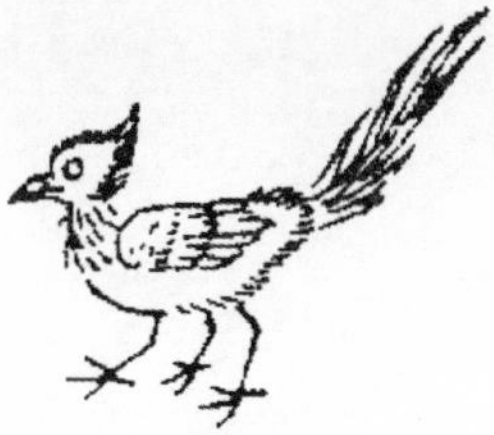

三足烏

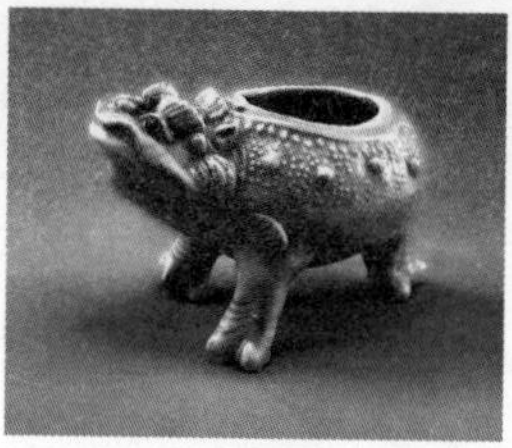

三足蟾

的人中長得好，就說明這個人的子嗣會非常多，孩子個個都會很健康。所以，從人中就可以看出我們人體的健康狀況。

假如人耗傷氣血耗得太厲害了，人中就會平掉；但只要好好去休息，好好去保養，那人中最起碼能寬一點、深一些。在中醫裏人中這個地方很重要，比如人昏倒了，就會去掐人中來急救。

三足烏和三足蟾代表什麼？

在本書的第一章第三節中我們曾經講過提肛術，如果經常練，人的精氣就會足起來，人中的象就會慢慢好起來。為什麼這樣做會對人中有好處呢？中國古代認為，人體下腹部有一個會陰穴，從這裏生出來三條經脈，分別是督脈、任脈和沖脈，這叫一源三歧。其中督脈主氣、任脈主血、沖脈主性。人就活在這三條經脈上。

中國文化處處都是相通的，像中國的神話傳說全是人類關於生命最初的一種想像，裏面有關於太陽、月亮的故事。如果有人想瞭解，有機會可以去北京首都機場看看，那裏的牆上畫了關於太陽、月亮的傳說。太陽裏面有一隻烏鴉，但是這隻烏鴉很奇特，叫「三足烏」（見上左圖所示）。

月亮裏面有一個蛤蟆，叫「三足蟾」（見176頁上右圖所示），也是三隻腳，這都和人活在這三條經脈上是一回事，天地人都是一個象。關於月亮和太陽的想像，都是從人身體裏來的。可以說傳統文化一切的出發點是「人」，包括我們對一切情緒的表達，都是從人的感覺出發的，我們要瞭解和認識到這個核心。

人的根本也是三足，人的三個足就是督脈、任脈和沖脈，這三條經脈就決定人的生死存亡。講人中要從會陰講起，因為會陰是人之根，就像日月的精華一樣，這個地方是人的精華。三條經脈從會陰裏面出來，然後在人中這個地方彙聚，這就是中國古代相法上為什麼重視人中的道理。正是這三條經脈彙聚在人中，人中這裏彙聚氣、血、性，它就成為氣血交通的「溝渠」。

人中這個地方越長、越寬、越深越好。長，代表氣血交通的路途長。寬、深，代表氣血的量大。人體的根全表現在人中，所以人中又叫「立人」。你這個人怎麼樣、精氣神怎麼樣，看人中；你這個人壽命怎麼樣，看人中；你這個人的子嗣怎麼樣，還是要看人中，全因為這裏的氣血性，都是從人的根而來。

⊙人中的寬、深可以修，長短不可修

人中的長短是不可修的，基本上出生時是什麼樣，就是什麼樣。但是寬、

名詞小辭典

人中

1. 在鼻子的下方，嘴脣上方凹下的部位。也叫做「壽宮」或是「子庭」。
2. 它是任脈和督脈在人臉上的一個交會的溝渠。
3. 從人中可觀察出人的氣血、子嗣、女性月事、男性的性能力。
4. 從人中就可以看出人體的健康狀況。
5. 人中這個地方越長、越寬、越深越好。
6. 人中的長短是不可修的，但是寬、深可以修。怎麼修？就是要能藏得住氣血。
7. 人中長的人面相叫「驢唇」，是大富大貴之相，這種人很愛管事，成為大主管、高階領導人的機率高。這樣的人氣勢比較旺，一般善於管理，能成大事。

深可以修。怎麼修？就是要能藏得住氣血，別毀了這個根。所以我們開玩笑時經常說：假如你今天娶了老婆，還外面包二奶、三奶，不用多久，你的人中就平了，因為你不能保精存氣。

只要人中平，就是氣血有損傷。有人說我從沒亂來，怎麼人中還是平的？中醫裏有暗耗腎精的說法。比如說，你賺不到錢天天發愁，這就屬於暗耗腎精，所以我們萬事要想開。

⊙人中長是大富大貴之相

從面相上講，和人中過長的人交往要小心，人中長的人面相叫「驢唇」，是大富大貴之相，這種人很愛管事，成為大主管、高階領導人的機率高。如果你要和一個人中很長的人合作，你要注意一點，就是最後絕對是他說了算，你和他合作之前要想清楚，得把權全交出去，你要是根本不愛管事，就全交給他也挺好，因為這種人絕對會把事辦好。

所謂「驢唇」、「地包天」、「天包地」、「兜齒兒」什麼的，都是身體血氣的一種外現，性格和身體造就這樣的人氣勢比較旺，一般善於管理，能成大事。

嘴唇

「迎糧」之道

嘴唇的兩邊有兩個穴位，一個叫做「迎糧」，鼻翼兩旁叫「迎香」。經由字面就清楚得知：鼻子是聞香氣的，嘴是吃糧食的。古人認為，人的嘴巴最關鍵的作用，就是要用來吃糧食，所以這個穴位叫「迎糧」，不叫「迎菜」什麼的。

現在很多年輕人都不好好吃飯，這其實是一個很大的問題。在傳統文化中，一再強調一定要好好吃飯，而這裏所說的飯指主食。古代人不懂得什麼叫維生素，但是那時的人知道米和麵有一個特性，它是種子，種子就是只要種在地下，就能夠生根發芽，生長出來。中國古代的飲食文化強調要吃種子，要吃這些能夠繼續生發的東西。這是我們傳統文化的要點。

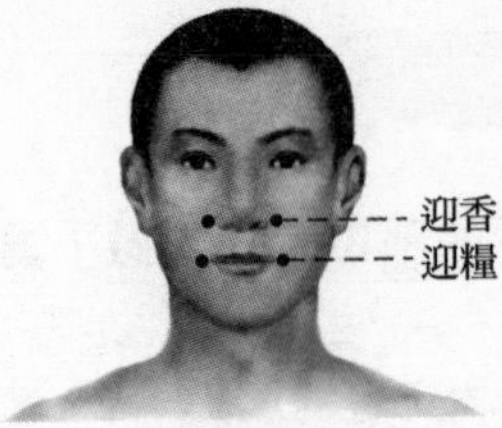

迎香穴和迎糧穴示意圖

老人不宜吃新糧？

說到吃種子的問題，我要特別說一點養生之道。秋天是收穫的季節，是糧食豐收的時候，這個時候年輕人可以去吃新打下來的糧食（新的種子），可是老人就不宜吃新糧，這是為什麼呢？因為新打下的糧食生發之機太旺，如果老人吃了，容易引發宿疾，意思就是病根容易被引出來，老人到了秋天在飲食上，還是偏舊糧為主，不要過度吃新糧，這是養生的一個重要原則。

我們中國人講究行孝道，有「百善孝當先」的說法，但我們首先要懂得如何行孝道，是否能吃新糧這事也是這樣，所以我們要多學中醫、多長知識，確實行孝道。

⊙肉少吃為妙

現在經常有人說：「我孩子胃口特好，特別能吃，雞腿一次能吃好幾隻」。我們要記住一點，雞肉還是少吃為妙。因為雞為火性，也為發物，多吃只會讓孩子越來越胖。古人認為年輕人多吃肉容易引發性慾，最好的原則還是少吃肉。

現在的肉很多燉出來都不香了，其實這也是因為動物元氣不足，就和中藥裏的藥渣似的，沒有營養了。元氣是藏於肥肉和皮相交接的膜裏，所以肥肉上邊膜的那部分一般都好吃，比較香。

⊙快速減肥傷元氣

這也告訴我們：不要盲目減肥，過分追求苗條。減肥就是把人體的油脂全消耗掉，而減的地方恰好是人藏元氣的地方，必然傷害我們的身體，要靠鍛鍊的方式減肥，而不能靠快速去油脂的方式減，那樣會損耗元氣，使人得怪病奇症。

我們經常說的「腫」又是怎麼一回事呢？水腫是元氣不足，濕氣又重，陽氣不足，又帶不走濕邪所致。手指頭壓在皮膚上，氣不能把它頂起來，皮膚失去彈性，壓下去就起不來了，這就叫腫，就是裏面沒有元氣。我們不管怎麼吃都要懂得一條：為什麼叫迎糧穴？為什麼一定要吃糧食？自古其中就有道理。過去連強盜都說「盜亦有道」，強盜都有道，作強盜還要守強盜的行規，更何況我們呢！這就是我們人的生活之道，我們要明白，生活之道到底在何處！

⊙嘴唇病症──口腔潰瘍

嘴唇主要和兩條經脈有關：肝經環唇內；胃經也是從這裏經過。假如嘴巴出現歪斜的現象，就是胃經病，是胃氣被鬱的象。如果一個人老是愛生氣，平常表情還不會顯出口歪的象，但只要是一笑，你會發現嘴斜得很厲害，這就是胃氣不舒所造成的，是胃經的病。同時，脾開竅於口，如果嘴唇不豐滿、不滋潤，這就是脾病。

講到嘴唇，我們順便提一下，人體裏面還有哪部分是脾所主呢？是牙齦。牙齦能夠包住牙齒，中醫裏就叫做土剋水，在這裏，「剋」是「能夠制約」的意思。因為牙齒是腎的花朵，是腎精的外現，腎的五行屬性是水，脾為土性，這就是土剋水，它就能夠包含住牙齒。如果人的脾和腎都衰敗，牙齦就會流血，牙齒也會漸漸鬆動。

因此，我們說身體的健康特徵之一，就是牙齦要豐滿，同時又不會過度生長，顏色也要正常，刷牙的時候不流血，牙齒穩固、不鬆動。

⊙身體虛常口腔潰瘍

常見的嘴唇疾病，是口腔潰瘍。中醫裏，凡是長在外面的瘡瘍，都稱之為「陽瘡」；凡是長在裏面的，稱之為「陰瘡」。陰瘡是陽氣不足造成的。這種口腔潰瘍表面上看是很小的病，會對生活造成一些影響，但一般人大都會忽視它，通常不去看醫生，不然就隨便吃點藥。

實際上，如果不是單純的胃火上攻導致的口腔潰瘍，而是經常反覆，大多數情況都是身體很虛弱的表現。比如說愛滋病人，就會經常出現非常嚴重的口腔潰瘍，久治不癒，吃什麼藥都沒有用，這就是他的氣血嚴重不足的象。

中醫裏講「胃主血所生病」，胃經環唇，而肝經環唇內，肝主藏血，口腔裏面的潰瘍，主要是血不足引起。血的輸布能力不足，或肝都無血可藏，就會出現口腔潰瘍。

⊙孕婦口腔潰瘍

還有個常見病症，婦女在懷孕期間如果出現口腔潰瘍，這實際上也是血不足的象。我們曾經講過，生養孩子靠的是「父精母血」。女子懷孕後養育胎兒，全靠血的充足。如果母親的血不足，口腔都養不了，出現潰瘍，她能拿出來養育胎兒的血也肯定不足，血不足孩子就容易出問題，甚至有可能會造成胎兒的病變。

口腔潰瘍其實是一個很大的問題，大家千萬不要小看它。至於舌頭潰瘍，主要是心血不足造成的，心開竅於舌，嘴唇內則是脾胃和肝的問題。

口腔潰瘍怎麼治、怎麼養呢？當然還是要恢復脾胃的功能，天然的維生素都在五穀雜糧裏，根本原則還是好好吃飯、不偏食。

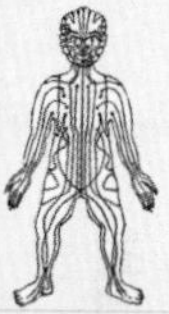

第三章 咽喉

第一節　咽喉要道

第二節　咽喉病

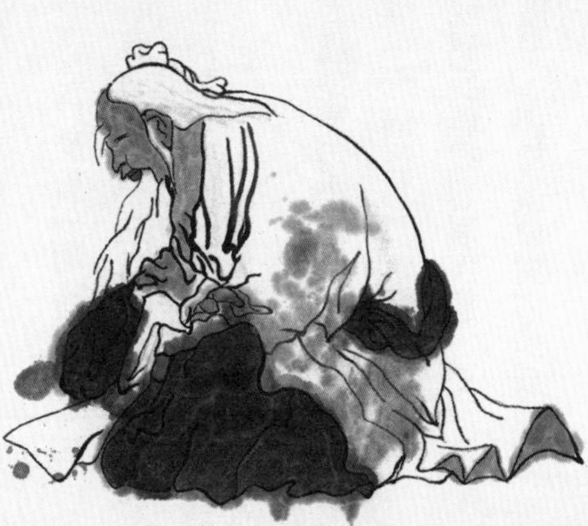

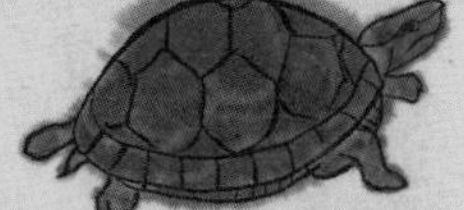

第一節

咽喉要道

咽喉的病都是大病

我們不要小看咽喉的問題，咽喉的病都是大病。為什麼有「咽喉要道」之說，因為咽喉離人體最重要的器官—腦袋最近，走咽喉的經脈一共有八條之多，所有上腦、上頭的經脈，全都要經過咽喉，人腦袋的病都和咽喉、頸椎有關，咽喉就成為一道屏障，來阻擋疾病上行。

我常說人的身體比大腦更聰明，因為身體知道大腦是要用來思考、學習的，不可以破壞它，我們的身體就安插咽喉這道天然屏障，把病症和邪氣攔在這裏，阻其上行。咽喉病實際上是在幫助我們攔阻腦病，我們要重視咽喉疾病，要及時去醫院治療咽喉疾病，否則疾病再往上走，就到了腦子，那樣就會對人造成極大傷害。

咽和喉有什麼不同？
什麼是咽喉？咽喉實際上由咽和喉兩部分組成。「咽」是食物上下的通道，咽是走兩邊的；「喉」是走中間的，喉主聲音的，它是氣上下的通道。

⊙咽和喉有什麼不同？

什麼是咽喉？咽喉實際上由咽和喉兩部分組成。《黃帝內經》靈樞・憂恚無言篇：「咽喉者，水穀之道也；喉嚨者，氣之所以上下者也。」「重樓玉鑰」則說：「咽者胃之系，喉者肺氣之所通。」意思就是「咽」是食物上下的通道，咽是走兩邊的；「喉」是走中間的，喉主聲音的，它是氣上下的通道。這裏明確指出咽和喉的不同之處。

⊙照相時發「銀」這個音—表情好看

我們來舉個很有意思的例子。平常我們照相的時候愛說「chess（起ㄧ司，茄ㄧ子）」，為的是表情好看，古代人不說「茄子」，「茄子」這個詞的發音導致的面部表情，還是有點僵硬不自然。他們發什麼音呢？

不發「喉」這個音，「喉」走中間的，而「咽」這個字的音是走兩邊的，當然也不發「咽」這個字的音，是發「銀」（yǐn）這個字的音，這音是走兩邊的，發「銀」這個字的音時就笑得最好看，這叫「銀然而笑」。

為什麼是「銀」的音，因為發這個音的時候首先人會低頭，低頭就代表謙虛，這符合中國傳統文化的本性。女人低頭的瞬間最溫柔，我們不都喜歡溫柔的女性嗎？「中國的雪萊」詩人徐志摩的詩句有：「最是那一低頭的溫柔／像一朵水蓮花不勝涼風的嬌羞」。

發「銀」這個音時會發現，低頭時我們會自覺地稍微把眼睛抬起來點，這時我們張開的嘴，也恰好會露出八顆牙齒，不多不少，正好八顆，這時最好看。

⊙照相時發「孩」這個音－表情純真

其實我們中國的傳統文化中有非常多這樣有趣的例子。比如說孩子的「孩」，《說文解字》中解釋孩子的「孩」的意思就是「小兒笑」。你要是想讓自己照相照出來的表情顯得憨直、純真，就發「孩」這個字的音。因為小孩子笑的時候就是「嗨嗨，嗨嗨」的，一看就是沒什麼心眼、很單純，所以小孩子就叫「孩」。你想照相看起來顯得憨直，就發「孩」的音，表情一定顯得特別純真。

孔子嘲笑他的學生子路時，叫做「哂之」，意思就是你這一介武夫，什麼都不懂，就愛搶話。我們很多人不懂「哂之」的意思，其實就是嘲笑，你看發「哂」（唸審，shěn）這個字音的口形，就是

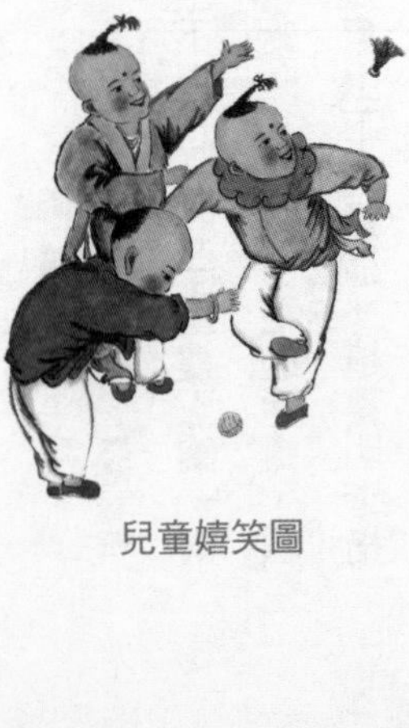

兒童嬉笑圖

成語小辭典

不值一哂

「哂」（唸審，shěn）是微笑、譏諷、嘲笑之意。

「不值一哂」是說不值得一笑，表示事物毫無意義、內容空洞，有輕視之意。

很含蓄的嘲笑，有這表情意思就出來了。中國古代就文字的發音這件事上，有很多有趣的故事和深刻的意境，知道這些就能豐富我們的知識，完善我們的人生。

⊙走咽喉的8條經脈

咽是食物上下的通道，它的問題就涉及食道問題，它就和胃氣很有關係。喉是氣上下的通道，喉和腎、肺有關係，因為肺是主一身之氣的。那走咽喉的八條經脈分別是什麼呢？

⊙肝經

第一條是肝經。肝經走喉嚨的後面，肝經在中醫裏稱之為「厥陰」，它在最深層、在後面，從喉嚨之後入頏顙（咽喉腔的後部，頏顙唸杭嗓，háng sāng），直接入腦，腦中的血都是從肝經這裏走上去的。如果肝經不暢，喉嚨後邊那部分就會覺得特別乾，會出現口苦口乾的症狀。

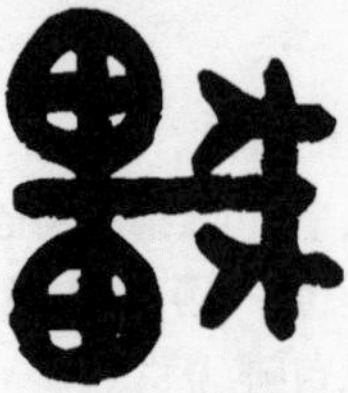

「車」字金文

⊙腎經

第二條是腎經，腎經也叫「循喉嚨」。循是什麼意思呢？循就是走一圈的意思，「循」字實際上是從「旬」來的，一旬為十天，一個月為三旬。

古代的軍隊為什麼叫「軍」？走一圈的車叫「軍」。古代的軍隊在停留駐紮的時候，用軍車擺一個圈，兩個車轅一相對，就形成了門（轅門），過去傳統戲劇裏就有「轅門斬子」這一齣。所以「軍」字是這麼來的。我們經常說的咽腫就是和腎經有關，氣只上不下了，而腎經在喉嚨這裏要走一圈，所以脖子這裏就會出現整個咽腫。

⊙三焦經、小腸經、胃經

三焦經也是走咽喉。另外還有小腸經，小腸經是循著咽往下走的，循咽下膈抵胃至小腸。此外還有胃經，胃經也是走咽喉的，我們有時會出現頸腫，脖子變粗，舌頭也會跟著麻痺，這就和胃經有關。

胃火是主陽明燥火，如果胃火上逆不能降，就會把脖子這裏給憋粗了，又得不到津液的滋潤，慢慢喉嚨就會得很重的病。

名詞小辭典

轅門

古代君王出巡或對外征戰，軍隊駐紮於險阻之地，以車作為屏障，翻仰兩車，使兩車的轅相向交接成一個半圓形的門，稱為「轅門」。（「轅」是車前用來套駕牲畜的兩根直木，左右各一）。唐・岑參之詩句有：「紛紛暮雪下轅門，風掣紅旗凍不翻」。（白雪歌送武判官歸）

轅門斬子

這齣平劇講宋朝楊家將的故事。劇情是說楊六郎（延昭）之子楊宗保，擅離職守，又和穆桂英（穆柯寨女少主）私訂終身，所以楊六郎大為震怒，要轅門斬子，以正軍隊紀律，楊太君（六郎之母）趕來求情。

⊙脾經、心經、督脈

脾經也走咽喉，脾經是挾咽的，如果咽的兩邊疼痛就為脾經所主。此外還有心經，心經也是挾咽的，走兩邊，如果喉結以上痛，這和心經有關。還有一條走咽喉的經脈是督脈，督脈是上貫心入喉，如果心力衰竭，就會在咽喉這裏出現症狀。

第二節

咽喉病

中醫認為嗓子的疼痛是和三焦之火有關

咽喉的疾病我們不可以忽視。日常生活中如果咽喉疼了，我們常會含服一些喉片之類的藥，實際上這些藥主要發揮「暫時麻痺咽喉」的作用，治不了根本，且這類藥偏清涼，容易造成更大的咽喉病，我們要特別注意。

❶ 癭病（甲狀腺疾病）

中國古代稱甲狀腺類的疾病叫做「癭病」。比如人要是高興了，脖子就會細一些；但要是生氣了，脖子就被憋粗了，這就叫「氣癭」，屬於癭病，俗稱「大脖子病」。假如脖子粗且很堅硬，就叫「石癭」。大脖子病在過去被認為和飲水有關，特別是那種山上的水，俗稱「弱水」，這種水所含的礦物質偏少，容易造成脖子的病。

名詞小辭典

弱水

1. 傳說中仙境的河流，後泛指遙遠的地方。
2. 額濟納河的別名。位於甘肅北部，是條內陸河，發源於祈連山，西北流入寧夏的居延海。

「弱水三千」比喻險惡難渡的河海。

「弱水之隔」比喻兩地阻隔，無法會合。

凡是得甲狀腺疾病的女性，首先要做的就是改變性格。因為這類女人一般都心高氣傲，太過要強，爭強好勝就容易鬱悶，導致得大脖子病，其實何苦呢？不如我們積極改變自己的性格。

2 瘖（失音）

失音，就是突然說不出話來，它是由幾種原因造成的：一種原因是所謂的陽盛已衰，陰精收不住陽氣，陽氣突然暴長，暴瘖（瘖念音，yin，失聲的意思），所以失音也叫「暴瘖症」，是由腎虛造成的；另一種原因是由於生氣，突然來了一場大鬱悶，再加上受寒，外感寒邪，邪氣停留在咽部，出現失音。

還有一種失音是不用去治的，就是有些懷孕的婦女，在懷孕九個月的時候，會突然出現說不出話來的現象。《黃帝內經》裏曾解釋說，是由於胎兒壓住母親的腎經，因為腎經連舌本，如果胎兒壓住腎經，有可能使孕婦一時說不出話來。所以這種失音是不用治療的，只要生完孩子自然就會好了。

中醫小辭典

外感

指感受六淫（風、寒、暑、濕、燥、火）、疫癘之氣（因酷熱、久旱等反常天氣而產生傳染病原）等外邪。病邪或先侵入皮毛肌膚，或從口鼻吸入，均自外而入，所以稱「外感」：初期多有寒熱或上呼吸道不適的症狀。

❸ 咽炎

日常生活中咽喉腫痛的病，我們應該怎麼去處理呢？比如說小孩子出現咽炎，如果服用過多消炎藥，可能會導致病情加重，因為這類藥的藥性偏涼。我們可以採取在少商穴和商陽穴放血的方法。

少商穴是在拇指上、指甲外邊一點，它是肺經的末梢，屬於肺經的一個穴位。商陽穴是在食指上，它是大腸經上的穴位。中醫裏講，肺與大腸相表裏，在《黃帝內經》中，稱外部為「表」，包括皮毛肌膝；稱內部為「裏」，指體內臟器。比如，大腸和肺就像一對夫妻。丈夫病了，妻子就愁苦；妻子病了，丈夫也難過，它們之間總是在相互作用、相互影響。所以在治病時，可以利用這兩個臟器的相互關係來治病，它們是互通的。

如果肺氣上壅，造成這種咽喉病變，就可以使用三棱針把這兩個穴位刺破，擠出一點瘀血來，就能夠馬上緩解咽喉的腫脹，這種方法很有效果。當然，這種方法對我們家長來說有點困難，因為會心疼孩子，下不了手，特別是孩子大哭時就更下不了手，可是仔細想想，去醫院打針也一樣會哭，在這裏扎兩下省卻了不少事。當然，假如自己下不了手，能找個學醫的人來幫你做是最好不過。

常見咽喉病

1. 癭病（甲狀腺疾病）
2. 瘖（失音）
3. 咽炎

還有一種治療方法，是耳尖放血，就是把耳朵翻過來後，耳後會發現有青筋，青筋實際上就是帶黑血的絡，是絡脈的絡。過去民間老太太們的治法，就是在這裏扎破了放血，能夠減輕嗓子的病痛。

這是為什麼呢？因為中醫認為嗓子的疼痛，是和三焦之火有關，三焦火往上壅，在這兒把火放開就可以了。當然，我們要注意，這個方法一定要得到專業人士的幫助，否則要是出現感染會很麻煩。

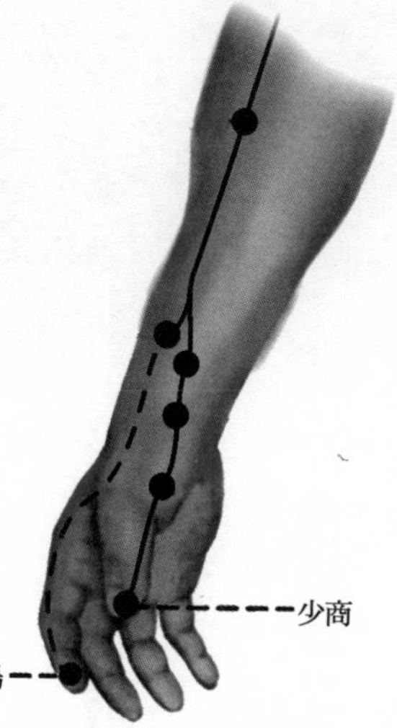

少商穴和商陽穴示意圖

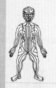

第四章 頸椎

第一節　頸椎經脈循行

第二節　頸椎養生之道—龜息法

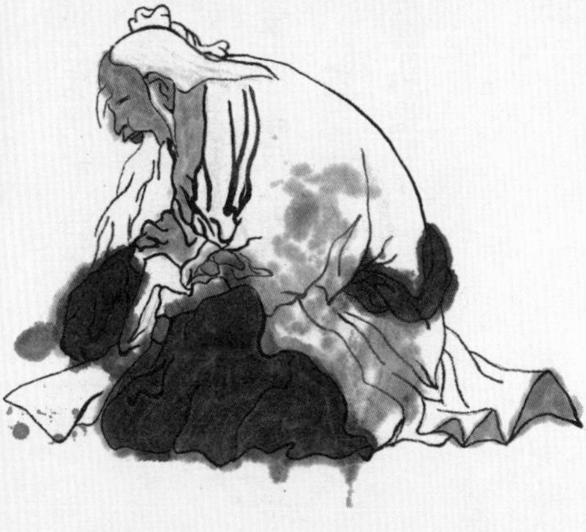

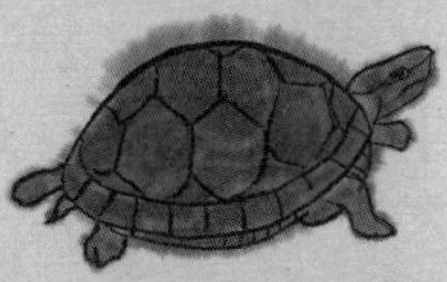

第一節

頸椎經脈循行

頸椎是人體最脆弱的地方之一

經過頸椎的經脈一共有六條，它們分別是：督脈、膀胱經、三焦經、小腸經、大腸經和膽經。

頸椎是人體最脆弱的地方之一。就人體而言，前面最重要的是咽喉，後面最重要的是頸椎，中段最重要的是腰。我們在第二章裏講過，腦子的病和咽喉、頸椎都有關係。我們人體很多上半身的疾病，比如胸悶、頭暈一類的疾病也和頸椎有關。而腰主腿的疾病，假如腿要是有病，基本上先檢查的是腰。

第二節

頸椎養生之道—龜息法

向烏龜學習特殊呼吸法

在日常生活中，頸椎採取什麼方法進行鍛鍊保養比較好呢？在中國古代，有個特殊的方法叫「龜息法」。要想瞭解龜息法，可以在家裏養一隻小烏龜，仔細觀察烏龜是怎樣活動它們的脖子，然後進行模仿。

⊙占卜用龜板和蓍草

在中國古代，占卜常採用龜板和蓍草（蓍唸師，shih）。為什麼要選擇這兩種東西呢？烏龜是自然界中的長壽動物，長壽和占卜又有什麼關係呢？因為如果長壽，所經歷的就多，見多識廣。烏龜背圓、底板方，正好符合古人認為的宇宙天圓地方的形象，烏龜在古代被視為靈物。

蓍草是一種莖上長著白色絨毛的草，據說可活好幾百年，而且入冬不死，不像其他的草都是「一歲一枯榮」，只能生長一年。

賦得原上草　唐・白居易

離離原上草，一歲一枯榮。
野火燒不盡，春風吹又生。
遠芳侵古道，晴翠接荒城。
又送王孫去，萋萋滿別情。

名詞小辭典

三才

指天、地、人。《易經》說卦：「立天之道曰陰與陽，立地之道曰柔與剛，立人之道曰仁與義，兼三才而兩之，故易六畫而成」。三才也稱為「三極」。

蓍草還有一個特點，就是所謂的「縮酒之功」。古代講究祭祀祖先，只要把酒倒在蓍草上，瞬間就能被吸乾（因為蓍草本身含水少，且遍佈絨毛能吸水），老百姓就認為自己敬的酒被祖先享用了。所以蓍草也被視為靈物。在蓍草占卜中，蘊藏中國的天地人三才思想和中庸思想。這裏就不多說了。

⊙以龜為師—向烏龜學習養生

我們回過頭來還是說烏龜。過去大戶人家建房子，房子的幾根大柱子底下一般都要壓烏龜，因為古代人建房子都是為長遠打算，希望房子能夠世世代代地傳下去。而這些常年被壓在柱子底下的烏龜，很多年不吃不喝仍然得以存活，這是什麼原因呢？這和烏龜的特殊呼吸法有關。

我們可以向烏龜學習養生，烏龜的脖子經常是一伸一出、上下左右地轉動，人經常也這樣做就能鍛鍊頸椎，就能養生，說不定練著練著慢慢地連飯都吃得少了，既省食物又減肥，還能長壽。買一隻烏龜來學習，以動物為師，能給全家人治病養生，何樂而不為！

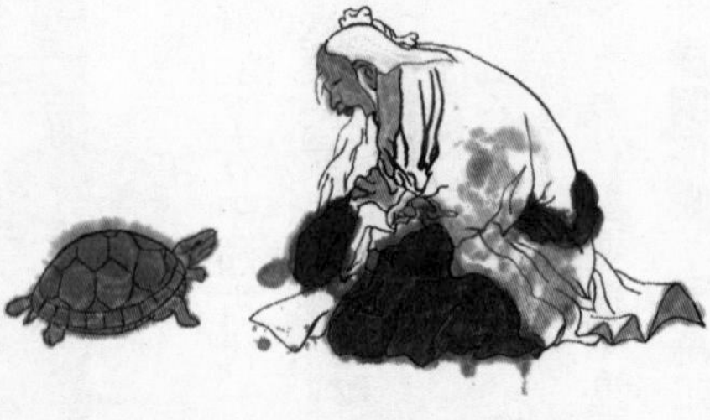

古人向烏龜學習龜息法

成語小辭典

不待蓍龜

龜板和蓍草均是古人卜筮時所用，「蓍龜」用來指占卜。「不待蓍龜」是說不必占卜，即可預知吉凶。

⊙整脊法

現在社會上正在興起一種對脊柱進行整理的方法，叫「整脊法」。對於人體來說，脊椎非常重要，比如說像心臟病、頸椎病，都有可能導致手指麻木。還有頭疼等疾病，也往往和頸椎有關，有可能是脊柱錯位了，最好是找專業人員來幫助整理脊柱，對於脊柱錯位的問題，把它推回去就可以了。

⊙打孩子千萬別打後背

我們還要特別注意的一點是，不要傷後背。很多人打孩子打後背，以後你可不要這樣做了，五臟的很多經脈，都集中在後背上。人的後背有許多成對的神經，打這裏會直接影響到包括心臟在內的很多臟腑神經。

⊙虛症不按摩

在現代社會，很多人被頸椎病所困擾，這和不良生活習慣有關，例如長時間伏案工作。可以採用按摩的方法，來解決這個問題。但在這裏我需要強調，就是中國的中醫認為「虛症不按摩」。什麼叫「虛症不按摩」呢？就是說按摩完了之後，第二天更加疼痛了，這就相當於虛症。

按摩是一種非常好的治病方法，它實際上是中醫裏最基礎也最巧妙的一種方法，但是找按摩師很重要，一定要找那些懂經脈的按摩師。按摩不能傷著骨頭，就是從肉的層面去把它放鬆的方法。

如果人的陽氣大虛，如膀胱經氣虛，椎間隙之間就會壓迫，這種壓迫日積月累，就會造成椎間骨刺一類的病。像這種虛症怎麼去治療呢？最好的方法還是應該吃藥，吃對藥把陽氣、元氣恢復好了以後，元氣慢慢會把椎間隙中間那個像氣球一樣的東西給頂起來，這樣它自然就能夠復原。所以，不能單純只靠按摩來解決頸椎問題，要對症下藥，根據個人實際情況來治療。

第五章 兩臂 兩手 兩腋 兩脅和兩肩

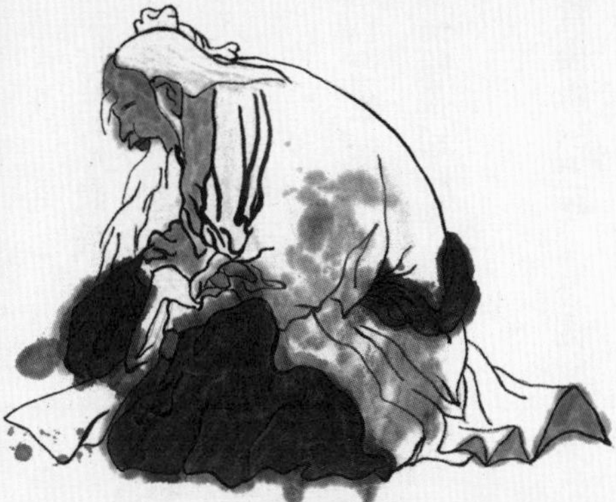

第一節 兩臂

第二節 兩手

第三節 兩腋和兩脅

第四節 兩肩

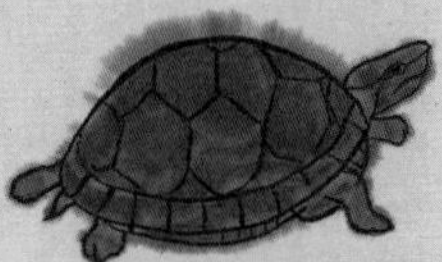

第一節

兩臂

愛擺交手而抱的姿勢是肺虛的象

兩臂的經脈運行

兩臂的經脈涉及肺經、心包經、心經、大腸經、三焦經和小腸經。

手臂前緣走的經脈，分為上中下三個部分，分別是肺經、心包經和心經。手臂前緣的上部由肺經所主，一直通到大拇指，達少商穴。中線走的是心包經，通到中指。下線走的是心經，通到小拇指。

在人的五指當中，大指走的是肺經，中指走的是心包經，小指的裏側走的是心經。比如，日常生活中有人常有掌中熱的毛病，這一般是和肺經、心包經或心經有關。

手臂後緣分別走大腸經、三焦經和小腸經。手臂後緣的上面（外側），走的是大腸經，通到食指。因為肺與大腸相表裏，如果食指有不靈活的問題，是和

中醫小辭典

肺虛

指肺氣肺陰不足所出現的各種證候，如氣喘、氣短、咳嗽、咳吐血痰、聲啞、咽喉燥痛、肺痿、皮毛焦枯等。

大腸經氣不通有關。後緣的中間走的是三焦經，到達無名指。後臂的下緣包括肩膀一帶，走的是小腸經。我們肩頸的毛病和小腸經有關。小腸經在中醫裏屬於太陽，一些陽虛的症狀都反映在小腸經上。

綜上所述，我們每隻手臂前緣有三條陰經，後緣有三條陽經，一共六條。如果一個人沒事老愛攏著「交兩手而抱」的姿勢，是肺虛的象，可要格外注意。

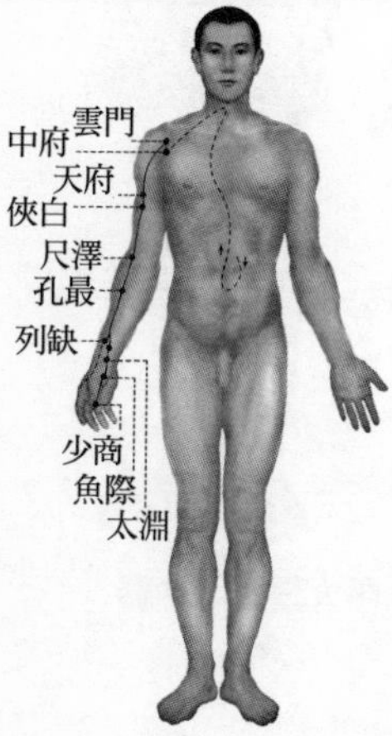

手太陰肺經示意圖

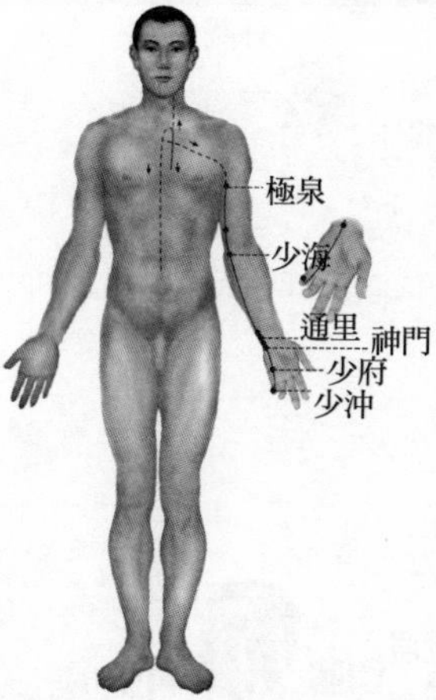

手少陰心經示意圖

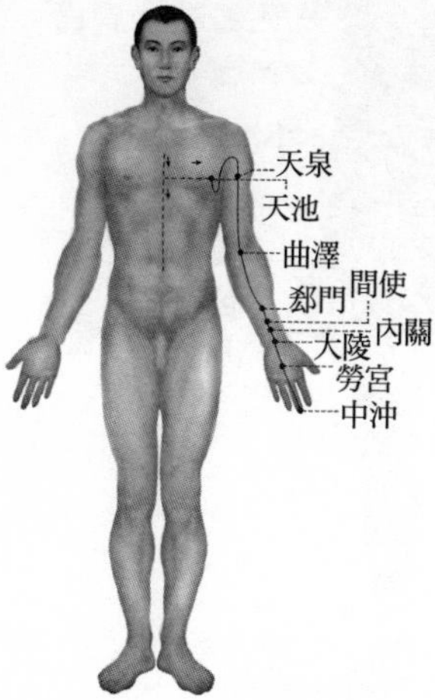

手厥陰心包經示意圖

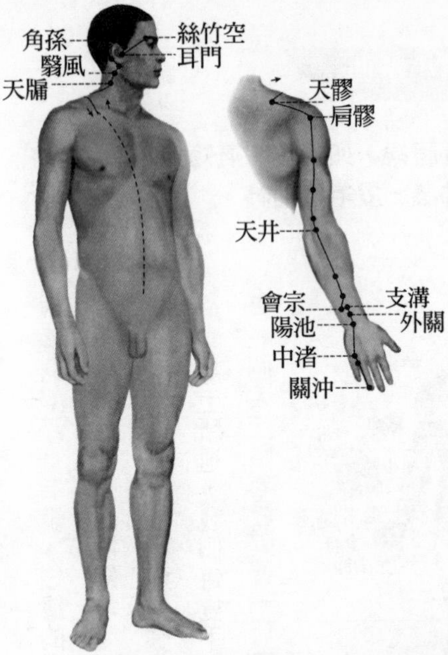

手少陽三焦經示意圖

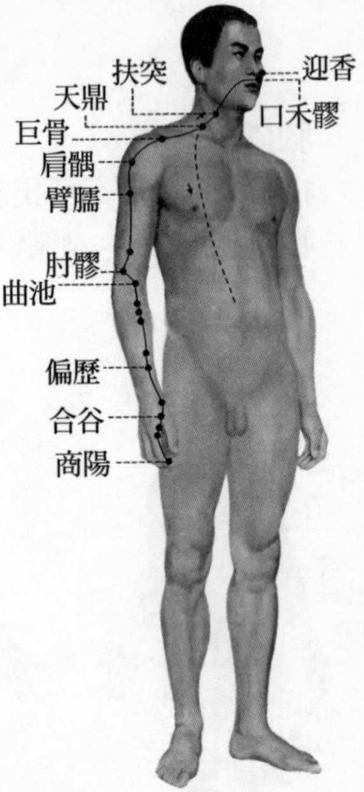

手陽明大腸經示意圖

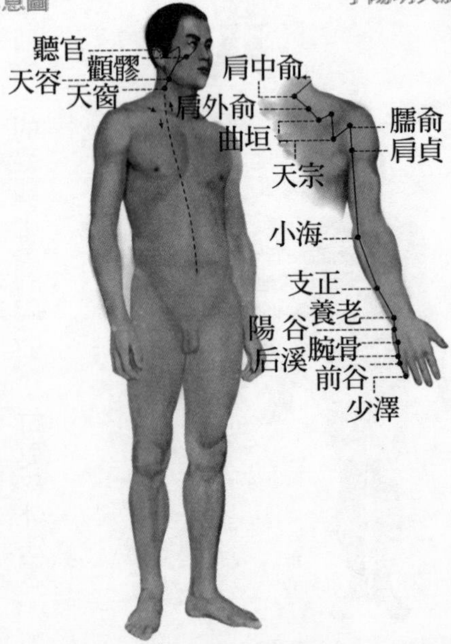

手太陽小腸經示意圖

兩臂的保健方法—拍心包經

拍心包經可化解心鬱

在日常生活中，對於兩臂我們採取什麼樣的保健方法呢？可以採用拍心包經的方法。

首先要說一下按摩的原則。一般來講，按摩按裏側就可以了。像拍心包經就是走陰而不走陽。為什麼走陰不走陽呢？因為陰為血，它不容易動；陽氣為氣，易動；只要把陰經活動開了，陽經自然就能走通。

拍心包經，首先要掐住腋窩下的極泉穴，極泉穴為心經上的穴位，是一個解鬱的大穴。如果人經常鬱悶，就有可能在腋窩下長出一個包來，這是心氣被鬱滯的象。把極泉穴彈撥開以後，就能逐漸化解了包。

如何衡量是否彈撥到了極泉穴呢？當我們彈撥腋窩下一根大筋，出現無名指和小指發麻的情況，就是彈撥對了。然後在這裏多彈撥幾下，同時用空拳沿著手臂中線慢慢地拍下來，就能夠化解心鬱。

成語小辭典

心花怒放

興高采烈之意，也作「心花怒發」、「心花怒開」。形容人心情像盛開的花朵般舒暢快活。中醫裏認為心包經主「喜樂出焉」，就是我們的快樂都是從胸口的膻中穴這裏出來的。心花怒放的著眼點，就是指膻中穴。

⊙心包經和心經的關係

下面我們分析心包經和心經間的關係。《黃帝內經》中認為，心經是君主之官。君主之官就有個特性，就是「君主不受邪」。心包經相當於心經的外衛。外衛是代君受過者，就好像過去的宦官。

比方來說，如果君主有了什麼問題，我們是不能直接去打君主的，就是不能直接去打我們的心臟，那會更加危害身體，但是，我們可以去打宦官，宦官就是替君主受過的，我們就可以去拍打心包經。我們平常可以多彈撥腋下的極泉穴，然後拍打兩臂前緣的中線，這個動作對緩解心經鬱滯等多種疾病都很有好處。

⊙生氣時會捶胸頓足？

在心包經上，還有一個非常重要的穴位「膻中穴」。這個穴位於兩乳的正中線。膻中也是解鬱的大穴。在日常生活中，如果我們被氣著了，經常會不自覺拍打自己的胸膛，實際上這就是在拍打膻中穴。

中醫裏認為心包經主「喜樂出焉」，就是我們的快樂都是從胸口的膻中穴這裏出來的。所以，我們有句老話「心花怒放」。心花怒放的著眼點就是指膻中穴。膻中對於人體是非常重要的地方，西醫的角度就相當於胸腺。

人生要苦中作樂

胎兒在母體中時有一個很大的特性，就是胸腺特別巨大。當小孩子一離開母體以後，首先萎縮的就是胸腺，而且是快速萎縮。這能說明一個什麼道理呢？實際上，小孩子能夠在母體中度過十個月的時間，來完成人類幾億年的進化，首先的一個前提，就是孩子的經脈一定是非常通暢，而經脈通暢的前提是什麼呢？就是一定要很快樂。

現代醫學認為，快樂的人能夠比不快樂的人，壽命增加五到七年。快樂，是人體經脈通暢的一個前提。人只要一生氣，經脈肯定就會堵塞。經脈的堵塞，在中醫裏就意味著有寒邪入體。小孩子在母體當中是非常快樂的，他們的經脈是無比通暢的，發育也是快速的，胸腺就會很大。但當他們一出生後，膻中這個地方就要萎縮，就意味著人進入了一種苦境。

人的生老病死全是苦境，釋迦牟尼很早就領悟到這個道理，他說人生是有苦諦的，就是人生是一場關於苦的認知及其覺悟。所以我們活著的人，要領悟到「沒事找樂」的道理，要自己尋找快樂，而不是自尋煩惱。

在日常生活中，我們每天晚上沒事的時候，就可以坐在沙發上或躺在床上拍打心包經，特別是患有失眠症的人，這樣做既可以養生保健，還是消除失眠的好方法。

⊙人的身體就是「老天」

涉及心包經還會有一個問題，有的人手心老出汗，這相當於心包經不收斂，因為人的心包為厥陰經，是主收的，不收斂就會手心出汗。我們常有人只要一緊張，就愛拼命地搓手，這種下意識動作其實也是一種自救，一種自我的幫助，搓手心就是在刺激心包經。

「老天」給了我們人很多自覺的下意識動作，這些動作沒有人教，但人會在一定時候自動自發地去做，這些動作為我們人體防護和戰勝疾病發揮了巨大的作用。什麼叫「天」呢？其實我們的身體就是我們的天，我們的生命就是我們的天。就拿人心情緊張時搓手心這個動作來說，就是人在下意識地刺激心包經，導致手心冒汗，但我們不會去拍打心臟，那樣做就會傷害了身體。

人只有在喜悅的時候，才會捂住心臟這個地方，不使心氣過於外泄。這些有趣的現象，其實在間接告訴我們很多養生的道理，我們不要忽略人體本身這些下意識的動作，這每一個動作其實都有意義。

本節最後還有一點要說：凡是手臂上的經脈都是走肩膀的，經常按摩手臂，就可以緩解肩背疼痛和頸椎疼痛。

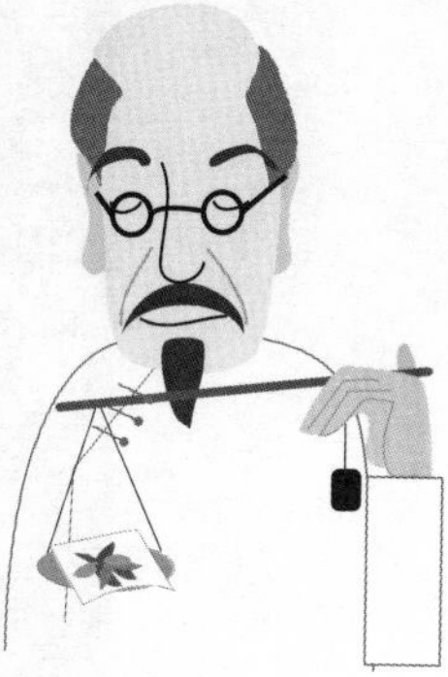

第二節

兩手

中國文化把人的前面為陰，後面為陽

◈手心和五指經脈

⊙手心

說到手心，我們先要瞭解一下中國傳統文化中的陰和陽。

中國傳統文化把人的前面當做陰、後面當做陽。這種定義的緣由：是自然界中的動物基本上都是趴著的，朝太陽的背部就為陽，朝地的腹部就為陰。人雖然直立起來了，但是前陰後陽的屬性並未改變。所以人的手心這面是為陰。

有人手心老出汗，覺得這樣和人握手不禮貌，特別影響社交，就透過西醫手術把腋下的神經挑斷，手心也不出汗了。但這樣做非常危險，等於把人的正常經脈給毀了，把自己弄殘廢了，人的排泄管道沒了，很多病都會憋在體內。這時你

成語小辭典

食指大動

典故出自《左傳》宣公四年，記載春秋時楚人獻大鱉給鄭靈公，此時鄭國的大夫子家、子公二人將入朝覲見，子公忽然食指抖動，就告訴子家說：「他日我如此，必嘗異味。」。原來子公每次只要食指一動，當天就能吃到好吃的食物。後用來說明將有美味食物可以吃，或面對美食而胃口大開。

再回過頭去看中醫，一點用都沒有了，因為經脈已經毀了，無可救藥。奉勸有這樣問題的人，沒事別和天鬥，人的身體就是我們的老天，毀了天就是毀了自己。

⊙大拇指

大拇指走的是肺經。大拇指麻木和肺經有關。

大拇指上的魚際穴如果發紅，就是肺熱；如果魚際穴有青筋，就是肺寒；如果大拇指裏面有紋路而且發青，也代表肺寒，這種肺寒還會繼續導致胃寒。

⊙食指

食指走的是大腸經。《左傳》裏曾經記載「食指大動」的故事，有的人具有預感，只要食指一抖動，就覺得能吃到好東西。中醫認為，人本能的快樂實際上是來自於大腸，而大腸經走到食指，這也是「食指」名字的由來。

⊙中指

中指走的是心包經，上一章講手臂時已經提過。訂婚戒指一般都戴在中指上，意味著人已動心，收斂欲念。心包經主喜樂，所以也主欲念。

⊙無名指

人的第四指叫做無名指，一般結婚戒指都戴在這個手指上。戴在這個手指上，恐怕是代表婚姻就像人體三焦一樣不可描述吧！婚姻就像三焦經所涵蓋的那樣，五臟六腑俱全，甜酸苦辣都有，說不清也講不明。

該指為什麼「無名」呢？因為它所循行的經脈是三焦經，三焦經在中醫裏是一個很特殊的經脈，三焦經又稱為「孤府」。

為什麼叫做「孤府」呢？因為三焦經不好形容，它沒有具體的形狀樣子，也很難去描述它。在人體的腔子裏面有心肝脾肺腎，但這些五臟六腑不是飄浮在腔子中，它們都被一些經脈或經筋聯綴著，都有系掛，這個系掛就像一個巨大的網膜一樣。而這個系掛就是三焦。

《黃帝內經》裏說，三焦為水道出焉，意思是它就像一個水道一樣。對於人體來說，三焦必須要非常通暢才可以。打個比方，中國是一個農業文明古國，人們很早就懂得只有確保水道的通暢，田地才有收穫，國力才會昌盛，所以大禹因治水而得天下百姓的尊崇。

手指3大鍛鍊方法
1. 握固法
2. 揉核桃法
3. 十指相敲法

同樣對於人體也是，人體裏面的三焦就好像國家治水一樣，一定要保證水道的通暢，我們的身體才會健康。三焦雖然稱為「孤府」不便形容，但是它是我們體內一個重要的臟腑。

⊙小指

小指走的是小腸經和心經。從心臟病的角度來講，如果中指麻木就是心臟病的輕症，如果小指麻木就是心臟病的重症。

中醫把脈的時候，大夫常會用手從患者的手臂上，看似不經意地一掠，這其實就是透過感受患者心經溫度高低，來發現病症。比如小指的內外緣如果特別涼，就屬於心經不通暢的一個象。

手指3大鍛鍊方法

❶握固法

本書第二章講腦部的時候提過，腦的鍛鍊要靠活動手指。現代西方社會透過給老年人做測試發現，70歲以上的老年人握力越大，他的壽命就越長。

中醫理論認為，人手的握力和肝經有重要關係。

名詞小辭典

天干地支

古代計數的符號，干支即主幹、分枝之意。甲、乙、丙、丁、戊、己、庚、辛、壬、癸為十干，是中國古代用來表示次序的符號。地支是子、丑、寅、卯、辰、巳、午、未、申、酉、戌、亥十二支的總稱，是古人用來計算時日的代稱，或表示次序的符號。

十天干和十二地支兩兩相配以計算時日，常用於曆法。始於甲子，終於癸亥，六十為一個循環。

先講一個有趣的現象。天下的人無論富貴貧賤，出生和死去的時候都有一個共同的象，就是都是攥著拳頭來的、撒開手去的。

十二地支我們大家都知道，「子丑寅卯……」，這裏有一個前後順序。「子」字（見215頁右上圖所示）是小孩子剛出生時的大頭形象，上面是一個大腦袋，底下是一個小身體。小孩子出生後，人們觀察到小孩子出生時手的一個共同的象，就是都是把大手指攥在四指裏，這就是「丑」字（見215頁左上圖所示）的古代象形。道教裏稱把大拇指攢在四指當中的握法，叫做「握固法」。

為什麼小孩子一出生都這樣握拳呢？《黃帝內經》裏五臟和五神的對應關係，肝所對應的神明是魂。中醫認為，肝氣特別足，人的魂就特別足。就好比油燈一樣，假如油特別足，光亮就會特別亮，這個光亮就是神明。小孩子剛出生的時候頭頂的囟門未合，而囟門被認為是魂出入之所，小孩子出生時的握固法，就是在固住魂。

道家認為，無名指的指根處為肝的風竅，握固法為大拇指掐在無名指的指根處，小孩子剛出生時握得非常緊，這是因為人出生時候肝氣特別足，同時要固住魂魄。

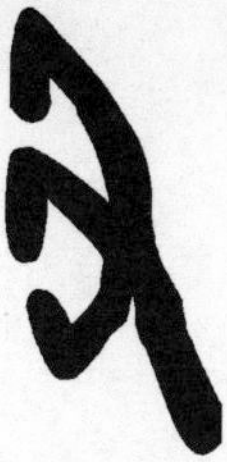

「丑」字甲骨文

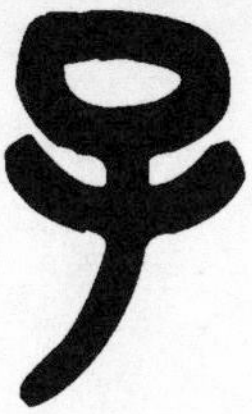

「子」字甲骨文

人死的時候也有一個共同的象，就是撒手而去。這個象暗示給我們一個重要道理，人在死亡的瞬間，肝魂散掉了，兩隻手再也固不住了，一撒手，握力和肝氣都隨魂而去了。

這麼說來，人的出生和人的死亡都和肝氣的生發之機，有著很大的關係。肝在中醫裏面屬於厥陰之性，有生發的能力和條達之性，同時這個生發也一定要能夠收斂得住。中醫在描述肝的木性的時候，取「曲直」兩個字，「曲」就是它的收斂性，「直」就是它的條達性。中國傳統文化看待事物的方法，是很辨證的。

瞭解這些知識，我們在日常生活中就可以找到方法，如果我們要想長壽，應該經常鍛鍊手的握力。

2 揉核桃法

日常生活中我們沒事時要多活動手指。過去老人們有個很好的鍛鍊方法─揉核桃，就是把兩個核桃放在手心裏，揉來揉去的，這種方法可以充分地活動到每根手指，而且核桃在手心當中，正好形成一個太極之象，所以也叫做「太極球」。

❸ 十指相敲法

十指相敲法是種很好的鍛鍊方法，就是讓我們雙手的十指相對，互相敲擊。這種方法能鍛鍊手指上的井穴，既鍛鍊手的靈活性，也練了肝氣，對大腦的養生也十分有好處。手腳冰涼的女孩子，一定要經常十指相敲，這樣血脈可以通到四肢末梢。

第三節 兩腋和兩脅

少生氣避免兩腋兩脅得病

兩腋

兩腋主要走四條經脈：肺經、心包經、膽經和心經。

肺經出了毛病，比如肺氣被壅滯，會出現煩心胸滿的現象，這屬於陽邪，就是上壅而不降的象。

心包經位於下腋三寸處，如果這裏出現腋窩腫脹，就是心包經出了問題。

腋下還走膽經，膽經出現毛病以後，有的人會出現嚴重心臟病的感覺，叫「心脅痛不能轉側」，就是連睡覺轉個身都很難做到。這種病一般還伴有口苦，且喜歡長吁短嘆。如果腋下長了一堆東西，也是膽經被鬱、生發不起來的象。

心經會造成整個手臂的麻痹，手臂冰涼，活動不便，同時感覺咽喉特別乾燥，想喝水。

◈兩脅

兩脅的後邊主要走的是心包經。心包經的病症會造成脅痛，要緩解這種疼痛，可以扎外關上一寸的支溝穴，故名「脅痛覓支溝」。

膽經也走兩脅。如果兩脅疼痛，同時伴有口苦和嘆息情況，這就是膽經出了問題。

肝經走兩脅。凡是人的氣機被壓抑的話，就可能會造成兩腋、兩脅的腫脹或不舒暢。

人一生氣，往往先是兩肋骨叉脹痛，然後兩腋開始感覺不舒服，出現胸滿等症狀，尤其是很生氣的情況，人馬上就會吃不下飯，然後心口被憋，最後發生嘔吐或拉肚子。這是因為人的氣全調在上頭了，火就沒法在底下幫助人消化吸收食物，因而導致腹瀉。

少生氣避免兩腋兩脅得病

無論是兩腋還是兩脅，發生病症大多和肝膽最有關係。

現實生活中，要避免兩腋、兩脅的疾病，我們需要做的就是少生氣。人完全不生氣是不可能的，但是不要生悶氣，即使生氣也要生出個道理來。最好沒事多讀書，或透過其他方式來淨化自己的心靈，調整心態，身體的諸多疾病都可以有所改善。

拍膽經不要忘了拍兩脅

現在坊間流傳拍膽經，一般就是拍大腿的兩側，從兩股沿褲線一路拍打下來。其實，膽經是人體側面從頭到腳的一條經脈，而中醫認為，膽又主生發，「凡十一臟取決於膽」，膽氣一生發，全身皆生發。

但拍膽經時一定不能忘了拍兩脅。在拍兩脅前，先捏揉兩腋下的肌肉群或筋，會很疼，但把這裏鬆開了，人的胸、背、胃都會舒服，然後抬高兩臂活動一下，這個地方是個健身的關鍵，但很少有人注意到。

第四節 兩肩

缺盆穴是心統攝五臟六腑的通路

缺盆的經脈循行

兩肩裏有一個非常重要的穴位—缺盆。人吸氣時，兩肩的鎖骨處會形成一個窩，這個窩的中間就是「缺盆穴」。我們常會看到很多美女影星的照片，她們在鎖骨的缺盆穴處，形成一個所謂性感鎖骨的「骨感美人」，非常好看，其實這種「性感鎖骨」就是靠吸氣來完成的。我們如果知道了這個竅門，也能照出「性感鎖骨」。

《黃帝內經》裏有「五臟六腑，心為之主」的說法，就是五臟六腑是由心來統攝的，心為君主。而心又靠什麼來統攝五臟六腑呢？—「缺盆為之道」，就是缺盆穴是心統攝五臟六腑的通路。即使心這個君主能發佈政令，假如通路受阻，也無法管好五臟六腑這些百姓。我們人體就必須保證缺盆這條道路的通暢。凡是

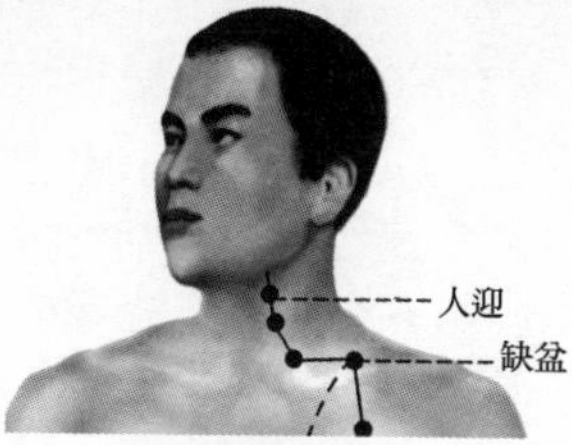

缺盆穴示意圖

走肩膀的經脈，全部都走缺盆，所以缺盆的重要性不言而喻。

胃經從喉嚨入缺盆，然後直著下去。小腸經出肩胛，入缺盆絡心，絡到心臟上，這也是心與小腸相表裏的一個證據，因為經脈相通。膽經至肩上，入缺盆，然後下頸又合缺盆，膽經的出入都和缺盆相關。膀胱經、三焦經也走缺盆。從這點可以看到，我們人體的很多經脈，都是通過缺盆這條通路，分布到人體的各部位去。

肩背痛

小腸經的病會導致「肩似拔，臑似折」，意思就是兩隻胳膊就像折了一樣，疼痛且無力。（臑唸如，音ru，手臂之意）。

肺經的病會引起肩背痛，並且體感寒。人如果精氣特別虛弱，虛火上升，就會使得整個背部的經脈不通暢。中醫裏面有句話：「不通則痛」，凡是經脈不通的地方，肯定會有痛感，而氣結住以後，就會形成寒氣。

三焦經的不通暢，會導致人心情壓抑。由於三焦經走上肩，所以肩部也會有痛感，同時還會造成無名指的麻木。

膀胱經不通，也會造成肩背痛。膀胱經不通是現代人常見的毛病，它容易使人情志不舒。

性壓抑就是一種情志不舒。得這種病的婦女通常出現肩膀疼痛，甚者還會造成頭疼。一方面是這些女性平時運動鍛鍊較少，特別是背部的運動太少；二是缺乏適當的房事或房事不暢，女性得不到應有的性滿足，導致心情不暢，背部的膀胱經也得不到鍛鍊，這樣的女性既肩膀疼，又愛嘮叨。

做丈夫的發現了這個問題，就要多反省自己，滿足妻子的需求，並常帶妻子登山運動，這樣就能讓膀胱經通暢，病痛自然會消除。

肩部特效保健法

❶ 按摩缺盆穴

中醫專業人士對缺盆這裏採用外翻的方法，進行保健治療，但這對普通人來說，難度過高。我教你一個簡單可行的方法：我們把手心的勞宮穴貼在缺盆處，輕輕地蠕動，慢慢地提捏，提捏的勁道採取「落雁勁」，就好像是大雁落沙灘那樣，看似輕柔，但內帶勁力。我們沒事的時候可以多做這個動作，鬆開了缺盆，肩膀疼痛就會緩解很多。

肩部特效保健法

❶ 按摩缺盆穴
❷ 點按肩井穴三至五分鐘
❸ 開膏肓
❹ 深呼吸
❺ 有意識地放鬆肩部
❻ 睡覺時護住肩膀

❷ 點按肩井穴三至五分鐘

肩井在人體膽經上，是非常重要的強身穴。點按它對人體非常有益。如果感冒背痛，就抓揉提拿肩井穴三次，然後拍拍全身，會很有效。

❸ 開膏肓

膏肓穴是人體最不容易活動到的地方，而且不能用針刺，古代很多的鍛鍊方法，都在練這些輕易打不開的穴位。比如武林秘笈《易筋經》裏的「倒拽九牛尾」這個動作就是「開膏肓」的。

在現實生活中，有一個動作可以「開膏肓」：兩手像抱椅背那樣先前撐，然後再拼命地向後擠壓脊柱，反覆做幾遍。人就會全身清爽，病痛就會明顯減輕。

❹ 深呼吸

當人深吸氣的時候，就會引起缺盆這裏的蠕動，所以緩慢深呼吸，也是一種很簡單的肩部保健法。

❺有意識地放鬆肩部

我們平時肩膀這裏經常會不自覺地緊縮著，要時常提醒自己注意放鬆，特別是睡覺的時候，有意識地去放鬆肩部，這對治療失眠也很有好處。

❻睡覺時護住肩膀

我們晚上睡覺的時候，一定要蓋住肩膀。很多年輕的媽媽為了照顧孩子，和孩子一起睡，蓋一床被子，這就容易出現一個問題：因為孩子身體小，一床被子往往蓋不住孩子的肩膀，導致孩子的缺盆處受風，民間俗稱「賊風入體」，引起肩背痛。所以做家長的要注意這個問題。

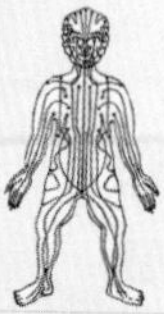

第六章 胸腔

第一節 腠理
第二節 乳房
第三節 五臟六腑之心
第四節 五臟六腑之肺
第五節 五臟六腑之脾
第六節 五臟六腑之胃
第七節 五臟六腑之肝
第八節 五臟六腑之膽
第九節 五臟六腑之腎
第十節 五臟六腑之大小腸
第十一節 腹

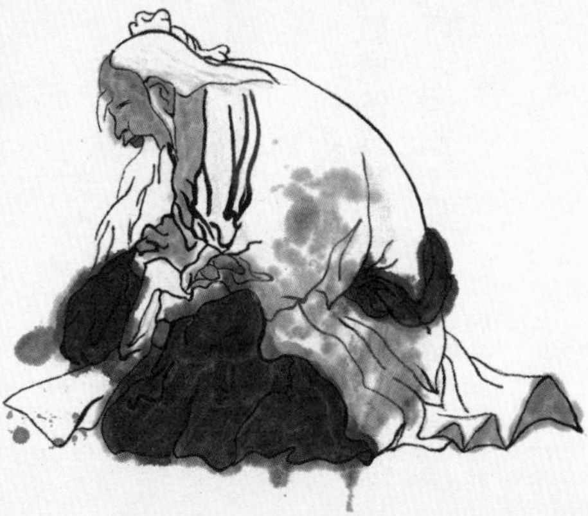

第一節

腠理

腠理中最常見的病症是汗症

◈何為腠理？

「腠理」是肌肉的紋理。中醫對「腠」的定義為「氣之所輻輳，謂之腠」。腠為陽，指孔穴，就是肌肉內鬆開的地方。我們吃豬肉時會發現，皮和肉之間有一層筋膜，該筋膜就是「腠」。

「理」為「血氣之所循也」，理為陰，指血肉。肌膚的彈性和陽氣有關，陽氣足，肌膚的彈性就會好。腠理是外邪入侵人體的門戶。因此，保護好腠理非常重要。

中醫小辭典

盜汗

在睡覺中出汗，醒後即止，又名「寢汗」。打個比喻，好像有一個賊要偷走汗液一樣，故稱之為「盜汗」。多見於虛勞，屬陰虛。宜養陰清熱。熱盛者，用當歸六黃湯；陰虛者，則用六味地黃湯。

腠理常見病—汗症、皮膚病

汗症

腠理中最常見的病症是汗症。「汗為心液」，這點我們上一章講過。中醫裏有句話，「奪血者無汗」，意思是如果一個人失血過多，此人則無汗。還有句話，「奪汗者無血」，意思是人要是出汗過多，則會出現血枯之象。

汗症分為多種，以盜汗為例，就分為陰虛盜汗和陽虛盜汗。下面對一些常見汗症來一一闡述。

❶ 盜汗

盜汗，指人在睡眠中的不正常出汗。

人在吃了很熱的東西時出汗或運動出汗，是一種正常的生理現象。但當夜深人靜，進入睡眠狀態後，不由自主地出汗就不正常了。打個比喻，好像有一個賊要偷走汗液一樣，故稱之為「盜汗」。

入夜後，人的元氣本應下藏，但當陰血不足時，就沒有力量收斂元氣，導致出現盜汗的問題。

中醫小辭典

陰虛火旺

指陰精虧損所導致的虛火旺盛。表現為煩躁易怒、骨蒸潮熱、口躁咽乾、顴紅盜汗、舌紅少苔、脈搏急促等。

陰虛盜汗是由於「陰虛火旺」造成的，和過度喝冷飲有關。對於此種疾病，應以養血為主，可用「當歸六黃湯」之類的中藥醫治。

得陽虛盜汗的人，白天比較倦怠無神、愛喝熱水，屬於「陰盛格陽」，意思就是陰氣太盛，把陽氣格在外面進不去，陽浮於外造成出汗。對此病症可採用扶陽法，透過扶助陽氣，使陽氣能夠內斂，解決盜汗問題。張機《傷寒論》中提到的「白通湯」，可醫治此病。

❷ 自汗

除了盜汗，在日常生活中還有一種很常見的汗症是自汗。自汗指沒有做任何活動，但是身體總是不停出汗。

太陽表虛，皮表固攝不住汗液會導致自汗。對於此症，則可採用「桂枝湯」醫治。

胃火太盛也會造成出汗，這是由於胃氣胃火過盛後，大腸火的津的功能會過度，使人二便（大小便）不通，導致大汗淋漓。患者因胃氣上飄，常伴有口臭、喘氣粗等症狀，可用「人參白虎湯」調理。

中醫小辭典

自汗

指自行出汗，亦稱汗自出。它不是因為勞作、穿衣、運動而出汗，而多因傷風傷暑、喜怒驚恐、房事虛勞等所致，為氣虛者的症狀之一。

「汗出如珠，如油如雨」是汗症中的重病，近於絕症，很難救治，醫治前往往要求病人家屬寫保證書，才能用藥。

頭和頸部總是出汗也是病，是陽虛造成的，醫治時以扶陽為主。但家長對於小孩剛睡著時出汗不必過分緊張，因為小孩表虛，往往剛入睡時出現頭上甚至全身出汗的情況，入夜十一點後，陽氣生發起來，汗就會逐漸消退，只要後半夜孩子不出汗，就不算病，是生理發育的一個正常過程。

有的人一喝酒吃肉立刻就會出汗，這是什麼原因呢？這種人屬於胃熱且精不深藏，就是腎精的收斂功能不夠強，神明無法內斂，氣易往外散。這種情況並不需要醫治，不算什麼病症，但這種人的一個特點是好吃喝，情緒易激動，古代說此類人「主潦倒一生」，不無道理。

⊙「汗下吐」三法

中醫治療常採用「汗下吐」三法，即汗法、下法和吐法。

汗法：就是「解表法」，透過出汗、發汗的方式，把體內的寒邪攻出去。例如我們感冒初起時，人的整個表陽被憋，可透過服用「麻黃湯」來發汗，以便把寒邪攻出。

中醫常用療法

❶ 汗法（解表法）　❷ 下法　❸ 吐法

中醫小辭典

汗法

也就是「解表法」，主要適用於外邪（外界的發病因子），如感冒。這種病需要解表藥（表寒型用藥），如紫蘇葉可發汗解熱、利尿，生薑可發汗、健胃。另有一種表熱型用藥，如薄荷可消炎、鎮痛，菊花能疏散風熱、明目。

下法

指可以幫助排便，排除體內積滯的食物。這種瀉下藥，如蜂蜜具潤滑作用，蘆薈具強烈的瀉下作用，所以孕婦及女子月經期間不適用。

下法：就是透過讓病人腹瀉的方法，來治癒疾病。

吐法：是透過讓患者嘔吐的方法來治癒疾病。例如有些人因濕氣太重而出現頭痛，且氣往上壅，噁心難受，可採用吐法，把無法消化的食物嘔吐出來，達到治病目的。

使用汗法注意事項

需要強調的是，使用汗法的時候要注意以下三點：

❶ 咽喉乾燥的人不能使用汗法

第一，《傷寒論》中特別指出，咽喉乾燥的人不能使用汗法。因為三陰經走咽喉，咽喉乾燥說明人體內的真精不足，這時使用汗法會傷害到身體。

使用汗法注意事項

1. 咽喉乾燥的人不能使用汗法
2. 淋家不可發汗
3. 亡血家不可發汗

2 淋家不可發汗

「淋家」指小便出現問題的人，如小便如膏狀、反覆上廁所，但每次又尿得特別少的人。這是肺虛的病。這種患者陽氣收斂不住，一旦發汗，就有可能會便血、尿血，所以不能使用汗法。

3 亡血家不可發汗

「亡血家」，指失血的人。前文提到，血汗同源，汗為心液，如果一個人已經失血，再對他使用汗法，就等於繼續奪他的血，一旦發汗，會出現寒慄、搖動、渾身打冷戰的症狀。要避免對失血的人使用汗法，否則會造成更大的身體傷害。

⊙ 出汗和四季養生

出汗對人體來說是極其重要的事情。中醫養生自古就不主張在體育運動時出過多的汗，且在什麼季節、以什麼方式出汗，都有理論闡述。

⊙ 春天不可出大汗

在春天，人冬天儲藏的腎精開始慢慢宣發，讓自己疏泄一下即可，要「廣步於庭」，在庭院中走走就好，即養生需要慢慢生發，不能太過迅速，不可出大汗。

⊙夏天要好好出汗

夏天是人生長過分發散的時機，天氣炎熱，陽氣浮越在外，所以一定要出汗。在夏季出汗，也是人的一種自保功能。

夏天時我們人體需要打開毛孔、好好宣洩，就好像麥子抽穗一樣，麥穗打開之後，垃圾才能夠代謝掉，等到秋天收穫時，營養物質才能吸收進來，才能貼秋膘（立秋進補），到了冬天也就有東西可藏。

夏天沒有讓肌膚腠理充分開泄或開泄不夠，垃圾就會把肌膚腠理堵住，即使想貼秋膘（立秋進補），營養物質也進不來，等到冬天想藏精華的時候，這個「倉庫」是空的，就沒有東西可藏。

夏天如果不能充分地出汗，生長之機不能養好，有可能導致秋天肅降之時出現咳嗽等病症。

現在，我們長期使用空調，這是一個很大的問題。我們談到呼吸時，往往只在意口鼻呼吸，而忽略肌膚腠理這個人體最大的呼吸系統。夏天不出汗，整個肌膚腠理都得不到宣洩，使身體的疏泄功能受到創傷，引發疾病。

腠理常見病—汗症、皮膚病

(1) 汗症

❶ 盜汗 ❷ 自汗

(2) 皮膚病

❶ 皮膚搔癢和瘡傷 ❷ 斑疹（外感類斑疹、內傷類斑疹）
❸ 青春痘 ❹ 銀屑病（牛皮癬類）
❺ 帶狀疱疹 ❻ 水腫病
❼ 過敏症

⊙人該怎麼補、如何補？

冬至是一個很重要的節氣，此時相當於十二時辰中的子時，一陽初生。人體的腠理在夏天沒有開泄好，秋天不能補進東西，體內的精就會不足，在冬至萬事萬物需要生發之時，體內無精生發，故此時得重病的人多，民間有「冬至前後死人多」的說法。這種認識也是中醫的獨特見解，中醫認為疾病都不能只看當下的問題，要溯源探討。

這裏又一次涉及人該怎麼補、如何補的問題。現在很多人總覺得自己虛，一有病就想補，懂得四季養生的道理後，我們就會知道，治任何病都應該先泄後補。「泄」不是開泄，而是「通」的意思，經脈沒有通暢，就算吃任何東西都補不進去。

我們不要整天想著吃魚翅、燕窩去補身，還不如先出去跑10圈，讓氣血都流動起來，我們的經脈通暢，回來就算只有吃窩窩頭（用玉米粉做的乾糧）都補。這才是正確的「補」的原則。

名詞小辭典

貼秋膘

北京人愛吃，飲食也講究配合節慶時令，立春「咬春」要吃春餅，立秋要「貼秋膘」。老北京有「立了秋，貼秋膘」的習俗，每年立秋按照老北京的習俗要吃肉食，貼秋膘是指吃肉、進補。炎熱的夏日讓人食慾差、沒胃口，什麼都吃不下去，不少人都會瘦一些，等到秋天來了就要吃點好吃的，秋冬食補恢復體力，以補償夏天流失的體重和營養，這就是北方人所謂「貼秋膘，吃烤肉」的意思。

立秋是24節氣之一，約在陽曆8月7日或8月8日。立秋要吃什麼？在北方北京、河北一帶有吃肉的習俗。在江南一帶還有在立秋日吃西瓜、秋桃的習俗。

古時對健康的判斷，通常只以胖瘦做標準。瘦了當然需要「補」，食補的方法就是到立秋要「貼秋膘」，要吃味厚滋養的美食，當然首選是吃肉，「以肉貼膘」。在古代，人們在立秋這天要吃燉肉、烤肉、紅燒肉或白切肉，以及肉餡餃子、燉雞、烤鴨、紅燒魚等肉食，用吃肉的方法把夏天身上瘦下的膘（肉）重新補養回來。

窩窩頭

窩窩頭過去是中國北方農民的主食、乾糧，可說是窮人的粗糧，吃起來口感扎實、耐嚼，不但吃得飽還很耐飢，口齒間回味都留有穀物的香氣。它形狀像圓錐形而空其中，有拳頭那麼大，因為底下中空是個窩，故得此名。窩窩頭以玉米粉、黃豆粉為主要材料，有些較高級的還添加栗子粉、麥粉、碎核桃粒等材料。

窩窩頭正式搬上檯面，可是源自慈禧太后。當年八國聯軍打到北京，慈禧和皇室倉皇出逃，逃難時什麼都沒得吃，途中有鄉民獻上幾顆窩窩頭，飢餓的慈禧吃來分外覺得美味。後來回宮，御膳房改良民間粗食窩窩頭，改用栗子粉加白糖製作，香甜好吃，慈禧賜名叫「八寶窩窩頭」，搖身一變成為「御膳」之一。因它的外形似塔，所以也叫「黃金塔」，日後成為餐廳宴席的一道精緻點心。

⊙皮膚病

❶皮膚瘙癢和瘡瘍

諸痛癢瘡皆屬於心

《黃帝內經・素問》「至真要大論篇」裏有「諸痛癢瘡，皆屬於心」，意思是說痛、癢、瘡，都和心有十分密切的關係。

「痛」字從病字旁。病字旁在古代指「床」的意思，我們把病字旁逆時針旋轉90度就可以看出「床」的樣子（）。凡是人所得的病大多都是「床」部。為什麼不寫成「藥」字旁或「草」字旁呢？

這道理是因為人生病之後要做的第一件事，就是上床去躺著、歇著。人的直立會帶來很多問題，人類的大部分疾病都和直立有關。我們聰明的老祖宗就透過這個「病」字旁告訴我們，人要有病就別站著，趕緊上床躺著，好好休息。「痛」字的中間是一個「甬」字，甬是道路的意思，「痛」是道路不通的意思。

癢、痛的不同

癢、痛是兩種完全不同的感覺。「痛」對於人感覺較強烈，而「癢」的感覺往往很細微；但是疼痛不見得把人疼死，可是癢卻極其難以忍受。這是因為皮膚病都和心肺有關，它直接作用於心，而心是很敏感脆弱的。

病症小辭典

疔

疔唸丁，ding。是一種毒瘡，形似豌豆，常生於表皮內毛囊汗腺等處。初起時，形如米粒，上有白色膿頭，疔瘡腫硬劇痛，患者會發寒熱。

對於皮膚瘙癢，要把瘡和癢分開理解。瘡和癢不同，凡是紅腫的、能夠長出來的東西都為「瘡」，屬於實證、陽證，陽證表現為疼；凡是憋在裏面長不出來，使人癢得難受的東西就是「癢」，陰證表現為癢，需要不斷透過按、抓、摁來緩解。正所謂「陽證之初起必疼，陰證之初起必癢」。

如何避免長瘡瘍？

談到如何避免長瘡瘍，首先要瞭解人為什麼會長瘡瘍？《黃帝內經》認為，人長瘡瘍的原因是「汗出見濕」或「勞汗當風」，就是身體出了汗，沒有及時擦乾，被風吹著了，剛打開的毛孔一瞬間又閉合，體內垃圾無法正常排泄出來，憋在肌膚腠理之中，生出痤瘡（青春痘）。

人的臉部和後背為陽，都容易出汗，而這兩處屬陽的地方又很怕寒風，一旦招風就會長痘和瘡瘍。出現瘡瘍大多是濕氣被鬱滯的一個象。

瘡瘍和飲食也有密切關係。中醫認為「魚生火，肉生痰」，《黃帝內經》更是認為「高粱之變，足生大疔」，意思是如果人經常吃大魚大肉，體內的邪氣不容易疏泄出來，產生內熱，身上就愛長瘡瘍。所以，我們對大魚大肉類的食物要有節制，否則臉部、背部、臀部，身體下皮比較厚密的地方，都容易長瘡瘍。

吃什麼不重要，關鍵是怎麼吃？

1. 盡量變換著吃，特別是多吃些五穀雜糧
2. 吃當季食品
3. 飲食適量，不能因喜愛某些食物，就毫不節制暴飲暴食

避免長瘡瘍注意事項

1.合理使用空調

我們把空調的溫度，調到27、28度即可，不要過冷。現在很多辦公大樓都使用中央空調，辦公室也沒有開窗的習慣，這對人體健康來說極其不利。從養生學的角度出發，一定要讓空氣流通起來，人要多和自然接觸。

2.飲食要保持清淡

我們要做到美味佳餚不可多食，過則傷身。很多人常問我該吃什麼？以我個人觀點來說，吃什麼不重要，關鍵是怎麼吃。一是要盡量變換著花樣吃，特別是多吃些五穀雜糧；二是要吃當季食品；三是飲食適量，不能因為喜愛某些食物，就毫不節制地暴飲暴食，這也不符合儒家的中庸思想，凡事不能過於偏頗。

2 斑疹

斑疹是因免疫力低而得的病。生活中的一些不良習慣，如長時間焦慮、常處於空調房中、暴飲暴食、過食冷飲等，都會對脾胃傷害過度，造成胃寒，並最終引發斑疹。

名詞小辭典

中庸

待人處事態度不偏不倚，無過無不及。《論語》雍也篇：「中庸之為德也，其至矣乎！」《禮記》中庸篇：「君子中庸，小人反中庸」。

人得病的原因涉及諸多方面，皮膚病尤其如此，臨床上對皮膚病的判斷和診治都有很大難度。中國有一句古話：「名醫不治喘，名醫不治癬」，也是指這個道理。

就斑疹來說，分為外感類斑疹和內傷類斑疹兩種：

⊙外感類斑疹

外感類斑疹的病因，大多為邪氣浮於中焦、脾胃，而陽明胃主血，太陰脾主肌肉，脾胃有病則血肉得不到滋養，問題會反應在皮膚上。

浮於中焦的邪氣，會反應在皮膚上的這種內在聯繫，正是中醫的一種獨特見解，這種內外相表裏

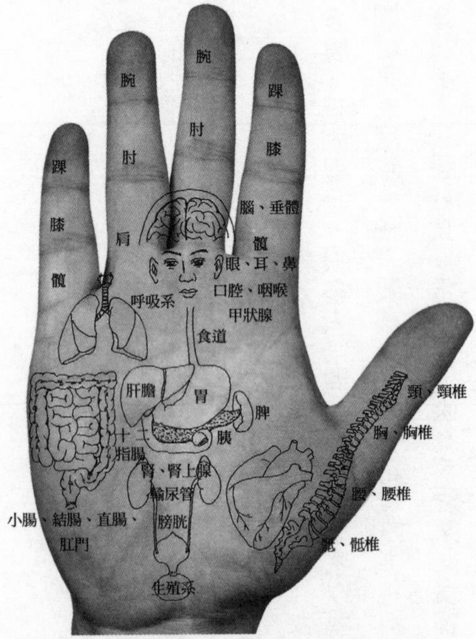

手掌各部分和五臟對應關係示意圖

中醫小辭典

實證

也作「實症」。中醫通常是指：病邪亢盛。如急性熱病高燒、口渴、便祕、無汗、煩躁、胸腹脹滿、苔黃乾燥、脈實有力等症狀。或是體內機能障礙引起的氣血鬱結、食積、停痰等。

的說法，在中醫裏比比皆是，也是中西醫對人體、對疾病認識的很大不同之處。中醫認為可以透過觀察手指，來看五臟健康與否，這在西醫中就完全不可理解。

中醫和西醫對五臟六腑的定義並不相同。西醫裏的肺僅指肺葉，而中醫則認為肺主皮毛，只要是皮毛的問題就可能和肺有關，人體無處不存在著皮毛，就無處不存在著肺；中醫還認為脾主肌肉；心主血脈，如果身體末梢的血不足，病因很可能是心出現問題；腎主骨頭；肝主手的靈活性，手的伸直和握力、經筋的柔軟性和彈性，也都和肝有關。了解手各個方面的情況後，就可以看出五臟的健康與否。

當皮膚出現問題時，首先要考慮肺、胃和脾的問題。如果邪氣鬱滯，輕則出現疹子或癢的病症，重則出現如桃花狀或紫雲狀大小不等的斑片。

得外感類斑疹的人，一定會出現口臭、氣粗、口氣重、身體發熱、疼痛、兩便（大小便）不利，喜喝冷飲這些症狀。對此病，我們要按照實證的方法去醫治，主要採用「桂枝湯」、「升麻葛根湯」。

⊙內傷類斑疹

一般來說，內傷類斑疹比較難治，久治不癒的皮膚病，往往大多屬於內傷類的斑疹。造成內傷類斑疹的主要因素有以下幾點：

❶ 暴飲暴食和長期使用空調

這是導致內傷類斑疹最關鍵的罪魁禍首。需要特別指出的是，暴飲暴食中的「飲」，指經常喝酒和喝飲料，尤其是「總喝冷飲」的行為。因為寒邪是逐漸往下行的，過量飲用冷飲會傷害到肺，肺氣受損則傷到脾胃，脾胃的受損又會傷到肉。因此，冷飲對脾胃的消伐傷害過度，會導致內傷類皮膚病。

知道過食冷飲會對人體造成傷害的道理，我們就要學會克制，尤其是做家長的，要限制孩子飲用冷飲。孩子的脾胃虛而且饞，天性喜歡嘗百味，但他們還小不懂事，做家長的不能眼睜睜地放任不管，喝太多冷飲會把孩子的肺、脾胃、大小腸都徹徹底底毀了，縱容和嬌慣只會傷害孩子。

❷ 縱慾過度

這是導致內傷類斑疹的另一個因素。如果年輕時慾望氾濫、縱慾過度，就會損傷真陽元氣，對身體造成很大的損傷。

造成內傷類斑疹的主要因素

1. 暴飲暴食和長期使用空調
2. 縱慾過度
3. 焦躁、多慮
4. 亂吃藥

傳統文化認為「慾不可早」，不鼓勵過早發生性行為。中國古代對年輕人施行的性教育，是和禮儀約束聯繫在一起。第一章講頭髮的時候我們說過，要對年輕男性行冠禮，透過束縛頭髮來表示你雖已長大成人，但要對自己和社會負責任，不能任由本能支配，既然叫「弱冠」（約20歲），就是身體還弱，不可過早有性行為。

古代人甚至不鼓勵年輕人多吃肉，因為肉是補精血的，多吃肉會引發性慾。孔孟都曾談到「七十而衣帛食肉」。就是七十歲時，身體已經衰老，對什麼都不會感到迷惑，這時談不上什麼約束，可以盡情享用肉食。

③ 焦躁、多慮

焦躁、多慮也會引發內傷類斑疹。人一旦焦慮，人體的氣機就會受阻，而肺主一身之氣，同時肺也主皮毛，肺氣如果鬱滯，就會造成一些很嚴重的皮膚病。

④ 亂吃藥

亂吃藥會導致內傷類斑疹。我們常會在報紙上看到大量治皮膚病的廣告，這間接反映現在得皮膚病的患者很多。

中醫小辭典

滋陰

即補陰、養陰、益陰，是治療陰虛證的方法。如有形體消瘦、頭暈耳鳴、唇赤顴紅、虛煩失眠、潮熱盜汗、喘咳咳血、遺精、舌紅少苔等情形。可選用天門冬、麥門冬、石斛、沙參、玉竹、龜板、鱉甲、旱蓮草、女貞子等來滋養。

治病時服錯藥，往往會使皮膚病的症狀加重。例如，有些過度滋陰的藥會徹底地消伐傷害元陽。因此，服藥一定要準確。服藥不準，不如不服。當年孔聖人就不敢亂服藥，一次孔子生病，子路拿著藥來看他，孔子說：「丘未達也，不敢嘗。」意思就是：我還沒有通達到可以隨便亂吃藥的地步。

我們要學會聆聽聖人的教誨和提示，指導我們健康地生活。就現在的醫療體系來講，一般民眾還是弱勢族群，更加需要得到專家指導才可以服藥。

⊙青春痘

長青春痘的成因，和前面所講的一些皮膚病有相似之處。

❶過食冷飲、暴飲暴食

不良的生活習慣，容易讓人長青春痘。如前所述，過食冷飲會傷肺，繼而傷胃，最終由胃寒而引起青春痘。

❷鬱悶

鬱悶會使處於青春期的孩子，長出成片的青春痘。青春痘是青春期的一個特產，也源於青春的煩惱。

名詞小辭典

天地君親師

儒家五種至尊的倫常關係（人與人相處的常道）。即天、地、國君、父母（雙親）、老師。

青春期正值孩子的身體、智力快速發育之時，靈與肉的激烈搏鬥和機體調節的能力不足，使身體的氣機不夠和諧，容易產生鬱悶，而鬱悶造成胃寒。

青少年時期一方面是人生長過程的黃金期，但同時這段時期人的性情不穩、躁動不安，各方面都不夠成熟，對此時期的孩子進行正確引導非常重要。古語有「天地君親師」，我們人經由學習而成長，首先要向天地自然去學，然後向君子、親人去學，還要向老師去學。老師的引導非常重要。

青春痘都長在臉部和額頭，這些地方都屬於胃經，所以說青春痘全部都長在胃經上，循胃經的線路在臉部生長。此時孩子的身體比較強壯，機體會想方設法把寒邪趕出，所以胃火升騰上來，就會在臉部形成青春痘。因此，避免胃寒，也就是避免得青春痘的一個祕訣。

③ 陽氣足

這也是導致青春痘的一個原因。青春痘一般都是長在青春期的，此時孩子的陽氣很足。據此我們也可以判定：同樣鬱悶、同樣喝冷飲的孩子，一個長青春痘，一個不長青春痘，肯定是長青春痘的孩子身體能量相對強一些，因為他的身體能夠攻出寒邪和陽明燥火，來幫助去胃寒。

長青春痘的成因

1. 過食冷飲、暴飲暴食
2. 鬱悶
3. 陽氣足
4. 銀屑病（牛皮癬類）

青春痘外紅內白，又稱「粉刺」，就是熱包寒的象。要想徹底治癒青春痘，就該用助胃火的藥，破除胃寒後，痘痘就消失了。用陰寒性的藥也可以治療青春痘，因為陰寒性的藥徹底壓制胃火，但同時又使人無力破除胃寒，這樣做一是會導致胃寒加重，二是容易反覆，因為人只要有勁，就會生起胃火去破胃寒，所以青春痘又發起來了。

4 銀屑病（牛皮癬類）

銀屑病在當今的醫治難度不亞於癌症，也稱為「二號癌症」，它屬於牛皮癬類的病。得銀屑病的一個主要原因是元氣虛弱。它關係到肺脾腎三條陰經，元氣虛弱不能主皮毛，肺虛也不可以主皮毛，滋潤不到皮毛，所以會得銀屑病。

醫家古訓有「名醫不治癬」，因為像牛皮癬這類病很難判斷病因，故難以治療。現在治療牛皮癬的方法，大都是用藥消除症狀，即採用使勁往裏憋的方法，對此我有不同看法。

看診實例

牛皮癬尋醫記

牛皮癬用宣法徹底根治

舉個真實的例子：以前有個女孩來找我治療臉上的青春痘，治好之後，她告訴我說身上還有牛皮癬，跑遍全國各地治了六年都沒治好，希望我幫幫她。

當我第一次看見她渾身的牛皮癬時，真嚇了一跳，全是大金錢斑，很恐怖。女孩長得非常漂亮，我很有壓力，便推薦她到一些老醫生處，可是誰都不願接。我猶豫再三，決定按照《黃帝內經》之理和《傷寒論》的用藥方法，嘗試著治療。

我對她說，我要使用宣法，初始治療時牛皮癬會先變大變薄，你心理上要能承受。女孩特別聽話，全心全意地配合。我採用一邊讓她吃中藥，一邊用所食中藥的藥渣在體表擦洗的方法治療，金錢斑果然一直在變大、變薄。

在這期間，有很多好現象出現。比如她以前從來不敢自己一個人睡覺，因為腎主恐，先前她的病就和腎氣大傷有關。在服藥過程中，她逐漸敢自己睡了，這其實是腎氣慢慢起來的象。

隨著治療過程，那些癬拼命地外發，等到最後越來越薄。就這樣，整整吃了80服藥，歷時三個月。有一天，女孩和全家人突然找上門來，我很吃驚，以為出了什麼問題，其實是一家人上門感謝來了，女孩的牛皮癬全部消退，身上光潔如玉。

這件事給我很大的感觸，讓我對傳統醫典和傷寒方，有了信心和新的感悟：治療癬，採用往裏使勁憋的方法不對，表面或許暫時好了，但病入五臟，只要身體一強，病就會往外拱，皮膚病反覆發作的原因也在於此。採用宣法，讓病徹底發出來了，也就根治了。

中醫小辭典

清熱法

清熱法是消除熱症，具涼血、清臟腑熱、清虛熱等功效，如玄參能瀉火解毒；金銀花能治感冒初起症、清熱解毒；牡丹皮能清熱涼血，治血熱引起的吐血、流鼻血等。

5 帶狀疱疹

有人會在春天或季節轉換時，得一種皮膚病「帶狀疱疹」。民間把帶狀疱疹稱為「纏腰龍」，因為這種病常會沿著腰部走一圈，也有的長在頭部，症狀都是非常疼。

帶狀疱疹，屬於寒濕邪氣被真陽驅趕、外泛於皮膚的表現，也是一種人的自保反應。這種病是經脈不通，但元氣尚足的象。真陽元氣驅趕寒邪的過程，會讓患者有種劇烈的疼痛感。

如果僅有神經痛而無疱疹，屬於真陽無力將寒濕驅趕至皮外的表現；出現紅疹或水泡的，屬於真陽可將寒濕邪氣驅趕於皮表的表現。一般患者於疱疹發生前數天，會有輕度發熱、疲乏等症狀，這是真陽發動的表現。

無疱疹的病人，可以服用「白通湯」，使寒濕邪氣加速表出，由「乾性」快速轉變為「濕性」，或在體內透過其他形式排出。出現紅疹或水泡的，應該服用三、五劑「麻黃附子細辛湯」，以助真陽一臂之力。

此時若服用疏風解表、清熱祛濕的藥物，會使寒濕邪氣斂回體內，由「濕性」轉「乾性」，患者將會痛苦不堪，病情加重或轉變為其他陰盛陽虛的病症。

中醫小辭典

祛濕法

濕邪進入人體，中醫認為是疾病的一種，分為外濕及內濕。外濕多因久居潮濕之地，以致體表受邪；內濕則多因飲酒或過食生冷，而導致腹痛、拉肚子、水腫等症狀。外濕可用祛風濕藥，如五加皮能祛風濕、強筋骨。內濕則可用利尿逐水藥，如茯苓能利尿、健脾胃，薏仁能利水、清熱等。

對於帶狀疱疹這種病，我們明白其中道理之後，就可藉由注意飲食結構、保持飲食清淡，並控制情緒等方式，加以注意調養。

❻ 水腫病

很多老年人會出現水腫，當身體上的肉壓下去的時候，肌膚不能彈起來，出現一個坑。這是陽氣虛造成的，皮下的氣彈不起來，化解不了水濕，形成水腫。

中醫有句話：「氣為血之帥」，要想讓血動起來，一定先要讓氣動起來，使氣帶動血運行。氣在中醫裏稱之為「陽」，血在中醫裏稱之為「陰」。上一章講過拍心包經只拍打陰經，就是因為陰經主靜，不容易動，而陽經本身就主動，鍛鍊的時候透過拍打陰經來帶動陽經。

❼ 過敏症

得過敏症的主要原因是腎精虧損，然後引起肺氣不足，肺腎兩虛，寒邪過重，就會造成過敏。現在常有患花粉過敏症的病人，實際上，引起這種病的根本原因並不是花粉，花粉只是一個誘因，真正的原因還是肺虛和元氣虛。

中醫小辭典

肺腎兩虛

指肺腎兩臟並見之虛證。肺在五行中屬金、腎屬水，金能生水，故肺腎為母子關係，兩臟病理常相互影響，一臟虛弱會導致另一臟不足。

肺腎陰虛以咳嗽、盜汗潮熱、五心煩熱、腰膝痠軟、遺精為主症，宜滋陰降火；肺氣虛、腎陽虛，以咳嗽氣短、胃寒肢冷、自汗、陽痿或浮腫為主症，治療宜溫補肺腎。

脾胃虛弱不能化濕邪，肺不能主皮毛，濕氣外泄，就會引起皮膚過敏。這種病人稍做活動，就會導致哮喘。

腠理養生

腠理的四季養生

腠理是指肌膚的紋裡。人皮膚的開泄都有規律，早晨起來氣往上升，到日正當中的時候，陽氣到達最鼎盛的時刻，日落西山的時候毛孔關閉。就是說，每天有四季，一年有四季，一生有四季。

一天之中的早晨，相當於一年之中的春天、人一生中的少年；然後等到中午時，相當於一年之中的夏天、人一生中的中年；傍晚是秋天，也就是人的中年之後、老年之前；人老了以後，就相當於日落西山。這裏面就蘊含四季養生的道理，我們一定要把握住春生、夏長、秋收、冬藏這主要的養生法則。

⊙春生

對腠理養生來說，春天就該慢慢生發，此時要避免穿緊身衣，頭髮也不要束起來、紮得很緊，那樣會約束生機。就運動鍛鍊方面來說，春天最好進行比較舒緩的運動，比如慢走或慢跑。

⊙夏長

到了夏天，要充分遵循「夏長」的道理，皮膚要做到充分開泄，要出汗。在體育鍛鍊方面，可以進行快跑運動。

⊙秋收

到了秋天，人就應該開始收斂了，因為夏天開泄，通途都打開了，所以到了秋天，營養物質該收斂進來。

⊙冬藏

等到冬天，就應該閉藏。從養生學角度來講，冬天閉藏的時候，連澡都要少洗，以避免皮膚過分開泄。這樣才能在冬天保住一個藏的氣機，而不是開泄的氣機。

過去人的生活條件較差，或像日本很多人家裡沒有浴室設備，冬天都去澡堂

腠理常見病—汗症、皮膚病

(1) 汗症

❶ 盜汗　❷ 自汗

(2) 皮膚病

❶ 皮膚搔癢和瘡傷　❷ 斑疹（外感類斑疹、內傷類斑疹）

❸ 青春痘　❹ 銀屑病（牛皮癬類）

❺ 帶狀疱疹　❻ 水腫病

❼ 過敏症

洗澡，一周至多去一次，冬天不常洗澡，反而暗中契合養生的道理；現在家庭生活條件好了，冬天我們也可以在家裏天天洗澡，皮膚毛竅天天開著，反而會對身體造成一定損傷。

以上就是按照春夏秋冬四季的養生法則，去潤養肌膚腠理的門道。

腠理養生的日常注意事項

腠理的日常養生，我們要記住以下三點：

❶ 不可過度生氣和焦慮

只要是生氣和焦慮，就會影響人體的氣機，進而間接影響肺氣，最後造成皮膚的緊張，出現疾病。

❷ 五味吃全，不要偏嗜

第二，從飲食方面來說，我們要五味吃全。中醫常說「鹹能滋骨」，吃鹹味的東西對骨頭有幫助，但是要注意，吃鹹並不等於是去吃鹽，我們要瞭解哪些食物屬於鹹味，按照五味所對應的食物去吃（見

「五味所對應的食物表」）。

酸能滋筋，酸味的東西可以滋養筋，使得筋更柔韌、更有彈性；辛能滋氣，辛味的、辛辣的東西，能夠使氣更加順暢；苦能滋血，苦味的東西可以使血運行更加流暢；甘能滋肉，甜味的東西對肌膚腠理能發揮滋養效果，因為甘入脾（見「五臟、五味、五體對應關係表」）。

五臟、五味、五體對應關係表

五臟	五味	五體
肺	辛辣	皮毛
肝	酸	筋
腎	鹹	骨
心	苦	脈
脾	甘甜	肌肉

腠理的日常養生保健

1. 不可以過度生氣和焦慮
2. 五味吃全，不要偏嗜
3. 要遵照十二時辰養生法

五味所對應的食物

五味	功能	五味的代表食物
苦	滋血	苦瓜、茶葉、杏仁、百合、白果、桃仁
甘	滋肉	茄子、番茄、蘿蔔、絲瓜、洋蔥、馬鈴薯、菠菜、南瓜、芋頭、扁豆、豌豆、胡蘿蔔、白菜、芹菜、冬瓜、黃瓜、黑大豆、綠豆、紅豆、黃豆、蠶豆
酸	滋筋	番茄、馬齒莧、赤豆、橘子、橄欖、杏、枇杷、桃子、山楂、石榴、荔枝、葡萄
辛	滋氣	薑、蔥、大蒜、香菜、洋蔥、芹菜、辣椒、花椒、茴香
鹹	滋骨	莧菜、紫菜、海帶、海參、螃蟹

3 要遵照十二時辰養生法

特別是注意子時（夜裡11點到次日凌晨1點）、午時（早上11點到下午1點）等這幾個重要的時辰，比如少陽生、陰氣開的時候。這就要求我們該睡的時候睡覺、該起床的時候起床、該吃飯的時候吃飯、該休息的時候休息，生活起居要有規律。

第二節

乳房

女人氣不足、血足，沖脈散於胸中於是長乳房

◆女人為什麼長乳房？

⊙乳房循行經脈

前面我們講過沖脈，沖脈起於會陰，然後分出一個叉，沿著中線任脈順著兩邊往上走。女人由於氣不足、血足，所以沖脈散於胸中，於是長乳房。

中醫認為，氣為血之帥，是氣帶著血往上走。從經脈上講，任脈主血，任脈通了，沖脈再一沖，能夠使人的氣血充足。在女子的青春發育期，如果血氣充足，就會開始發育乳房，並有月經來潮。

肝經也和乳房相關。肝經和任、督、沖三條經脈，和子宮、乳腺都相通，所以肝經又主藏血。

醫學小辭典

更年期

醫學上指男女身體機能進入衰退的時期。一般女性多指約在四十至六十歲之間，依據醫學統計，約有八成婦女會出現更年期症狀。此時停止排卵、生育期結束、內分泌產生較大變化。因性激素和卵巢機能衰退，月經週期出現不規則，其特徵有失眠、熱潮紅、頭暈、夜間盜汗、情緒憂鬱、記憶力減退等，使女性在生理及心理上有不適症狀，須要更多調適。男性的更年期，通常發生約在五十歲，其症狀表現是出現容易疲倦、肌肉僵硬、腰骨痠痛等。

胃經也和乳房相關。陽明胃經起於迎香穴，它從迎香穴走下來以後，正好走乳房的正中線。女人生完孩子後的哺育，要特別依靠胃氣的充足。當媽媽的只有能吃，才有奶水。奶水實際上是由血變現的。孩子出生以後，需要得到非常有營養並十分好消化的物質，血就是這種物質，血變現成奶水後可餵養孩子。

乳房裏側走足少陰腎經，腎經主精血，故這裏少血多氣。

乳房的外側走足太陰脾經，脾主肌肉，所以這裏多血少氣。外側還走足少陽膽經，膽經從缺盆走下腋，循胸過季脅。

乳房的外側偏上則走心包經和肺經，心包經循胸出脅，下腋三寸。

⊙乳房是血的儲備倉庫

女人的乳房，其實就是血的儲備倉庫。

女人的一生，在很多關鍵上都和血有關。比如，女人每個月因為月經會失掉一部分血。既然要失血，就要保證血的含量十分充足。現在有些年輕女性月經量變小，年紀輕輕就出現一些更年

如何有效豐胸？

1. 血要足
2. 氣要足
3. 好好睡覺

期症狀，這是胃氣不足的象，是不良生活習性所導致，比如減肥不當、不好好吃飯造成的血虛等。

女性在準備受精懷孕的過程中，不可損傷的兩個最基本的東西是父精和母血。父親要看他的精子品質如何，母親要看她血含量的充足與否，如果血不足，就會對孩子的發育造成很大影響。

總之，女人長乳房就是提前做一個血的儲備倉庫，不能等到要生孩子了再做準備，那就來不及了，所以乳房是從青春期開始慢慢發育起來。

懂得女性長乳房的原理，也就懂得如何才能使乳房發育好。現在市場上的豐胸產品五花八門，令人眼花瞭亂，但大多都是治標而不治本，並不能從根本上解決女性乳房發育的問題。其實方法很簡單就是以下三點。

⊙如何有效豐胸？

❶ 血要足

第一，血要足。把上邊女性長乳房的原理往回推，就知道血對於乳房發育的重要性，而血又依賴於脾胃。脾胃為人的後天之本，人體的可持續發展是由脾胃來決定。如果脾胃的消化吸收功能強，吃了食物之後，生出的營養物質就多，血也就多。

② 氣要足

第二，氣要足。只有氣足了，才能帶動血的上行，氣對乳房的發育很重要。

③ 好好睡覺

第三，好好睡覺。良好的生活習慣是人體發育的基礎，只有休息好，血氣才能充足，元氣才能充足，乳房才可以良性發育。

豐胸食物大公開

項目	食物類別	代表食物	豐胸功效
1	含膠質的食物	豬腳、雞腳、豬尾巴、筋蹄類、海參、牛肉	這類食物含豐富膠質，具有極佳豐胸效果。肉類含蛋白質、脂肪，適量脂肪更是胸部發育不可或缺的。肉類也是蛋白質的主要來源之一，而蛋白質可促進荷爾蒙發育，這些提供胸部健康生長所需的營養。
2	奶製品及飲品	牛奶、豆漿、優酪乳	牛奶等奶製品，是富含蛋白質和脂質的食物。豆漿有「中國牛奶」之稱，營養價值高。豆類富含的植物性荷爾蒙、卵磷脂和蛋白質，也是豐胸不可或缺的營養素。木瓜加牛奶，豐胸效果更加倍。

3	**堅果類**	黃豆、紅豆、花生、芝麻、腰果、杏仁、核桃、蓮子、葵瓜子、豌豆	堅果類含豐富蛋白質、卵磷脂和脂質，都是良好的豐胸食物。腰果含豐富的維生素E，有抗老化和潤膚的效果。芝麻要弄碎再吃，才能有利身體吸收；種子類的衣膜，都有促進性腺發育的作用，最好連皮衣一起吃。
4	**水果類**	木瓜、香蕉、蘋果、水蜜桃、櫻桃、李子、橄欖	木瓜是很好的豐胸聖品，含促進乳腺發育的木瓜酵素，有豐富的豐胸激素和養分，能刺激卵巢分泌雌激素，使乳腺暢通，達到豐胸效果。
5	**蔬菜類**	山藥、馬鈴薯、番薯、紅蘿蔔、地瓜葉、花椰菜、甘藍菜、所有的萵苣類、玉米、番茄、茄子、蘆筍	山藥含豐富植物性荷爾蒙，也可幫助胸部發育。葉菜類食物中，則以萵苣最具豐胸效果。花椰菜、甘藍菜含維生素A，有利激素分泌，幫助乳房生長。玉米更被營養專家推崇為最佳豐胸食品。
6	**中藥材類**	當歸、人參、淮山、枸杞、紅棗、蒲公英	發育期間如氣血不足，可食用「歸脾湯」加「加味四物湯」，來調補氣血。也可吃「當歸燉母雞」來補血強身，可以幫助胸部發育。

乳房疾病

① 乳腺病（乳癌、乳房腫瘤）

乳腺疾病是現在一個嚴重困擾女性的常見疾病，我們常能從新聞報導中看到某某女明星死於乳癌，如唱台語歌的「漂亮寶貝」林晏如，乳癌病逝得年38歲；美麗的日籍藝人楊思敏，也罹患過乳房腫瘤，前女主播馬雨沛也經歷過乳癌。乳腺疾病的危害很大，會對女性的一生產生巨大的負面影響。

為了避免罹患乳腺疾病，我們應該徹底明瞭致病的原因，這樣才能進行有效預防。首先我們應該對乳房的經脈循行很清楚；其次，要知道哪些不健康的生活方式和不正確的生活態度，會造成乳腺疾病。

乳房循行的經脈有沖脈和肝脈，裏側還有主精血的腎經，走乳中的陽明胃經，走外側的脾經、膽經，走外側偏上的心包經和肺經。乳房一旦得病，就可以根據這些經脈來判斷乳腺病的致病原因。

乳癌的高危險族群

1. 家族遺傳
2. 好食高脂肪食物
3. 初經太早、停經太晚的女性
4. 超過35歲才懷第一胎
5. 長期使用女性荷爾蒙
6. 環境中經常接觸致癌因素
7. 酗酒
8. 不愛運動者

⊙女性乳腺疾病和遺傳有關

西醫認為，女性乳腺疾病在很大程度上和遺傳有關。電視劇《活著真好》曾經描述過一個家庭中的母親、阿姨都曾得過乳腺疾病，到了女兒這一輩，老大因個性大而化之、凡事想得開，沒有得乳腺病，老二和老三都是白領佳人一族、精神壓力大，先後都得了乳腺癌。乳腺病和遺傳有關，同時也和心態密切相關。氣和肝經、膽經和心包經都有關聯。

⊙生氣最傷身

生氣會對人體造成巨大傷害。對於男人，生氣直接傷的是男人的肝；對於女人，生氣就有可能傷及女性的乳腺和子宮。這和女性的性格有關。有兩種性格都不好：一種是心高氣傲型，另一種是偏執鬱悶型。心高氣傲型的人氣老調在上面，易得乳腺疾病。偏執鬱悶型的人氣老發散不出去，總往下沉，病就偏於走子宮，易得子宮肌瘤一類疾病。

中醫小辭典

肝鬱

肝氣鬱結之證。多由情志抑鬱、氣機阻滯所致。肝鬱者，兩脅脹悶，時而作痛，且噯氣連連有聲。

⊙結婚真好

還有哪種情況的女性，容易患乳腺病呢？沒結婚的或家庭生活不幸福的女性，特別是三十多歲了還沒出嫁的女性，易患乳腺疾病。她們大多是婚姻方面不順暢，生氣鬱悶，心情不爽，氣血瘀滯，沒有正常的性生活。對於前者，我開一個千古妙方，兩個字—結婚。

❷乳房脹痛

乳房脹痛也是乳房疾病之一。有些人在經期前後，尤其是經期前，總會出現乳房脹痛、大腿根痠痛的問題。這都是血虛、血瘀之象。

乳房脹痛和肝鬱氣滯有關。表現在月經之前，常常出現所謂的「經期綜合症」（經前症候群），如煩躁、易怒、口乾、頭疼、抑鬱、兩脅脹滿等。

治療經期綜合症，可採用「加味逍遙散」。只要病症不重，加味逍遙散可藥到病除。但如果病人長期生氣鬱悶、氣血淤滯，或胃血不足造成血的淤滯，加味逍遙散就起不了太大作用。

③ 產後憂鬱症

乳房病裏還有一種是產後憂鬱症。

產後憂鬱症的主要表現是：少乳和臉上長黃褐斑。少乳是由於胃血不足造成的；而出現黃褐斑，一方面和小腸淤積不通有關，另一方面和心氣鬱悶有關，而產後的女人很容易偏鬱悶。

乳房保健

⊙ 補神—避免乳房疾病絕佳妙方

中醫在調理方法上有一句很經典的話：「藥補不如食補，食補不如神補」。女性如何補神，才能避免乳房疾病呢？

① 要性格開朗

所謂的神補、補神，就是調神，關鍵點就是要「調理神明」，使五臟的神變得更好。調神就是心要粗一點，盡可能不生氣或少生氣。我一直建議身為女人性格要開朗一些、線條粗一點。我們可以發現，大剌剌（大而化之）的女人，不易得乳腺疾病；倒是那些心細如絲的女人，或愛抑鬱、又壓抑自己感情不去宣洩的女人最容易得病。

❷ 培養嗜好，加強修養

女人要有點事做，如果喪失自我追求，就很容易在細微的事情上想不開，進而影響情緒，傷害身心，罹患乳房疾病。培養個人嗜好、注意加強修養的女人，既不易得病，又不給男人找麻煩，大家日子都過得舒服。

就拿我自己為例，應該說是個絕頂的笨女人，縫個被子都能把褥子也縫進去；但是我有一個優點，就是有心靈寄託－讀書。我只要有書看，就從不鬱悶發火。在我家裏，四處都擺著書，床上有書、桌上有書，甚至廁所也有書。我建議女性，特別是那些事事家務的主婦，一定要培養一些嗜好，高雅的情趣會提升人的品味，這是「神補」的一個重要層面。

❸ 要有自己的生活圈子

要善於和別人交流，同時也要有人生追求、人生目標。女性尤其如此，切不可一有自己的家庭或回到家後，就和外界斷絕聯繫，這樣反而會造成家庭不和

恐怖的乳房疾病

❶ 乳腺病（乳癌、乳房腫瘤）
❷ 乳房脹痛
❸ 產後憂鬱症

女性如何補神，避免乳房疾病？

1. 要性格開朗
2. 培養愛好，加強修養
3. 要有自己的生活圈子
4. 要守婦道，厚德載物

諧。最常見的一種情況，就是很多女性一結婚，就很少和朋友來往，每天只是圍著老公轉，但老公卻不可能整天圍著老婆轉，導致這樣的女性孤獨寂寞，嘮叨、吵鬧漸多，家庭生活不和諧，自己還容易生病。

4 要守婦道，厚德載物

中國傳統文化則認為，男女不僅要同心協力，還要各守其道。男子應該自強不息，就像馬兒那樣奔跑，像四季更替輪迴那樣生生不息，這在《易經》裏是屬於乾卦。

女人就要守婦道，要厚德載物。德性要厚一些，像大地一樣寬厚，要有承載萬物的精神。我們腳下的土地，不僅能夠接受好的東西，也能容納壞的東西，它不僅能夠承載萬物，還能夠繁衍生長。身為女性，不能只接收丈夫的金錢和利益，同時也要承擔他的苦難。我認為，這點在女性教育裏應該是很重要的。

有位教育家曾經說：「教育了一個男人，就只是教育了一個男人；而教育了一個女人，卻是教育了一個民族」。他把女性受教育的意義，又提升到了一定的高度。

⊙患有乳房疾病女性的保健方法

❶顛覆自己，重塑生活

一旦得了乳腺病，應該怎麼辦？最先要做的，就是把情志宣開。

既然我們知道得病的原因，就該懂得原先的生活對我們不利，造成現在的疾病，就應該規避其中不良的部分，先反思、後顛覆，改掉陋習，這十分重要。假如你原先是個很容易鬱悶的人，現在就開始學會不去鬱悶，萬事豁達，退一步海闊天空，心結很容易便可打開。

西方醫學也承認，得癌症的人一般都有「癌症性格」。所謂癌症性格表現為：心情長期處於鬱悶、壓抑的狀態，心境不開朗，遇事喜憂不喜樂，看暗不看明。改變長久以來養成的思維模式，確實不是件容易的事，但事在人為，有志者事竟成。

我們要做的其實很簡單，明白病因，學會規避不好的部分，顛覆自己，重塑生活。

名詞小辭典

薤

薤唸謝，音siè，植物名。屬百合科，為多年生草本植物，鱗莖和嫩葉可食。葉細長似韭、中空，自地下鱗莖叢生。花為紫色，呈傘形花序。

② 患乳腺疾病者的食補

對於已經得乳腺疾病的人來說，如何透過食補來進行調理呢？

中醫認為，患乳腺疾病的人，適宜吃甘味的食物。甘不是單純甜的意思，米、牛肉、棗和菜類都屬於甘味的食物。甘味的東西有一個作用—「甘緩急」，就是甘味的食物可以把肝的筋結緩釋掉，得乳腺疾病的病人，可以多食一些甘味的東西。

同時，這類病人還可以吃一些苦味的東西。中醫認為，苦主降，可以降心氣，吃一些苦味東西，能讓心氣往下走，避免它老調在上面。苦味的食物有麥子、麵、羊肉、薤菜等。

這類病人還可以吃些鹹味的食物。鹹味的東西可以「軟堅」，就是能夠把堅硬的東西軟化掉。鹹味的食物主要有小米、雞肉、桃子、蔥等。這裏我強調一點，一定要多喝小米粥。黃色的小米雖然顆粒小，但性溫，喝小米粥能夠暖胃，對人體非常有好處。

過去女人生孩子後，婆婆媽媽給產婦坐月子送的都是小米粥或雞湯，從五味上來講，小米、雞肉都歸味於鹹，可以軟堅散結。同時雞湯是發物，可以把身體的鬱滯排掉，所以雞湯對產婦很有好處。

在果實當中，桃類也可以軟堅散結。另外，蔥的外皮稍硬，裏面中空，也有辛散的作用，它對人體氣機的通暢非常有好處。

❸ 患乳腺疾病者的藥補

雖說「藥補不如食補，食補不如神補」，既然已經得了病，還是需要服食一些藥物進行調養。前面我們說過，血不足是導致乳腺病的原因之一，如何補血呢？中醫常用阿膠來補血，但其實阿膠並不能直接補血，而是利用阿膠的固攝作用來聚攏血。

阿膠一定要用驢皮來煮製，而不能用馬皮。驢的特性和馬不同，馬性為火性，主散；而驢性是水土之性，主收斂。

怎樣才算補血了呢？中醫認為，血有一種向外散布的動能，如果人體內血散得太厲害了，就會顯出一種缺血或貧血的象。出現這種情況，可以用阿膠來收斂一下，讓血散的動能不要太過。

中醫說的補首先是要穩住，保持現狀，固攝住現存實力，而不是我們一般人通常認為的：補就是吃各種補品。也不是吃什麼補什麼，更不像開玩笑的說法：吃了盤腰花，就補在自己的腰子（腎）上。

中藥小檔案

鹿茸

性味：味甘鹹，性溫

歸經：歸肝、腎經

說明：雄鹿角幼角尚未骨化、有茸毛，含血液、色如紅玉。

功效：是一種珍貴的中藥材，能補腎壯陽、益精血、強筋骨，中醫視為滋補強壯劑，用於貧血、頻尿、青年轉骨、骨質疏鬆、男女性能力的提升及不孕、骨折等症。

其實，補血最關鍵的一點，還是透過吃食物來補身。因為胃經主血，只要能吃，食物的精華就能變現為血。中國有句俗語：「能吃就是福」，只要能好好吃飯，正常地消化，就是最好的補血方法。原則是先補脾胃，讓脾胃氣足了，然後消化吸收能力才能增強，整個身體也因此而強壯。

⊙為什麼清代的皇帝壽命比較長？

我們從歷史上看來，在歷朝歷代的皇帝當中，清代皇帝是平均壽命最長、活得最久的。為什麼清代的皇帝壽命比較長呢？

首先，清朝皇帝都是滿族，愛好運動，喜歡鍛鍊身體，騎馬打獵是常事。

其次，清朝的皇帝都酷愛中國傳統文化，寫詩作賦，筆走游龍。這樣修身養性，對健康大有裨益。

再者，就是他們養生有方，常用的有兩大補品：一為蟠桃酒（人乳），二為鹿茸血。

為什麼清代的皇帝壽命比較長？

1. 清人是滿族，喜歡運動，愛好鍛鍊，騎馬打獵是常事。
2. 清朝的皇帝都酷愛中國傳統文化，寫詩作賦，筆走游龍。這樣的修身養性，對健康大有裨益。
3. 養生有方，常用的有兩大補品：一為蟠桃酒（人乳），二為鹿茸血。

⊙喝人乳

蟠桃酒不是酒，而是乳汁。清朝的各代皇帝從小宮裡都有奶媽，天天吃人乳。《西遊記》裏説天上西王母那裏有蟠桃，三千年一開花、三千年一結果，吃了蟠桃就長生不老、益壽延年。

中醫把「人乳」叫做蟠桃酒，也暗示人乳能使人長壽的意思。人乳是一種營養價值極高的東西，而我們前面説過，乳汁是血的變現，非常容易被人體消化和吸收。所以清代皇帝深諳此理，從小到大從未離開過蟠桃酒補身。

⊙喝鹿茸血

過去的老北京南苑一帶都是養鹿的地方，名鹿苑，就是專供清朝皇帝飲鹿茸角裏的鮮血所設。

中醫認為，鹿角在春天生發，鹿角的生機旺。鹿角中生機最旺的地方是角尖，就在角尖的位置鑽一個洞，往洞裏滴一點酒，酒就會把鹿角中的鮮血趕出來，喝這個鹿角尖的鮮血，自然最有營養、最有生機。

第三節 五臟六腑之心

心為君主之官，它統攝身體的五臟六腑

從本節開始，我們來瞭解一下五臟六腑。五臟六腑總共有十二個臟器：五臟是心、肝、脾、肺、腎、心包；六腑是大腸、小腸、膽、胃、膀胱、三焦。在這十二個臟器中，最關鍵一個臟器就是心。

心為君主之官

《黃帝內經》認為心為君主之官，它統攝身體的五臟六腑。假設把五臟六腑看做一個「國家」，心就是君主、皇帝。既然有君主，自然還有太監、丫鬟、大臣、士兵等層層包圍、保護著它，這種層層包圍、保護，使得心不受任何邪氣干擾，這就是中醫所說的「心不受邪」。一般情況下，心是不會受到任何邪氣干擾；即使受到干擾，心也是最後一個受到傷害。

五臟功能對應官職表

五臟	肺	肝	腎	心	脾
官職	丞相	將軍	大力士	君主	諫議之官

中醫將「五臟」都對應比喻為「一定身分的人」（官職），這很有意思，瞭解這些就知道各臟器的一些功能特點（見「五臟功能對應官職表」）。

心臟病和心臟養生法

⊙循行心臟的經脈有病，會引發心臟病

中醫認為，心臟病的發作不是單純心臟的問題，和很多走心臟的經脈有關。肺經走心臟，走在心經的前面。如果肺經有病，就會使人心煩胸滿。胃經也走心臟。如果胃經得病，就會「心欲動」，就是總感覺心裏慌慌的。

脾經走心臟。脾經得病會引起心下急痛，就是會感覺心撲通亂跳，而且心裏面急痛。脾經的病多為濕邪所致。

如果心經得病，嗓子會乾，噫乾心疼，屬於心血虛，是由於心血不夠引起的心臟病。

腎經、心包經的疾病，也會造成心臟病。心包經造成的心臟病是「心中澹澹大動」，就是明顯感到心撲通撲通地跳。（澹唸淡，dàn，意為震動、使畏懼）

名詞小辭典

噫

噫唸一，yì。吃飽之後，胃裡的氣體因阻鬱而上升，並發出聲音。《黃帝內經》素問・卷二十二・至真要大論：「飲食不下，鬲咽不通，食則嘔，腹脹善噫。」

膽經的病也會造成心臟不適，比如說心脅痛，人躺在床上只要一轉身，心臟就有刺痛感。這是膽經的生機不旺、氣化不利所造成的心臟病。

⊙心主血脈，心主神明

就心臟的問題來說，主要涉及兩個方面：一是心主血脈，二是心主神明。

因為心主血脈，血脈淤滯會造成心臟病；心又和肺經、胃經這些經脈有關，哪個臟器的病都會造成心臟病。現在很多人死於心肌梗塞，死者最後的表象都是心臟停止跳動，大家通常認為是心梗發作，大面積心衰所致，其實這種大面積心衰的背後，和腎、肺、胃等都有密切聯繫。

心之神為神明。假如某人神明錯亂，心神就會惑亂，處於迷惑之中。例如，憂鬱症的真正根源就是胃經和腎經的病，是由於胃腎大傷而造成心氣大傷。胃氣如果不足，心血也會不足，同時因為胃主血所生病，血的來源都是胃經，人體的營養物質也都是從中焦脾胃來的，這叫「中焦取汁變化而赤」。如果心血不足，神明就迷惑，出現一種惑亂的象。

⊙心臟病和十二時辰的聯繫

中醫養生很注重時間概念，從某種意義上說，中醫之學也可稱為「時間之學」，中醫養生必須要遵循時辰養生。

我們可以透過學習十二時辰養生，來瞭解心臟病的真正病因，並作出相應的養護。

比如說早晨5點到7點是卯時，大腸經當令；上午7點到9點是辰時，胃經當令；9點到11點是巳時，脾經當令……假如身邊有人心臟病發作，我們最好看一下發病的時間，時間就可以對應該段時間所當令的經脈，就可以初步判斷，有可能是哪個經脈的問題引發心臟病。

12時辰和當令經脈對應表

項目 序號	時辰	時段	當令經脈
1	子時	23：00～1：00	**膽經當令**（膽經在子時值班）
2	丑時	1：00～3：00	**肝經當令**（肝經在丑時值班）
3	寅時	3：00～5：00	**肺經當令**（肺經在寅時值班）
4	卯時	5：00～7：00	**大腸經當令**（大腸經在卯時值班）
5	辰時	7：00～9：00	**胃經當令**（胃經在辰時值班）
6	巳時	9：00～11：00	**脾經當令**（脾經在巳時值班）
7	午時	11：00～13：00	**心經當令**（心經在午時值班）
8	未時	13：00～15：00	**小腸經當令**（小腸經在未時值班）
9	申時	15：00～17：00	**膀胱經當令**（膀胱經在申時值班）
10	酉時	17：00～19：00	**腎經當令**（腎經在酉時值班）
11	戌時	19：00～21：00	**心包經當令**（心包經在戌時值班）
12	亥時	21：00～23：00	**三焦經當令**（三焦經在亥時值班）

如果心臟病發病的時間為早上，特別是該時段要是吃多了，那就有可能是因為「子盜母氣」引發的問題。「子盜母氣」的原理和五行的相生相剋有關，我們稍後再作詳細講解。

如果心臟病發病時間為下午，可能和小腸經、膀胱經或腎經有關。中醫認為，心與小腸相表裏，很多疾病不直接反映在心上，而是先反映在小腸上。小腸經的當令時段為下午1點到3點，這期間如果出現胸悶、心慌、氣短等症狀，都是心臟病的前兆。如果這時人要是生氣或再得氣鬱之證，就很可能引發心臟病。

膀胱經的當令時間是下午3點到5點，該時段如果陽氣不足，就會造成心腦的血往上輸布的力量不夠，有可能引發心臟病。

腎經的當令時間是晚上5點到7點，此時腎氣的衰弱，會造成心肌梗塞。

⊙元氣大傷導致的心臟病

在五臟六腑之中，心貴為君主，沒有上級來管。不過君主還有個別名，叫「天子」，也就是上天的兒子，那就是天能管君主，如果天的氣數將盡，君主再努力也無濟於事。這就好像明朝末代皇帝崇禎，恨不得把自己的飯都給老百姓吃了，但也沒有用，天災人禍，氣數已盡，只有上吊自盡。

心這個君主的天就是元氣，元氣又藏於腎，元氣大傷造成的心臟病，歸根究柢是腎病的問題。

元氣大傷造成的心臟病，主要表現有兩種：一種是心臟早搏，另一種是心臟間歇。

❶ 心臟早搏

很多人都有心臟早搏的現象。從脈象上來說，早搏會出現「突、突、突」跳得特別快的現象。

早搏，意味著人的元氣尚可。打個比喻，身強力壯的人因為元氣十足，給自行車打氣時一管子就可以打到底，這打到底就相當於人體正常的心跳。當人生病時元氣不足，就沒勁了，這時打氣就會透過加速的方式打半管氣，這個加速方式就有點類似心臟早搏。

腎精沒勁時，需要用加快的方式完成它一天的工作，就好像開車一樣，汽車的引擎就相當於心臟，當油跟不上的時候，車有時候會「突突」地往前跳兩下，這就是早搏，它提示我們需要加油了。

元氣大傷造成的心臟病主要症狀

❶ 心臟早搏

❷ 心臟間歇

❷ 心臟間歇

心臟間歇也可以用打氣來作比喻，就相當於打了一下後再打半下，然後就需要歇口氣。心臟間歇為元氣大虛的象。

從脈象的角度來說，如果心臟間歇沒有規律，病人的身體狀況還可以，心臟間歇會慢慢消失。最怕心臟間歇有規律，一旦有了規律，就要出大事。我們在日常生活中要去注意這個問題。

⊙避免引發心臟病的生活陋習

大吃大喝、暴飲暴食、便祕，都會導致心臟病發作。

❶ 大吃大喝、暴飲暴食會引發心臟病

春節期間常有老人突發心肌梗塞，這是為什麼呢？

中醫裏講「喜則氣緩」，人一過喜，心氣就會散掉，因為喜這種情緒是和心相關的。過年的時候，全家都會團聚，這樣的日子老人家都格外高興。對於上了年紀的人，本來心氣就有點散，一高興再加上大吃大喝，胃氣不足，使得心氣全部跑到胃那裏幫助消化食物，人就會出現心肌梗塞的情況。為什麼心氣會幫助胃氣呢？這其中蘊含著五行相生相克的道理。

引發心臟病的生活陋習

1. 大吃大喝
2. 暴飲暴食
3. 便祕

陰陽五行相生相剋原理認為：火生土。五臟之中，心為火，脾胃為土。火生土，就是說心（火）是胃（土）的母親，而胃就是心的兒子；五臟之中的脾和六腑之中的胃，為陰陽關係。

五臟為陰，五臟並不直接創造「價值」，它們就像高級官員，雖不直接創造「價值」，但是它們作用很重要，要統攝底下的六腑（百姓）。底下的六腑幹活，就要交租稅給五臟。所以，可以說五臟是收錢的部門，錢就相當於人體的精，精足了，人的身體就強壯。國家有錢了，人民就富足強大了。

五臟之一的脾為陰，六腑之中的胃為陽，這個陽（胃）運化起來就要把所有的營養物質提供給陰。而胃氣如果不足，胃會向誰借「錢」呢？是向和自己有陰陽關係、且主收斂的老婆（脾）要呢？還是向有生育關係的母親（心）要呢？答案是很簡單的，老婆（脾）是主收斂的，是收錢的匣子，向它要自然要不到。所以當兒子（胃）的要是缺錢了，最好方法就是和母親（心）要，一定會要到。這就叫「子盜母氣」。

老人身體本來已經很虛弱，一旦要是胃氣奪了心氣，就很有可能導致心臟病發作。這就是為什麼老人吃撐著，會引發心臟病的原因。

❷ 便祕會引發心臟病

有個相聲界的名人是在上午死於心臟病，從瞭解到的各種情況看來，死因很可能和便祕相關。

為什麼這麼說呢？中醫認為，肺與大腸相表裏，就是肺氣和大腸是相互關聯。如果病人大便乾燥，大便的時候就會憋一口氣往下使勁去排便。這時，病人肺心之氣如果很虛，大便又急著往下行，下面使勁排泄，在大便排出的一瞬間，底下一空，上面立刻就會空掉，這樣就會導致心臟病發作。

心臟病的發病，和我們日常生活中的不良習慣有關，瞭解這些，我們就知道該如何去規避，如何進行心臟養生。

第四節 五臟六腑之肺

肺最關鍵的功能是主氣

肺主氣，司呼吸

肺，是人體當中的一個重要器官。中醫認為，肺最為關鍵的功能是主氣，司呼吸。

氣從何來？大多數人認為氣是從口鼻的呼吸之中來，但是中醫並不這樣認為，中醫認為「人受氣於穀」。這句話的意思是人體中的氣來自於食物，從中焦脾胃中來，中焦產生的精華就為氣。《黃帝內經》中說「穀入於胃，以傳於肺」，人所吃東西的精華上輸於肺，由肺再將人體精微物質，轉輸到五臟六腑、四肢百骸，這樣全身上下都有力氣。

《黃帝內經》還說「肺司呼吸」。我們現在的政府機關有「司長」這個職位，是主管某一個部門。肺有一個功能，就是主管呼吸。

人物小辭典

孫思邈

唐朝人(生年不詳～西元682年）。據說他活了120歲，也有一說他活了140歲。通百家之學，兼擅醫學，民間奉為「藥王」、「醫聖」。著有《備急千金要方》。

⊙降龍伏虎是什麼？

呼吸是利用胸膈上下的運動來升降氣機，中醫非常強調如何調理全身氣機的問題。藥王殿裏醫聖孫思邈的像都是坐在老虎身上，手裏擒著一條龍，叫做「降龍伏虎」，道理何在？

人體的氣機當中，最難以掌控的就是主條達的「肝」和主肅降的「肺」，這一升一降之間的掌控和平衡，在治療裏非常重要。如果能將肝和肺的功能調節好，使其各司其職、各盡其力，就叫「降龍伏虎」。對醫生來說，能否透過調整肝肺二臟，來達到調理全身氣機順暢運轉的目的，也是衡量一名醫生醫術高明與否的指標。

⊙調理呼吸健康養生

傳統養生學非常強調要調理呼吸，從調理呼吸下手來練功夫。為什麼要調理呼吸呢？實際上是要利用胸膈的上下運動來積精累氣，達到陰陽相交的目的。

肺還有一個重要的功能叫做「治節出焉」，這是什麼意思呢？我們知道，有天下大亂，也有天下大治，治和亂是反義詞，治就是安定、穩定、正常的意思。節在這裏就是指節氣，比如說，有些老人在節氣轉換的時候會出現骨節疼痛，或

降龍伏虎是什麼？

呼吸是利用胸膈上下的運動來升降氣機，中醫非常強調如何調理全身氣機的問題。藥王殿裏醫聖孫思邈的像都是坐在老虎身上，手裏擒著一條龍，叫做「降龍伏虎」。

人體的氣機當中，最難以掌控的就是主條達的「肝」和主肅降的「肺」，這一升一降之間的掌控和平衡，在治療裏非常重要。如果能將肝和肺的功能調節好，使其各司其職、各盡其力，就叫「降龍伏虎」。

對醫家來說，能否透過調整肝肺二臟，來達到調理全身氣機順暢運轉的目的，也是衡量一名醫生醫術高明與否的指標。

皮膚濕疹容易長在關節處，這種疾病就和節氣有關，因為人體的氣和季節密切相關。「治節出焉」就是說如果肺氣正常，人體內的正常治理和調節，都可以靠肺的肅降功能來完成。

肺的疾病

肺經是從中府、雲門出來，沿著手臂內側最上緣走過來的，一直走到大拇指的內緣。一般來講，肺經出現問題，會導致身體出現以下病症：手臂疼痛、手掌心灼熱、肩背疼痛。

肺氣虛的人還有一個象也很明顯，中醫裏叫「小便數而欠」，「數」的意思是一次次的，「欠」的意思是少。就是說，小便的次數很多，但每次尿得又很少，這就是肺氣虛。這種情況日常很多見，比如開會的時候，經常會看到有人頻繁地往外跑。他們跑到廁所裏尿一點點就又回來了，這就是典型肺氣虛的象。治療這種病，應該從肺開始。

肺氣虛還會導致尿色發生變化，因為在肺主肅降的過程中，營養物質會出現一些變化，尿色也會因而變化。

下面我們具體講解一些常見的肺病。

肺的常見疾病

1. 咳嗽（外感咳嗽和內傷咳嗽）
2. 肺結核
3. 哮喘
4. 流行性感冒

1 咳嗽及保健治療

肺病之中最普遍的一個就是咳嗽。現代人有一個迷思，認為凡是咳嗽都是肺出了毛病，所以治咳嗽全從肺治。這是有問題的。

《黃帝內經》認為「五臟六腑皆能令人咳」，就是五臟六腑都能成為咳嗽的誘因。中醫有專門的「聞診」，就是根據咳嗽的聲音，來判定病出於哪裡。比如，如果咳嗽是膨膨而喘咳，咳嗽聲很嘹亮，是「肺咳」；一會兒咳一聲，聲音很虛弱，有可能是「大腸咳」或「腎咳」。

咳嗽可分為兩類：外感咳嗽和內傷咳嗽。

⊙外感咳嗽

外感咳嗽是風寒、暑濕、燥火等，一些外部節氣變化或邪氣橫行所造成，外感患者會出現發熱、頭痛、身痛、咳嗽等症狀。

中醫小辭典

風寒

指風和寒相結合的病邪。臨床表現為惡寒重、發熱輕、頭痛、身痛、鼻塞流涕、舌苔薄白等。治療以祛風散寒為主。

看診實例

咳嗽十年尋醫記

久咳虛症最好用宣法

前陣子，我的學生遇到一個已經咳嗽十年的病人，她四處求醫，病沒治好，身體卻越治越虛。天天咳個不停，五臟已經極端虛弱。

學生對病人及她的家屬說：「如果想徹底治癒，會有一個象就是開始會咳嗽得特別劇烈，從原先每天輕微地咳，轉變為到夜裏咳，而且會一直加重到整夜狂咳睡不著覺，一般人可能接受不了」。

患者的丈夫回答說：「沒有問題，我太太能受得了，絕對能挺得住，您給她開藥吧！這次我們就是想把病徹底一次治好」。學生開了藥讓患者吃，等到太太真狂咳不止的時候，患者的丈夫反悔說：「這樣不行了，還是送醫院吧！我太太已經連續幾夜地沒完沒了地咳了」。

我學生對他講：「你老婆原先有這麼大勁咳嗎？這回終於有勁咳了，你還不知足，咳成這樣多好，忍著，繼續咳。我早和你們說過，這病一定要發出來，不可以藏進去，這時不能打退堂鼓」。結果他們又回去熬了一個星期，有一天竟突然不咳了，徹底不咳了。

還是前面提過的觀點，我認為治病有兩種方法，一種是「往下壓」的治法，一種是「往外宣」的治法。我認為這種久咳虛症最好用「宣法」，把病藏在裏面是隱患，宣出去便可以治癒。

病症小辭典

肺結核

也稱為「肺病」、「肺癆」、「骨蒸癆」，是一種慢性傳染病，由結核桿菌所引起。其症狀是身體疲憊、午後發燒、夜間盜汗、咳嗽多痰，病人多形體消瘦，有時會咯血。

⊙內傷咳嗽

內傷咳嗽大多久治不癒，總是咳嗽，人就慢慢虛弱下去。

剛得此病時，有的人是實咳，膨膨而喘咳，咳聲特別嘹亮，這是身體還有勁的一個特徵。

如果咳嗽出來的是黃痰，說明體內還能夠化火，基本上已經接近治癒；當咳嗽的聲音越來越小，出現青痰的時候，就說明身體已經很虛弱了；如果咳嗽出來的是白痰，而白痰相當於命痰，就說明已經把體內裏的一些精華吐出來了，這是一種很危險的象。

一般來講，內傷咳嗽屬於虛症的咳，為陰盛陽虛。得這種病的人一般喜歡吃辛辣的食物，因為辛的東西可以起到辛潤的作用，這也是人體自救的一種表現。

②肺結核

肺結核，是肺病中比較常見也比較厲害的一種病。這種病的發病原因是脾胃（土）不生肺（金）。

按五行相生相剋來講，土本應生金。而在五臟六腑之中，脾胃屬土，肺屬金，如果脾胃（土）太弱不足以生肺（金），就會得肺結核病。這又回到一個老

肺結核的4個症狀

症狀① 子午潮熱
症狀② 盜汗不止
症狀③ 面黃肌瘦
症狀④ 渾身乏力

生常談的問題，只有能吃，肺氣才能足，氣血才能運轉流暢。

人體的五臟六腑之間有重要的關聯性，比如脾胃特別虛弱，中焦脾胃會沒勁，上焦也會沒勁，而中焦的勁又來源於下焦，就是來源於肝腎。所以久治不癒的肺結核病，和肝腎虛弱也密切相關。

⊙ 肺結核的4個症狀

中國古典文學名著《紅樓夢》中多愁善感的林黛玉，得的就是肺結核，俗話叫「肺癆」。得這種病的人，基本會出現以下幾種症狀：

症狀1 子午潮熱

我們前面說過，子時（夜裏23點到凌晨1點）和午時（中午11點到13點）是陰陽轉換的時段，子時是一陽生的時刻，午時是一陰生的時刻。在這兩個時辰中，如果陰陽氣機不融洽、不和諧，就會陽氣浮越而不藏或虛陽外越，陽氣不斷地往外冒，人體就會感覺潮熱。

症狀2 盜汗不止

夜間本應該陽氣斂藏，但是肺結核患者陽氣太弱，收藏不住，就會出現盜汗的現象。盜汗對人體的傷害很大，原因上一章講心的時候，我們已經說過。

症狀3　面黃肌瘦

面黃是土氣外泄、脾胃很弱的象，患肺結核的人臉色發黃，而且變得極瘦。像林黛玉就是很難胖起來，因為脾主肌肉，脾胃極其衰弱，肌肉形體就會極度地消瘦。

症狀4　渾身乏力

人脾濕太重，就會經常拉肚子，並產生困倦，喜歡躺在床上。像林黛玉就總愛躺著，吃完飯都要躺會兒，這是沒有力氣的象，原因是肺朝百脈，如果百脈不足，整個人的氣機就會很虛，周身不利。肺氣虛，會導致全身無力。

③ 哮喘病及保健治療

哮喘也是一種常見的肺病。

年輕人得哮喘還好治一點，年老的人得哮喘就比較難醫治，因為上歲數的人腎氣衰敗得更厲害，身體虛弱，治療需一點一點進行。

得哮喘病的人，往往在小時候有發燒史或過度服藥史，得病之時如果沒有吃對藥，就有可能把正氣消耗掉，寒邪就會趁機進入臟腑。

舉例來説，如果小孩得了鼻竇炎、咽炎，多數家長覺得既然孩子有炎症，那就給他吃消炎藥，結果是消炎藥把病往裏引，小孩又沒有較大的代謝能量，導致病雖被壓下去了，但在體內留下巨大的隱患。

哮喘病的發展是有規律可循的，發展過程一般來説先是感冒，然後是鼻竇炎、咽炎、氣管炎，氣管炎後是哮喘，病一步一步地往下走、逐步加深。哮喘已是這種病很深層面的一個表現。實際上，哮喘應該是下焦的病，即是腎病。

如果人吸氣時間長，呼氣時間短，就是一種哮喘的象。中醫認為，這屬於水邪上泛。用藥很簡單，上焦的病一般用「苓桂朮甘湯」來治，下焦的病一般用「真武湯」之類的藥來治療。「真武湯」裏會有細辛這味藥，因為它是搜腎寒的。具體在用藥方面，還是要請醫生來決定。

另外，還有一種是吸氣特別短、呼氣特別長的象，叫「腎不納氣」，就是説腎精不足以把氣吸進去。如果屬於「腎不納氣」的這種病，治療這種哮喘可服用「金匱腎氣丸」之類的藥，具體個人情況還是要諮詢醫生。

現在很多人在求醫無門的情況下，有時會自己亂看書、亂服藥；這是會出問題的，我的建議是：第一，別輕易亂吃藥；第二，掌握一些醫理，不可以病急亂投醫，雖説古有「久病成醫」的説法，也要沉下心來的人才能成醫，把醫理學明白了，才知道對錯。

⊙學習腹式呼吸

現在很多人在呼吸上都有問題，有的人呼吸太淺，就在胸膈以上；有的人稍深一些，但也不是正確的呼吸方式，我們應該學習腹式呼吸。

所謂腹式呼吸，就是一定要用到腹部，從腹部這裏進行的呼吸、發出來的氣會完全不同。比如練唱歌的人，他們的氣就是從丹田發出來的，所以練唱歌是對人體有好處的。因為唱歌的人總要透過腹部呼吸，這樣就在氣機上對人的胸膈有很大的改善。這對人體非常有好處的。

④流行性感冒及流感保健

流行性感冒也是一種肺部疾病，號稱「時尚」病。在春、秋兩季經常會發生大規模的流行性感冒。

關於流感，中醫有很多經典的説法，比如，「冬不養陽，春病必溫」，意思就是：冬天不好好養藏，春天一定會得瘟病；「春不養陽，夏病必暑」，意思是：春天不好好生發，到了夏天一定得暑病；「夏不養陽，秋病必燥」，意思就

四季養生大法

春生：冬不養陽，春病必溫
（冬天不好好養藏，春天一定會得瘟病）
夏長：春不養陽，夏病必暑
（春天不好好生發，到了夏天一定得暑病）
秋收：夏不養陽，秋病必燥
（夏天不好好生發，到了秋天一定會得燥病）
冬藏：秋不養陽，冬病必寒
（秋天不好好養陽氣，到了冬天一定會得寒邪之證，例如會出現咳嗽等病症）

是：夏天不好好生發，到了秋天一定會得燥病；「秋不養陽，冬病必寒」，意思就是：如果秋天不好好養陽氣，到了冬天一定會得寒邪之證，例如會出現咳嗽等病症。

這些古語其實告訴我們一個道理，養生必須要看前三步、後三步，要想這個季節身體好，必須要前一個季節先養好。也就是說：春天的養，實際上是為夏天而養；而夏天的養又是為了秋天能身體好。

⊙為什麼得「SARS」的人多為壯年人？

流行病肆虐的時候，並不是所有的人都會被感染，肯定會有一些人毫髮無傷，這些沒事的人就值得我們研究，看看他們是怎樣生活的？就可規避掉那些本不該做的事。

以「SARS」（嚴重急性呼吸道症候群）為例，當時老人和孩子得「SARS」的人並不多，原因就在於現代社會中，只有老人和孩子生活是有規律的，該吃飯時吃飯、該睡覺時睡覺。而那些被「SARS」擊倒的人多為壯年人，他們的生活習性很有問題，晚上不睡、早上不起，冬天又常無度地耗散自己，怎能不病？

肺的常見疾病

1. 咳嗽（外感咳嗽和內傷咳嗽）
2. 肺結核
3. 哮喘
4. 流行性感冒

⊙掌握養生原則—春生、夏長、秋收、冬藏

不只有流行性感冒是「時尚」病，其實現在很多病都是「時尚」病，只要你過著極不規律的生活，不符合養生規律，比如到了該結婚的時候不結婚，不該結婚的年齡偏偏要去結婚，這些都屬於不「守時守位」，那「時尚病」自然會找上門來！

從疫情發生來說，春季的疫情多從南方開始，這和氣候相關。隨著溫度逐漸升高，逐步向北；而秋季的疫情多從北方開始，隨著溫度降低向南方發展，這是流行病隨氣候、溫度而變化的一個規律。

要想規避這些，就要悟到「一天當中有四季，一年當中有四季，一生當中也有四季」的道理，要把四季之道把握好，同時也要掌握一個根本的養生原則—春生、夏長、秋收、冬藏。

對人來說，道理也一樣。比如，人年輕的時候就要好好學習，好好地發展自己；到了中年的時候，該收穫的時候就要去收穫；到老年的時候，該斂藏的就要斂藏，所以人老的時候「戒之在得」，要懂得知足。

太過隨性的生活，對人體來說是有傷害的。我們一生要因循著四季養生規律去生活，只有規律的生活，才能保養好身體。

孔子說君子有三戒

依人生少壯老三時期來看：

少年：戒之在色

壯年：戒之在鬥

老年：戒之在得

《論語》季氏第十六：「孔子曰：君子有三戒；少之時，血氣未定，戒之在色；及其壯也，血氣方剛，戒之在鬥；及其老也，血氣既衰，戒之在得」。

病症小辭典

SARS（嚴重急性呼吸道症候群）

SARS是2003年世界衛生組織（WHO）公布的新名稱，之前稱為「非典型肺炎」。SARS的致病原為新發現的冠狀病毒，並被正式命名為「SARS病毒」。感染特點是發生肺纖維化、瀰漫性肺炎、呼吸衰竭，較過去所知病毒、細菌引起的非典型肺炎嚴重，因此取名為「嚴重急性呼吸道症候群」(Severe Acute Respiratory Syndrome, SARS)。

SARS是一種由變種冠狀病毒所引起的疾病，和病人密切接觸，吸入或黏膜接觸病人的飛沫或體液而感染。要防止SARS，戴口罩和勤洗手是最重要的。一般普通的肺炎是指「典型」肺炎，多為細菌感染，最常見如肺炎雙球菌。「非典型肺炎」特指由病毒或某些細菌（黴漿菌、披衣菌、退伍軍人菌）所引起的肺炎，SARS即屬此類。

SARS 的主要症狀是發高燒（超過38℃）、咳嗽、呼吸困難或呼吸急促。可能伴隨其他症狀，如頭痛、食慾不振、疲累倦怠、意識不清、肌肉僵直、腹瀉、皮疹等。做胸部X 光檢查，可發現肺部病變。

SARS 潛伏期從2至7天不等，最長可達10天以上。SARS 最嚴重會出現瀰漫性肺炎，氧氣交換下降，導致肺部缺氧，病人會呼吸困難、缺氧，甚至引發呼吸衰竭而導致死亡。

SARS開始至今，主要罹患者都是成人，小兒科病患極少，且症狀較成人輕微，也表示此病絕大部份的病變，是因過度免疫所造成。

第五節

五臟六腑之脾

脾為中，脾是五臟六腑中央之神明

◆脾的功能

上一章我們說過，生活要遵循一個養生原則：春生、夏長、秋收、冬藏。從五臟和四季的對應關係來說（見「五臟和四季的對應關係示意圖」），春對應的是肝，夏對應的是心，秋對應的是肺，冬對應的是腎，那麼中間是什麼呢？脾為中，脾是五臟六腑中央之神明。

「脾」字很有意思，左邊是個月（肉）旁，右邊是個婢女的卑字，脾就像人體五臟六腑這個大宅門中的丫鬟，但它對人體來說卻是至關重要。

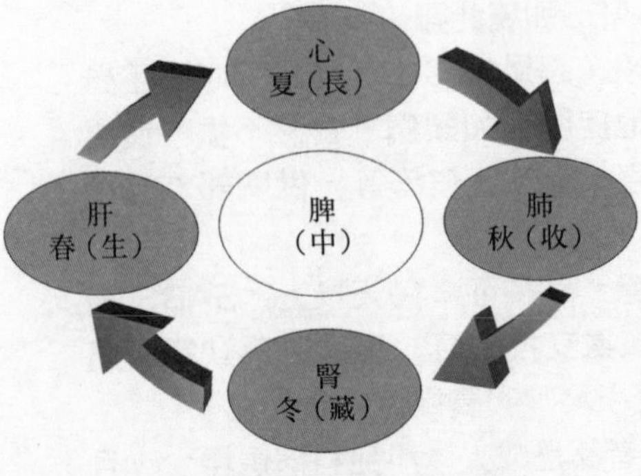

五臟和四季的對應關係示意圖

糖尿病的症狀有哪些？

1. 三多：吃多、喝多、尿多
2. 一少：體重減輕
3. 容易疲倦
4. 傷口不易癒合
5. 視力模糊
6. 手腳麻木

⊙脾的功能是什麼？

脾的功能是什麼呢？《黃帝內經》稱脾為「諫議之官，知周出焉」，認為脾是要「知周」的，就是要瞭解四周的情形，清楚自己該做的事情。比如，脾的一個很重要的功能，就是承擔著把胃腐熟出來的全部精華，上輸於心肺，所以脾這個丫鬟雖然做的事情很細碎，但卻至關重要。

五臟六腑這個大宅門裏最怕脾生病，脾這個丫鬟一旦生病，沒人燒柴、沒人做飯，也沒人伺候主子們，整個大宅門就癱瘓了。所以脾病是大病，糖尿病又被稱為「富貴病」。

如果脾努力把食物的精華往上送，就叫「上進」；如果它不好好幹活做事，不往上送，專門往下送，就叫「下流」，這樣就要出大麻煩了。當精華不往上走而往下走時，糖分就會隨著尿流失掉，而糖原是保證肌肉正常運動的基本營養物質，如果都流失了，人就會得糖尿病，人體就會慢慢虛弱下來。因此，中醫認為糖尿病就是脾病。

⊙人體是怎麼分配營養？

我們吃進食物，然後透過脾胃的消化獲取營養，這些營養是怎麼分配的呢？

首先，吃進人體的東西當中最精華的營養，一定是被五臟儲藏起來。我們說家庭生活中丈夫賺的錢會被老婆拿走，人體也是，最好的營養物質會先被五臟儲藏起來。五臟就是藏而不泄，會隨時把好的東西收藏起來。

另外大部分能量被用來支持臟腑的運化，比如發揮大腸經的功能去排便，維護小腸的正常工作等，這是人能夠一天天存活下來的基礎能量。

最後，還有一部分營養用來支持身體各種肌肉的運動，哪怕是一個手指的運動，也需要氣，需要力量和營養。

需要注意的是，現代的生活水準已經大幅提高，尤其是食物，甚至過於精緻，過去我們還能吃些粗糧，現在基本上很難吃到了。

其實，適當拒絕一些高營養食物，是有利於健康的。很多城市中的人在週末有空的時候，愛跑去鄉下農家過過農家生活，吃些有機青菜、粗茶淡飯，多吃五穀雜糧、新鮮蔬果，這也是好事。

常見的脾病
1 重症肌無力
2 糖尿病
3 胰臟炎
4 胰臟癌

脾病

脾病主要有重症肌無力、糖尿病、胰臟炎和胰臟癌，下面來具體談談。

1 重症肌無力

重症肌無力是脾病。這種病和長期鬱悶、爭強好勝、缺少運動有關。它有一個很明顯的症狀—肌肉痛，最後痿軟無力，道理很簡單，脾主肌肉。人老了以後眼皮會逐漸往下拉垂，這也是肌無力的一個症狀，說明脾的功能開始衰退。

中醫還說：「治痿獨取陽明」，就是這類病一定從脾胃下手治，脾胃功能強了，肌無力的情況就解決了。還有，此類病人要改變心態，發一場大脾氣，也會導致肌無力的症狀。

再者，患重症肌無力的人，一定要避開空調。長期使用空調的地方，不是好地方。

就拿中國傳統四合院來說，為什麼要設個影壁牆（某些門內還有屏風般的石製短牆）？這裏面自有道理可言。影壁牆就是設在門口阻擋邪氣、宣發正氣用的。古人講究不能讓家裏的正氣，毫無遮蔽一下子散掉，需要用影壁牆來攔一

病症小辭典

消渴症

傳統中醫裏沒有「糖尿病」這個詞，而是把這個病叫「消渴症」，並分為上消、中消和下消。

上消的症狀：會出現口乾口渴。

中消的症狀：「消穀善飢」，就是特別能吃，但卻又很瘦，有的人血糖還會低，如果不吃東西，就會渾身大汗淋漓。

下消的症狀：是便祕、尿多。

下；同時，也不可讓外面的邪氣直入居室，故要建影壁牆。過去凡是做生意的商店門口，一定要有一個屏風，這和影壁牆是一個道理，用來擋邪氣、宣正氣。這就是中國的「中庸之道」。

❷ 糖尿病及保健預防

⊙ 為什麼會得糖尿病？

對於現代人而言，最常見的脾病就是糖尿病。人的脾本應該把精華送給心肺，但是脾這個丫鬟不好好工作，它不往上送，卻往下送，人體所需的糖分都從尿流走了，使肌肉不能正常運作。

人會得糖尿病的最主要原因，是飲食不當，好東西吃多了，導致營養過剩，再加上房事不節和缺少運動。現在還有一些青少年也得糖尿病，有的是因先天不足造成，或者和青春期發育時手淫過度有關。

消渴症—上消、中消和下消

傳統中醫裏沒有糖尿病這個詞，而是把這個病叫「消渴症」，並分為上消、中消和下消。

中醫小辭典

津

津是人體體液的組成部分，為體液之清而稀薄者。來源於飲食，隨三焦之氣出入肌膚腠理之間，以溫養肌肉，充潤皮膚。津出腠裡則為汗，下達膀胱即為尿。也泛指唾液、淚、涕等人體所含的水分。

上消的症狀是會出現口乾口渴；中消的主要症狀是「消穀善飢」，就是特別能吃，但卻又很瘦，有的人血糖還會降低，如果不吃東西，就會渾身大汗淋漓；下消的症狀是便祕、尿多。

有些患糖尿病的人，渾身肌肉缺失感覺、末梢神經麻木，這是典型的脾主肌肉出現的病變。

出現這些症狀，主要是因為虛火過旺，導致「津」的功能過度，把臟腑組織的液全給排出來了，帶動血往上走的力量減弱，這樣就會出現血液黏稠、血糖高、尿糖高，以及尿多、吃多、口渴、便祕等症狀。

這些症狀中醫裏解釋為：口渴喝水是為了自救，相當於飲水自救，透過多喝水來解除口渴的問題；吃多就說明食火過旺，消化系統消耗大，人體老是感覺餓；便祕就是津的問題了，因為脾虛火過旺，導致「津」的功能過度。

「津」的功能過度是什麼意思呢？就是我們身體的營養物質過度向外開泄。舉個比較具體的例子，來看「天津」這個地名。天津就是一個港口，我們透過港口把貨物往外運。

津不是指液體，它是一個動詞，是液體向外滲的功能和過程。津的功能過度，是由於大腸的問題所造成，大腸主津所生病，這就很容易解釋大腸裏的兩種病，一個是便祕，另一個是拉肚子。

大腸屬於陽明火，火正常，往外津液的功能會恰到好處，所以大便是不軟不硬的。如果陽明火盛、不正常，津的功能過度，大腸裏的液全都津出去了，結果就會便祕。所以便祕，一定要「治津」的功能。如果大腸火沒有了，就沒有力量往外津，就會拉肚子。便祕和拉肚子，根本原因都是「陽明燥火」和津的問題。所以，不能靠拉肚子的方法治便祕。

糖尿病初期會出現一個象，就是撒出的尿泡沫特別多，這是因為代謝出去的各種營養物質和垃圾相對多。男人在撒尿的時候，一定要注意觀察一下自己的尿，如果泡沫增多，這也是一種身體警訊，就要多注意生活習性。

凡是剛剛發現血糖值不正常的人，一定要注意正常吃飯，因為你本來脾胃功能就弱，再不好好吃飯，會越發地沒勁。一般情況下，只要飲食規律，鍛鍊身體，很快就會好轉。

糖尿病預防保健法

❶ 少葷多素 ❷ 少懶多動
❸ 補脾陽和腎陽 ❹ 灸法

糖尿病的保健預防

在日常生活中，我們應該怎樣預防糖尿病呢？已經得了糖尿病的人，又該怎麼辦呢？這裏有幾個原則：

❶ 少葷多素

第一，飲食要堅持少葷多素的原則。在糖尿病初期，病人應該多以黃豆等豆類食品為主。

❷ 少懶多動

第二，患病之後，要少懶多動。多運動對人體來說非常重要，因為脾主運化，也就是幹活做事的，如果你不讓脾幹活做事，反而對它的損傷更大。罹患糖尿病的初始階段，不要太在意血糖指數，要在生活當中運動鍛鍊，吃好睡好，這樣病情就很容易得到改善。

❸ 補脾陽和腎陽

從中醫理論上講，脾的功能之一就是主肌肉、主統血。因此，治糖尿病一定要補脾陽和腎陽。補脾的運化功能，就是讓這個丫鬟重新好好去工作，而不是補脾陰，這個要特別注意區分。

中醫小辭典

灸法

灸是燒灼之意；灸法是一種中醫的治病方法。點燃由艾葉等藥物製成的艾條或艾卷，置於人體穴位上，利用灼熱的方式，熏熱人體的體穴表面，藉著艾條所產生的氣味和溫度，刺激人體上一定的體表部位，如針灸、溫和灸、回旋灸等。

功效：刺激穴位、激發經絡生理功能，有溫熱、行血、抗病、促進代謝的能力，以達治療、補益目的。

❹ 灸法

灸法可以治療糖尿病。治療糖尿病，可重灸關元穴和中脘穴。因為灸關元穴可助脾陽，並能讓命門火大動起來；灸中脘穴可治脾胃，中脘穴位於劍突和肚臍連線的中點。

糖尿病中期的治療有一個方子：每頓飯都以黃豆為主食，多吃黃豆飯、蔬菜和豆製品，只吃少量的瘦肉。一般人兩、三個月就可以痊癒，而且連藥都不用服。但是每天要持續運動、鍛鍊身體，這很重要。

有人特別看重各項指數，我想說的是：人不是靠指數活著，而是靠感覺活著，只要你感覺很好，你就是很好。指數是靠不住的，人老的時候，像血壓的標準一定會升高，老盯著血壓140做什麼，如果你的血壓到150了都沒有太量，這說明你需要這麼大的壓力，身體的本能就在透過加壓的方式來解決問題。我們不要過分看重指數，沒有多大意義，對身體也沒有什麼好處。

看診實例

糖尿病尋醫記

運動＋飲食＝有效控制糖尿病

我曾遇見一位糖尿病病人，因為醫生規定他這也不能吃、那也不能吃，他已經快把自己餓死了，看著別人吃水果、吃蛋糕，他是饞到不行。這個糖尿病患者才只是初期，我就很納悶，你幹嗎不吃呢？於是我告訴他可以吃，但一定要注意鍛鍊身體，每天晚上要去附近爬山。

就這樣持續登山，過了一段時間以後，他的指數全都正常了，但他覺得不對勁，自己心中琢磨想：如果這麼簡單就能治好糖尿病，怎麼大家都把糖尿病描繪得這麼恐怖？於是他又去找氣功大師，讓氣功大師治療。我開玩笑說：這就是中醫裏的「信巫不信醫」。說句實在話，這種人是無可救藥的，你明明都好了，按照正常的生活方式生活不就挺好嗎？反而沒事偏去折騰。

❸ 胰臟炎和胰臟癌

近幾年，胰臟炎和胰臟癌呈上升趨勢。胰臟癌在癌症之中已經上升到第五位，而且胰臟癌是癌症裏死亡最快的一種。

先說一下胰臟有什麼功能。胰臟和飲食密切相關。當食物進入胃後，人體就會發出信號，這時胰臟就會分泌胰液，肝膽就會分泌膽汁。人吃再多的東西，如果沒有胰臟分泌胰液幫助消化食物，營養物質也會白白流失。

人為什麼得胰臟炎、胰臟癌？最主要原因是什麼呢？

❶暴飲暴食，飲食極度不規律。

❷吃得很好，但缺乏運動。

❸心情鬱悶，思慮傷脾，生活壓力過大，又不懂得發洩。

❹房事過度，慾望太多，也暗耗腎精。

得胰臟炎、胰臟癌的主因

1. 暴飲暴食，飲食極度不規律。
2. 吃得很好，但缺乏運動。
3. 心情鬱悶，思慮傷脾，生活壓力過大，又不懂得發洩。
4. 房事過度，慾望太多，也暗耗腎精。

以上四種原因，在很大程度上會導致胰臟炎。胰臟炎僅僅是很疼痛，如果再不注意，繼續發展下去，就會導致癌症。

◇脾的養生法

脾的養生要點其實很簡單，沒有任何玄妙深奧的東西，就是要求我們日常生活中好好吃飯、好好睡覺、不生氣、多運動。

好好吃飯，就是因循著「早吃好，中吃飽，晚吃少」的原則。

好好睡覺，就是根據「十二時辰養生法」（見本書第304頁），每天夜裏10點多鐘就上床睡覺，早上睡到自然醒；該大便的時候要去大便，不要憋著。

人活在世上，要學會把事情看開，不要自尋煩惱，於事無補。

最後一條，就是多運動。

上面說的這些，其實是中國傳統養生裏最重要的道理，看似簡單，卻需要持之以恆的毅力。

營養過剩也是病

現在很多疑難雜症，都和營養過剩、不注意運動有關。

平時，吃的高營養食物過多，而我們的身體並不具備完全消化和吸收它們的能力，即使天天吃海參、鮑魚，這些東西也只會成為身體內一堆沒用的垃圾。如果再不積極鍛鍊身體，垃圾便堆積成有害物質。

假如吃飽了不運動，就算營養到了肌肉也沒有用，反而無形中還增加脾的工作量。如果始終不能消化這些營養，慢慢就會在身體內凝滯成濕氣。但人體內並不需要這種濕氣，最終使得人體多調一份元氣上來，把濕氣化掉。這就告訴我們：不運動也會耗散元氣，營養過剩是導致現在大多疑難雜症的一大原因。

十二時辰養生法（子時到巳時）

序號＼項目	時辰	時間	說明	養生重點
1	子時	夜裏11點～凌晨1點	膽經當令（膽經在子時值班）	要睡覺
2	丑時	凌晨1點～3點	肝經當令（肝經在丑時值班）	養肝血
3	寅時	凌晨3點～5點	肺經當令（肺經在寅時值班）	深度睡眠
4	卯時	早晨5點～7點	大腸經當令（大腸經在卯時值班）	應排便
5	辰時	早晨7點～9點	胃經當令（胃經在辰時值班）	一定要吃早飯
6	巳時	上午9點～11點	脾經當令（脾經在巳時值班）	運送養分

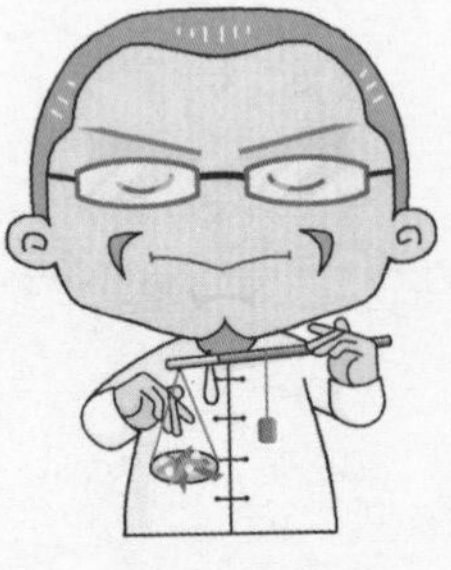

十二時辰養生法（午時到亥時）

項目 序號	時辰	時間	說明	養生重點
7	午時	上午11點～下午1點	心經當令（心經在午時值班）	小睡片刻有益健康
8	未時	下午1點～3點	小腸經當令（小腸經在未時值班）	吸收營養精華
9	申時	下午3點～5點	膀胱經當令（膀胱經在申時值班）	最佳學習黃金時間
10	酉時	下午5點～7點	腎經當令（腎經在酉時值班）	補腎元氣足
11	戌時	晚上7點～9點	心包經當令（心包經在戌時值班）	保持心情愉快
12	亥時	晚上9點～11點	三焦經當令（三焦經在亥時值班）	陰陽調和享受性愛

常見的脾病

❶ 重症肌無力 ❷ 糖尿病 ❸ 胰臟炎 ❹ 胰臟癌

第六節

五臟六腑之胃

一般視胃氣的虛弱與否來診斷病情

胃為後天之本

人體的生長發育、維持身體正常運行，所需要的一切營養物質都靠脾胃供給。胃為後天之本，也是氣血生化之源，是製造精血的源頭。我們身上的精血，全是透過胃消化飲食而來。

同時，胃是六腑之海，胃在六腑之中就像大海一樣，六腑的運化全在於胃能否消化吸收。胃的好壞及運化正常與否，都對人體有巨大影響。胃的好壞和哪幾個因素密切相關呢？實際上和吃、睡、情緒的關係都很密切。

胃「以降為順」，就是胃在人體中具有肅降的功能。胃氣是應該往下行、往下降的，如果胃氣不往下降，就會影響睡眠，導致失眠，這叫做「胃不和則臥不安」。

當真陽元氣充足時，則胃氣可降；而當元氣虛弱時，則會出現腹脹、反酸、呃逆（打嗝）等「不降反逆」的症狀。

另外，臨床上一般是視胃氣的虛弱與否，來診斷病情的輕重情況。如果胃氣虛弱，就有可能引發多種疾病。

《黃帝內經》一再強調，任何時候胃脈都不可以絕，胃脈一絕，人體大限將至。這個道理很簡單，一旦胃脈一絕，連吃飯、吃藥的能力都沒有了，人就無可救藥了。

所以一定要注意，不要把脾胃傷了。好好吃飯是關鍵，只要還能吃，康復就有望。

常見胃病
(1) 胃潰瘍
導致胃潰瘍的主因：
❶ 思慮太過　❷ 鬱悶生氣
(2) 嘔吐

胃病

胃病是日常生活中比較常見的病，主要有胃潰瘍、嘔吐不止的病症。

❶ 胃潰瘍

一般來說，導致胃潰瘍病症，主要有以下兩個原因：

⊙ 導致胃潰瘍的主因

❶ 思慮太過：中醫說「思則氣結」，如果人的思慮過多，想一個問題總想不清楚，氣就會總調在上面，這樣就會造成胃血不足，人就很容易得胃潰瘍。

❷ 鬱悶生氣：我們前面講過，胃和情緒的關聯非常大。人常常一生氣，就會胃痛，如果腸子和胃都不好好工作，那麼不是便祕，就是腹瀉。

日常生活中常有一種受「夾板氣」的人。在工作中，上面有上司、下面有下屬，正好夾在中間，如果協調能力欠佳，就會經常受「夾板氣」；在家庭生活中，上面有父母，中間有老婆，下面有孩子，如果處理不好家庭關係，同樣四面八方受氣。這種鬱悶生氣的直接後果，容易造成胃氣和胃血不足，引發胃潰瘍及消化功能不良等疾病。

瞭解得胃潰瘍的兩個主要原因，我們就完全可以經由減少思慮、放鬆心情的方法來預防疾病，還是那句老話「治病先治心」。

2 嘔吐

前面我們說過，胃氣不降除了會「臥不安」，還會導致經常性嘔吐。如果胃中特別寒，凝聚力太過，會造成胃氣凝結，胃氣不容易下去，就會出現肚脹、反酸、呃逆（打嗝）等不降反逆的症狀。

在現實生活當中，我們如何調理胃的功能呢？最主要的一點，就是好好吃飯。吃飯時要注意飲食結構、合理搭配、營養均衡，還要特別留意的一點，就是吃飯時千萬不能生氣。我們中國家庭的傳統做法是，有機會就想一家人圍坐一起共同進餐，應該是其樂融融，愉快放鬆，如果這個時候言語不當，特別是常有人在這時批評責備小孩的過錯，就會嚴重影響孩子的腸胃功能，導致出現腸胃疾病。再者，吃飯一定要細嚼慢嚥，切忌吃得太快，也會損傷脾胃。

◆是藥三分毒──服藥的注意事項

人不可能一輩子什麼病都不得，從來沒吃過藥的人也幾乎沒有，但我們一定要清楚知道「是藥三分毒」，藥和食物的最大區別就是藥有偏性，吃藥就是利用藥的偏性來對抗疾病。我們千萬不可拿藥當飯吃。

對於吃藥，中醫有一個最基本的原則，「一切的藥，前提是固攝脾胃」。我們人一出生就等於活在後天，脾胃是後天之本，只要脾胃沒有問題，能吃能喝，人就能活下去；而脾胃一傷，無可救藥，離去西天極樂世界不遠了。

關於服藥，中醫還有一個祕訣，我特別提醒大家注意：凡是吃下的藥使你的胃不舒服，那就絕不要吃。所謂不舒服，指的就是使你吃不下飯、睡不著覺，或吃飯時感覺胃疼。要有所區別的一點是，如果是胃寒，用的藥裏可能會有乾薑，乾薑為熱性、祛寒用的，用它來解決胃裏面的潰瘍問題，這會造成胃疼，這是正常現象。

另外，胃氣不降或腹脹時，可以採取揉腹的方法，如果是胃寒，可以用艾條薰灼中脘穴，每次10分鐘左右即可。

第七節

五臟六腑之肝

肝的重要功能是過濾和藏血的過程

肝的功能

肝主藏血

肝主藏血。「人臥則血歸於肝」，就是人只要一躺下，肝主藏血的功能就能夠發揮。

肝在人體當中的重要功能，是一個過濾和藏血的過程。這個過程是如何控制？肝就像一個閥門一樣，人只要一閉眼或一睡著，閥門（肝）就會關小或關上。也就是說，只要合上眼睛，人體的整個代謝就開始放緩。對人體來說，代謝的放緩是一種保護功能。

只有肝能藏住血，身體就能正常運轉。首先，「肝受血而能視」，就是我們的眼睛之所以能看見東西，是由於血的作用，肝提供血給眼睛「而能視」；其次，「足受血而能步」，意思是血脈只有到達腳上，人才能夠行走，走路才會有勁；然後，「掌受血而能握」，就是血能走到手上，才能握起拳頭，如果握不起來，就和血不足有關；最後，「指受血而能攝」，血能到達手指尖，人才能完成各種很精細的動作。

我們在睡覺及剛剛醒來之時，要注意避風，這樣才能保障氣血流暢。如果剛剛睡醒就吹風，會使血凝於肌膚之間，此血稱為惡血，這種惡血對人體來說傷害極大，會導致一些很嚴重的疾病；如果血凝固在血脈中就會形成血栓，導致血流不暢；如果血凝於手足，就會出現厥症（即四肢冰涼的症狀）。

對於惡血如何處理呢？一般來說，耳朵後面會出現青筋，在這裏採用放血的方法，就可把惡血散掉。

⊙閉目養肝

在傳統養生中，非常強調透過「常閉眼來養肝」。比如在看電腦的時候，我們一定要記住每隔半個小時或一小時就要閉閉眼，讓眼睛稍微休息一會兒，閉一會兒眼就相當於「藏」，這對人來說非常有好處。如果能經常閉眼休息，就相當於「養肝」。

這裏再次涉及「補」的問題。不是吃東西才叫補，補有很多方法。對於肝來說，在日常生活中經常閉眼就是補，相當於固攝。固攝就是保存現有實力，和打仗一樣，當你暫時打不過對手的時候，保存現有實力，本身就是一種勝利。等待精氣神都足了以後，才有勁去消滅敵人。所以，在精不足的情況下，保存現有實力就算大補。

⊙五臟和五華

中醫認為，五臟分別有五種不同的表現，這五種表現稱為五華（見「五臟和五華的對應關係表」頁314）。

肝血、肝氣，在人體上的表現就是手（爪）。我們常說「肝變動為握」，如果手的握力出現問題，就可能意味著人得了肝病。另外，指甲和肝血也有關係，仔細觀察指甲，如果上面有很多的豎棱，就說明肝的功能可能出現問題；如果以前是豎棱，經由注意養生保健，逐漸出現橫棱，並且一點點往上長，就說明身體在慢慢恢復之中。這就是肝在手上的一個表現。

五臟和五華的對應關係表

五臟	五華	五臟VS.五華
肺	毛	肺之華為毛
肝	手（爪）	肝之華為手（爪）
腎	髮	腎之華為髮
心	面色	心之華為面色
脾	唇	脾之華為唇

這裏順便介紹一下：其他四臟對應的人體表現。心的表現是面色，正所謂「心之華為面色」，臉色蒼白就是心血不足的象；「脾之華為唇」，嘴唇乾癟無血色就是脾虛；「肺之華為毛」，如果皮毛憔悴或很不滋潤，就意味著肺的功能出現問題；「腎之華為髮」，如果頭髮乾枯變白，就是腎精不足所引起。知道這些，我們就可以常觀察自己身體的變化，掌握和瞭解自身的健康情況。

⊙五臟和五變

中醫裏還有一個「五變」。五變指什麼呢？就是五臟的功能所對應出現的五種不同的變化（見「五臟和五變的對應關係表」），這裏的「變」指的是病變。

肝的病變：表現在手握力的減弱上；心的病變：表現在氣機內收，四肢厥逆，就是手腳冰涼；脾的病變：表現為噦症，就是因胃氣不降而往上打嗝；肺的病變：表現在咳嗽上，如「膨膨而喘咳」；腎的病變：主要表現為戰慄，就是打哆嗦，感覺寒入骨髓。

五臟和五變的對應關係表

五臟	肺	肝	腎	心	脾
五變（五種病變）	咳	握	慄	憂	噦
五臟VS.五變	病變表現在咳嗽上，如「膨膨而喘咳」	手的握力減弱	戰慄，就是打哆嗦，感覺寒入骨髓	氣機內收手腳冰涼	因胃氣不降而往上打嗝

⊙肝主怒

在五臟之中，肝是主怒的。人一生氣，「怒則氣上」，氣就會往上攻，氣全被調在上面，底下空了就會發生病變。比如出現飧泄，身體沒有能力去消化吃進體內的食物，造成拉肚子、腹瀉，甚至出現完穀不化，即吃什麼拉什麼。所以，不要以為生氣、鬱悶只會傷肝，還會傷及身體的各個方面，引起多種病變。

我們常說人活一口氣，正常人的氣機應該是一團泰和之氣，上下的氣機都運轉通暢，肝和肺的運轉也要正常。反之，如果經常發脾氣或心情鬱悶，氣機運轉難以通暢，會對肝造成很大危害。

肝病的養生保健

肝病的致病原因

現在得肝病的人越來越多，主要的致病原因是什麼呢？

❶ 長期的抑鬱、勞累甚至過度透支

因為肝喜條達，主疏泄，如果長期抑鬱，氣機就得不到宣洩；另外，勞累會傷肝，《黃帝內經》裏有「肝為罷極之本」，是說身體能量是有一個限度的，五臟六腑也有一個限度，如果能量過度透支，會導致肝病。

❷ 不良的生活習慣、飲酒過量

現在很多人疲於應酬，在飯桌上杯觥交錯，喝酒無度，無形之中增加肝疏泄毒素的工作量，使肝出現病變，如肝硬化、酒精肝等。

肝病的致病原因

1. 長期的抑鬱、勞累甚至過度透支
2. 不良的生活習慣、飲酒過量
3. 長期熬夜
4. 不良的飲食習慣

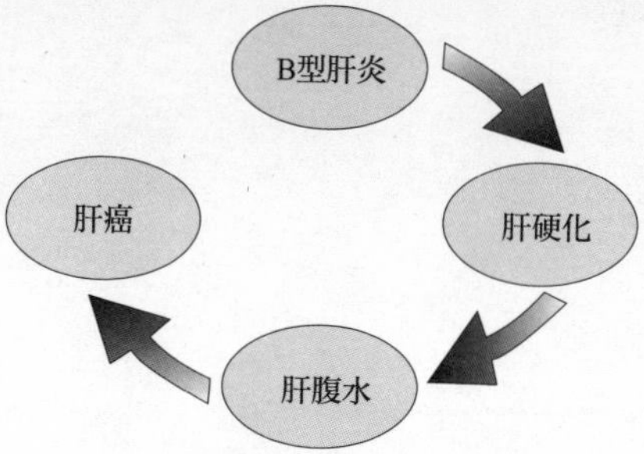

肝病的發展過程

❸ 長期熬夜

成年人正常的睡眠時間應為8小時，正常的應該是從晚上11點開始睡覺，這樣在丑時（凌晨1點到3點）便進入深度睡眠狀態，丑時這個時辰是養肝血的最佳時刻；如果這個時辰不睡覺，就養不足肝血。

❹ 不良的飲食習慣

比如吃了不衛生的東西或是飲食不規律，餓一頓、飽一頓，這就會影響肝的氣機。

⊙ 肝的養生保健

肝病的病變具有一定的規律，它會隨著元氣的逐漸虛弱而惡化。一般肝病的發展過程是先得B型肝炎，然後演變為肝硬化，再來是肝腹水，最後是肝癌。

⊙ 元氣藏於腎

在治療肝病的時候，一定要先恢復脾和腎的功能。從陰陽五行來講，水能生木，而肝為木，腎為水，腎水生肝木，腎水就相當於肝的根本。腎水要想生肝，腎水首先一定要足，而腎水是否充足，和人體脾胃的功能密切相關。只有脾胃的功能健全，才能充分消化食物，獲取最好的營養，這樣才可以增加腎精，達到補腎的目的。腎水充盈後，肝就有了根本，就會逐漸好轉。

中醫常說，元氣是人先天帶來的，並且元氣藏於腎，多出來的元氣又藏於奇經八脈，但是沒有一味藥可以入奇經八脈，也就是藏於奇經八脈的元氣是補不了的。那只有想辦法補腎。

元氣直接補不了，但我們可以把元氣當作錢那樣存進銀行裏，藉由好好吃飯、好好睡覺、少調元氣，這樣就能生出一點利息來，這點利息對人體來說就很有用了。要想真正徹底治療肝病，一定要有很好的睡眠。

⊙肝主理智

睡眠對人體來說十分重要。中醫認為夜晚的睡眠為陰，白天的生活為陽，可以透過睡眠（陰）來養白天的生活狀態（陽）。如果睡眠不好，白天的生活狀態就會出問題。生活中，有的人日夜顛倒，晚上睡不著，白天打瞌睡；還有的人覺得夜深人靜好工作，這都是認知上的迷思。因為在人體中，肝主理智，如果夜裏睡不好，人的整個思維能力都會下降，過度耗散就會使得人的整個機體運作出現問題。

⊙護肝簡易保健法—開帶脈&揉腹

肝是無法補的，只有用「破法」，才能對肝進行養護。破法就是「破鬱法」，這是一種簡單易學的生活護肝保健法。以下我教大家一個揉腹破肝鬱法。

❶先開帶脈

帶脈是人體經脈當中唯一橫向的經脈，它是約束十二經脈的，就像一個皮筋一樣，它緊，十二經脈就緊；它鬆懈，十二經脈就無拘束和懈怠，把帶脈開合弄好，對人體很關鍵。

揉腹前先開帶脈，就是把左手放在肚臍，右手放在後腰，沿著腰帶一圈來回按摩腰36下即可。雙手摩熱後，還可捂住腰眼，因為肝腎同源，護腎就是護肝。

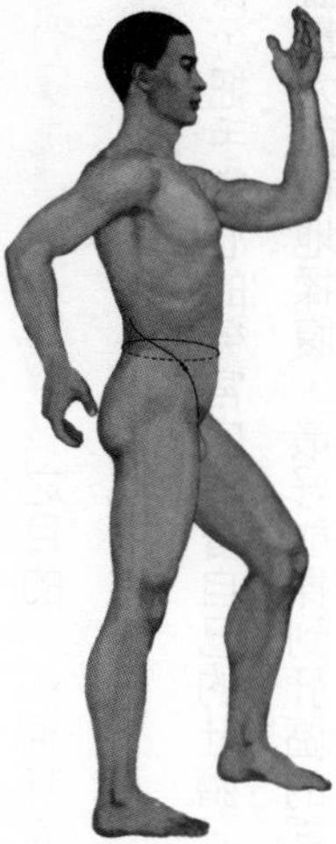

帶脈示意圖

中醫小辭典

補法

① 中醫認為，逆時針揉為「瀉法」，順時針揉為「補法」。
② 增強、改善體質之意，適用於虛症。例如人參、黨參可補中益氣；熟地黃、何首烏可滋陰、補血；當歸可補血、行血等。

❷ 揉腹

揉腹破鬱法的關鍵是先瀉後補，透過揉腹達到通暢經脈之目的。如何揉是很講究的，不能亂揉。中醫認為，逆時針揉為「瀉法」，順時針揉為「補法」。

我們在揉的時候，先逆時針地去揉，把手掌心的勞宮穴對著自己的肚臍，女子右手在下、左手在上，男子反之，盡量大面積地揉腹，最好能揉到肝區的部分（肝在右肋骨下面），逆時針揉完了、再順時針揉。

我們應該每天持續這麼揉，揉的次數以36為基數，每次是36的倍數即可，揉的時間可自己掌握。

破鬱法最重要的原則是：晚上睡覺前要揉，早晨起床也可再加一次，長期持續對身體大有好處。

由於我們不經常運動，肌膚腠理之間尤其是肚子上，會形成各種各樣的條索狀，或其他形狀的筋結，久而久之這種筋結就會導致身體不適。如果在揉腹中，看到哪個地方有筋結，一定要用手指把它逐漸地撥開；揉腹還能夠把腹水泄掉，改善代謝力，對恢復肝的功能也非常有好處。

護肝簡易保健法

1. 開帶脈
2. 揉腹

酒文化和肝臟保健

中醫常說「煙酒，奇物也」，就是說煙酒都是很奇特的東西。煙是熱性之物。酒就更加奇妙了，它具有水火二性，表面看上去是水，點著了卻是火；而且傳統中醫還認為，酒還主生發之機，這大概就是中國酒文化綿延千年而不衰的原因所在。

無酒不成席，何不飲雅酒

中國是一個非常講究飲食文化的國家，酒文化中有一句話，「無酒不成席」，我們在日常的應酬中，必然會碰到喝酒的問題。

從古到今，中國人傳承喝酒的習俗。但是我們要知道，古人喝酒是很注重節奏的，他們喝酒的方式不像我們現在這樣推杯換盞、狂飲無度，而是常把喝酒作為一種儀式，一定要有歌舞助興，在觀賞中慢慢品味，有意放緩節奏。

此外，古代喝酒一定是燙過的，邊飲佳釀、邊吟詩作畫，不僅情致高雅，還十分有利於健康。現代人常常省略酒在養生中的奇妙功用，僅當作應酬之物。

《黃帝內經》講「以酒為漿，以妄為常」，說的就是如果你濫飲無度，必將會導致一種非理性的生活方式。

⊙酒可入藥

在這裏，要特別指出的是，人只能少量飲酒，借飲酒之機，稍微地宣一下、生發一下，這對人體是有好處的。

人如果在喝酒上不節制，會導致一系列疾病，尤其是男性。從生理上講，男性沒有月經，因此，男性肝疏泄的能量和管道就少；而女性有月經，女性的疏泄管道就比男性多了一道，女性可以透過月經把肝鬱疏泄掉一部分，所以有句俗話叫「女性天生三分酒性」。

中醫認為：女性婦科症裏有些病，恰好需要用酒來宣一下。但是對於男性病來說，用酒就不太好，除非是當男性病很重的時候，比如一些過於鬱滯的病，有可能用到酒。中醫裏有一個方子叫「當歸四逆湯」，在服用時裏面一定要加黃酒，因為黃酒對疏通經脈有功效，而且可以引領諸藥到肝經。

在冬季養生當中，也建議大家喝一點酒，酒要加熱喝，不能涼喝。對女性而言，醪糟（未濾去渣滓的酒，音láo zao）是最能補女性氣血的，對身體有好處，可經常飲用。

另外還要說的是，肝經在人體當中是最奇特的，是它直接繞生殖器而循行。肝病及中度糖尿病人，都屬於肝受到損傷，這就會影響病患的性功能。此類病人要注意對酒有所規避。

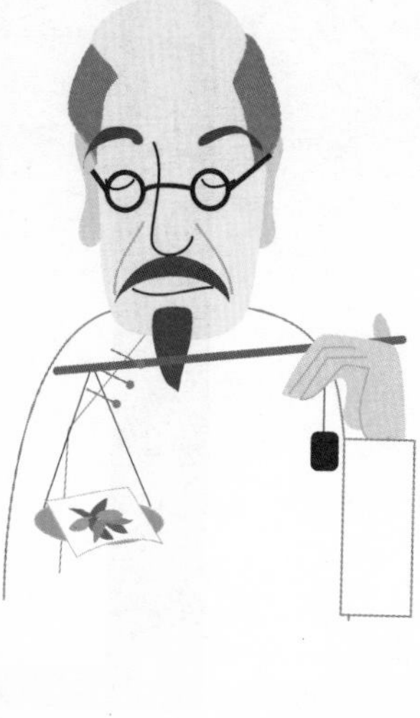

第八節

五臟六腑之膽

肝與膽相表裏，即肝膽的關係很密切

◈膽主生發之機

成語有「肝膽相照」，這來自於中醫對肝膽關係的一種認識。《黃帝內經》認為肝與膽相表裏，就是肝和膽的關係十分密切。

膽的主要功能是主生發。子時（晚上11點到凌晨1點）這個時段是膽經值班，這時只要膽一生發，一陽生起來，後面的陽就會陸續跟上來，慢慢地全身都會生發；但只要膽不生發，全身就都無法生發。這就是膽經對我們人體的重要意義所在。

成語小辭典

肝膽相照

也作「肝膽照人」，比喻朋友、賓主間赤誠相處。《幼學瓊林》卷二・朋友賓主類：「肝膽相照，斯為腹心之友」。

導致膽囊疾病的原因

主要和不良的生活習慣有關：

1. 很晚睡或不睡子午覺（子時、午時不睡）
2. 暴飲暴食
3. 情志過度壓抑
4. 人的氣不足造成虛火過旺
5. 蛔蟲問題

膽病

現在膽囊方面的疾病比較多，比如膽囊炎、膽結石。

導致這些疾病的原因，還是和不良的生活習慣有關，比如很晚睡覺，從來不睡子午覺（子時指晚上11點到凌晨1點；午時指上午11點到下午1點），這種人以文字工作者居多。

暴飲暴食也會引發膽病，因為膽汁的分泌和食物相關，過量吃飯和飲酒，都會造成膽汁分泌的紊亂。

情緒過度壓抑，也會使得膽無法生發，造成膽囊方面的疾病。

如果膽生發不起來，人的兩頰就會發青，這是膽氣鬱滯的象；另外，有人會面如蒙塵，就像臉上蒙著一層髒土一樣，這屬於被壓抑過度的象，一般企業的中層管理者和那些常受「夾板氣」的人，容易患此疾病。

中醫認為，人的氣不足會造成虛火過旺，虛火會導致「津」（液體向外滲透）的功能過強，使飽和的膽汁溶液產生結晶，於是就產生膽結石。

另外，蛔蟲的鑽入，也是產生膽結石的原因之一。

第九節

五臟六腑之腎

腎是主藏的，是精所凝聚的地方

◆腎的功能

⊙腎為封藏之本

《黃帝內經》·六節藏象論：「腎者，主蟄，封藏之本，精之處也。其華在髮，其充在骨」。就是認為腎有一個很重要的作用，它是身體的封藏之本。腎是主藏的，是精所凝聚的地方。

精是什麼呢？精就像錢，當人體缺少某種東西的時候，比如說缺紅血球或白血球，這個錢（精）就可以去立刻變現。所以，精對人體非常重要。

中醫認為「血」又是一個什麼概念呢？「血」是載著精往前走的舟船。

「精」就相當於血裏面的營養物質、最精華的東西，而「血」這舟船載著「精」

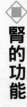

往前走。心主血脈，心能夠把血泵（唸蹦，bèng，泵是幫浦之意）出去，使血到達人體的各個末梢。

既然精藏在腎裏，元氣也藏於腎，可見腎對我們而言意義重大。

⊙腎為作強之官

《黃帝內經》把心比作君主之官，把肺比作相傅之官，相傅之官就是既像宰相又像皇帝的老師；而把腎比為作強之官。作強之官，就相當於大力士。我們人的力氣到底是從何而來呢？答案是從腰來的。從腎發出的力，才叫做力量。所以，腎就相當於一個大力士。

我引用一下古代的戰車來做個比方。一般來講，古代的戰車上面一定要坐三個人，坐在前面中間的是車夫；然後以左為貴，所以左邊坐的是君主、將軍或元帥；右邊坐一個人，這個人就是大力士。

大力士有兩個用處：一是保護君主，他是君主的衛士，而且善於打仗，如果心這個君主出問題了，一般是腎的工作沒有做好；大力士的另一個重要功能是要推車，古代沒有柏油馬路，道路坑窪不平，車常陷入泥淖裏，這就需要大力士把車推出來。

我們理解這個比方，就可明白心和腎之間的相互關係。腎是護佑心的。前面講心臟病的時候提過，最嚴重的一種心臟病，是由於腎精大傷所導致的心臟病，在講到心臟早搏、心臟間歇的時候也提過，這些病和腎也有相當密切的關係。

腎病和腎臟保健

❶ 浮腫

浮腫是腎病最常見的症狀。因為腎主水，它像是水，而腎又在最低，所以它是主水液的。如果腎陽不足，水液就會四溢，造成浮腫及腹脹、腰痛、肩背痛，更嚴重的有可能會出現眩暈。

中醫認為腎與膀胱相表裏。我們前面說過，「表裏」就是指它們之間的關係就好像一對夫妻一樣。腎為裏，膀胱為表，一個在裏面，一個在外面，腎就相當於妻子，膀胱就相當於丈夫。

如果丈夫（膀胱）在外面工作得很好，那一定是妻子（腎）很好，妻子是位賢內助；如果妻子不好好理家、家裏後院起火，那丈夫的工作也會受到很大的干擾；如果丈夫出現問題，妻子也會在家裏心神不寧。

常見腎病

1. 浮腫
2. 乾燥症
3. 三高症（高血壓、高血脂、高血糖）

這就是膀胱和腎的關係，它們是互相關連的，用句俗話說，就是「夫妻本是同林鳥」，兩方中誰出了問題，另外一方都脫離不了關係，會彼此影響。

❷ 乾燥症

乾燥症、水腫這類病雖是腎病，但從內在的角度來說，和太陽膀胱經的經氣不足有關，正因為陽的工作力量太差，才會造成腎病，而此病在生活中屬常見病，發病率很高。

治療這類病的時候，不能只治腎而不治膀胱。膀胱經作為人體後面最長的一條經脈，是一條很重要的經脈，它主陽、主氣、主表；而腎是主水、主裏、主陰。我們明白它們之間的關係，很多疾病就會得到很好的解決。

❸ 三高症（高血壓、高血脂、高血糖）

三高症是指高血壓、高血脂（高膽固醇）、高血糖，三高症在中醫中也是脾、腎兩臟的病變，其主要症狀是：血液黏稠、血脂高、血壓高、血糖高、口渴和便祕。

名詞小辭典

房中術

男女性交的方術，簡稱為「房術」。

晉代葛洪的《抱朴子》記載：「房中之法十餘家，或以補救勞損，或以攻治眾病，或以採陰補陽，或以增年延壽，其大要在於還精補腦一事耳。」

現在越來越多的人，被這類疾病所困擾。此病主要是由於腎精不足，造成虛火過旺，津的功能過度，以及營養液的功能不足，最終導致組織液全都排泄掉了，就會導致血的黏度過高。

我們在生活中完全可以藉由注意飲食結構、鍛鍊身體和充足的睡眠等方法，有效避免得三高症。

治療三高症的首要一點，就是一定要做運動，透過加強鍛鍊，使得膀胱經氣足起來，這樣就能把體內毒素、垃圾一類的東西代謝掉，自然就可以恢復健康。

⊙房勞和腎耗

一般提到腎，就會談到房勞的問題。勞則氣耗，中醫裏說的「勞」都是指「房勞」，就是性生活。房勞耗的是什麼呢？耗的是腎氣。房勞就會出現喘息（裏）和出汗（表），所以過性生活，可以使「裏」和「表」全都通暢。

但我們要特別記住的是，過性生活有一個很重要的原則，就是人只能在身體好的前提下過性生活，這樣內外經脈都會通暢，對健康有益，中國古代所謂用房中術治病的道理也就在於此；但在人身體差的情況下過性生活，就是消耗，而且是重度消耗，因此要慎行。

⊙恐則氣下

從情志上講，如果過恐就會影響腎的功能，因為恐則氣下。人只要擔心害怕，氣會往下行，而氣的下行就會導致出現很多問題，例如下焦腹脹等。

關於「恐則氣下」，有這樣一個故事，挺有趣。過去有一戶人家要生孩子，但是產婦難產，於是就去請了一位名醫。醫生來到他家裏看過病情，說這個好辦，於是拿起一堆錢幣走到產婦的房間裏，往牆上一扔，結果一下子產婦就把孩子生下來了。這家人很好奇，問名醫說這是為什麼？名醫哈哈大笑道：「孩子都是來抓錢的嘛，一聽錢聲就出來了」。

這當然是一個笑談。中醫對其解釋是：產婦聽見錢嘩啦啦地撞擊牆壁的聲音，不知道這是什麼聲音，就產生驚恐，恐懼會令體內之氣往下走，於是孩子一下子就被推了出來。

第十節

五臟六腑之大小腸

問「二便」是在瞭解肺、心、腎功能

◈為什麼看病時大夫都問大小便？

古代有「入境隨俗」的說法，當你新到一個國家後，一定要先問它的風俗，要按照人家的習慣去行事；然後還有「入家問諱」，當你到一個陌生人家時，你首先要清楚這戶人家有什麼避諱，不要做人家不高興的事情；再者是「上堂問禮」，對待老人，一定要問禮數是什麼，這樣才知道該如何去施禮；面對病人的時候要問什麼呢？很強調「臨病人問便」，就是要問一下病人的大小便。

為什麼大夫要問大小便呢？中醫說，「肺與大腸相表裏」、「心與小腸相表裏」、「腎與膀胱相表裏」，實際上大小便的問題不單純是腸胃的問題，問「二便」是在瞭解肺、心、腎的功能，肺、心、腎和大小便密切相關。比如，當小便出現一些問題時，和腎氣足不足、命門火衰不衰，都密切相關。

為什麼大夫要問大小便呢？

中醫說「肺與大腸相表裏」、「心與小腸相表裏」、「腎與膀胱相表裏」，實際上大小便的問題不單純是腸胃的問題，問「二便」是在瞭解肺、心、腎的功能，肺、心、腎和大小便密切相關。比如，當小便出現一些問題時，和腎氣足不足、命門火（腎火）衰不衰都密切相關。

大小腸病

現在有很多人得大小腸病，致病的原因在肺和心，前面我們說過，「肺與大腸相表裏」，「心與小腸相表裏」。如果形成肺寒，一定會導致大腸寒；如果小腸的吸收出問題，心臟就一定會出現問題，因為小腸吸收的所有東西，都是和心連在一起。

❶ 便祕

大腸病會導致一個很常見的問題—便祕。現在很多人深受便祕困擾，這是臨床上常見的毛病。有的人藉由吃寒性的食物使自己拉肚子，想以此來治療便祕。這個方法不可行，久而久之，會對身體造成更大的損傷。

應該如何注意便祕的問題呢？首先，當然是求助於醫生。另外，也要學會一些自我判斷的方法，下面我簡單介紹一下。

(1)陽虛便祕：這種人神情比較冷漠，臉上看不到神采，容易疲憊，但沒有腹脹的問題。中醫治療這種便祕，常用「白通湯」。

(2)陰虛便祕：胸煩氣躁，常吐黃痰。中醫治療這種便祕，常使用「麻仁丸」。

(3)陽明胃實證：這種人如果大便的問題不解決，常會出現胡説八道、口臭氣粗等症狀。《傷寒論》中有介紹，治療這種病可用「大小承氣湯」。

當然，我們學習中醫要明白一個道理，中醫講究的是辨證論治，就是對病人都要採用「望聞問切」的方法，進行病情鑑別，辨明到底是病在太陽證、少陰證，還是在厥陰證上。根據證的具體情況，對證下藥。

這裏涉及兩個「證／症」字，一個是言字旁的「證」，一個是病字旁的「症」。「症」指的是病象，比如説便祕是一種病；但是中醫裏強調的是「證」，就是一定要看歸屬問題。只有辨對了「證」，才能下藥。因此，有可能來了10個患便祕的人，開的卻是10種不同的藥，因為他們是在不同的「證」裏。

2 泄瀉

拉肚子的問題基本屬於濕邪，就是濕氣不化。為什麼濕邪會化不掉呢？主要是因為命門火衰，就是人體內的火不足所造成的。

比如「五更泄」，就是在早上四、五點鐘時狂瀉，且這種病容易久治不癒。介紹有兩種可以嘗試治療此病的方法：一是「隔薑灸」，把一片厚厚的薑放在肚臍上，然後放上艾炷點燃，重灼肚臍，這種方法要長久持續，才會有效果；

大小腸常見病

1. 便祕
   (1) 陽虛便祕　(2) 陰虛便祕　(3) 陽明胃實證
2. 泄瀉
3. 潰瘍性結腸炎
4. 其他大腸病
   (1) 胃中寒　(2) 腸中寒　(3) 大腸寒
5. 膀胱病
   (1) 遺尿　(2) 癃閉

二是可以去買同仁堂的「附子理中丸」，此藥就能有效解決五更泄的問題。

3 潰瘍性結腸炎

一般來說，長期飲用冷飲、飲食習慣不當、處於壓抑狀態及使用空調，就有可能造成肺寒，久而久之可能會形成胃寒，一步一步往下壓，就有可能形成腸寒，會得潰瘍性結腸炎。到目前為止，西醫仍認為潰瘍性結腸炎是不治之症，對於西醫來說是很頭疼、很難根治。

西醫一提到炎症就要用抗生素，而潰瘍性結腸炎越用抗生素越糟。因為抗生素會改變人體的菌群，不斷的菌群改變，會增加治病的難度，越去殺菌，越使得大腸內壁的能量減弱，使治療效果適得其反。

喝冷飲是一大禁忌，無節制地喝下去，未來得腸癌的人會越來越多。我在所有演講、講座時，都會重點提到這個問題，如果要教育這一代年輕人，首先就要從拒絕喝冷飲開始。

藥膳食材小辭典

老鴨

性味：味甘、鹹，性微寒

功效：鴨肉有很高的營養價值，含有高量紅色肌肉纖維，因此鐵質含量較雞肉高。可以滋補五臟、養胃生津。老鴨用來煲湯，湯色極清，風味別具，常飲可清火。

我對自己孩子喝冷飲這方面是下了狠心的，我兒子再怎麼反對，一概沒用，堅決不讓他喝。我兒子常說有個當醫生的媽媽太痛苦了，永遠不能喝各種冰鎮飲料，我說：「你就等著將來謝謝媽吧！」

既然明白得病的原理，就要從源頭上把問題徹底解決。培養孩子良好的生活習慣，給他們一個健康的未來。這才是做家長的責任，才是真正地關愛孩子。

4 其他大腸病

(1) 胃中寒：如果胃中寒，就會出現腹脹的問題。

(2) 腸中寒：就會出現腸鳴、腹瀉，這種瀉屬於「飧泄」，就是吃的飯沒有被消化，吃什麼直接排泄什麼。

(3) 大腸寒：如果是大腸寒，還會引發「當臍而痛」，就是肚臍周圍特別疼痛，甚至病人不能久站，連帶的前陰也會疼痛。

出現上述問題時，中醫有一個食療的方子，叫「當歸生薑羊肉湯」。湯的做法為：當歸3兩、生薑5兩、羊肉1斤，燉煮以後讓病人服用。這個方子也可以用來治療產後腹痛、產後瘀血等病。

中藥小辭典

冬蟲夏草（蟲草）

性味： 性平味甘

功效： 可增強身體的免疫能力，改善體質，有效補精氣之不足、延緩老化，且具有補肺定喘、止血化痰的功效。

我們常說「是藥三分毒」，其實中藥的有毒是偏性的問題，完全在於醫生怎麼配法。就一般人而言，最好透過食療的方法，在家裏就解決腹痛這類疾病。我們在冬至前一陽生之際，也可以喝「當歸生薑羊肉湯」，它補陽的作用也非常好，利於養生保健。

在冬至以後陽氣升起來的情況下，我們可以喝些「蟲草鴨湯」來養生。鴨子屬陰性，本來應該烤了吃，這裏怎麼又推薦「煲鴨湯」喝呢？

中國養生學中所說的煲鴨湯，用的一定是「老鴨」，這老鴨就相當於過了「更年期」、陰陽之性已經不太明顯的鴨，這種鴨的性已經很平和，用它煲鴨湯是取其平性、中性。中國古代在吃方面的養生有非常多的道理，以冬至以後養生為例，要吃平性或偏寒性的東西，這樣和陽氣互相制約。

5 膀胱病

本節說的膀胱病，單純指小便的問題。中醫認為，膀胱經是一條走人體後面的陽經。腎與膀胱相表裏，膀胱的氣化功能產生尿，並把尿推出體外。所以人撒尿的問題，和膀胱的氣化功能有關。

名詞小辭典

癃閉

中醫說法稱小便不通、不順暢為「癃閉」。（癃唸隆，lóng）。

有個很有趣的現象，男子撒尿時如果尿得不痛快，會有個習慣性的動作－努腰，這就是在用腎的勁，把尿往外拱。

小便的問題分兩類：一是遺尿，二是癃閉。

(1) 遺尿

一般小孩都有遺尿的問題。一、兩歲的小孩子身體尚未發育健全，在這種腎氣未足的情況下都會遺尿。這時小孩遺尿是正常的生理反應，不用治療，盡可順其自然。等到孩子年齡大一些，控制能力增強以後，就能自然而然解決。

遺尿對於老人來說，也是一種正常現象，因為老人的腎陽衰退，已經固攝不住，固攝的力量和年輕時比相差很多，氣化能力不夠，每次尿的也少，還常遺尿。但是有些中年人也出現遺尿，這就要檢查身體狀況是否有問題。

(2) 癃閉

還有一種小便病叫癃閉，症狀是想尿卻尿不出來，憋得慌，甚至造成小腹脹痛。癃閉，屬於膀胱不能氣化所致。

腸道健康養生法

❶ 上廁所時不可說話
❷ 陰陽熨臍法
❸ 外達法

腸道健康養生法

近些年，社會所流行的養生文化大多強調補腎，讓人吃這吃那，以補腎的名義推銷各種藥物和食品；但我要強調的是，傳統養生學並不認為單純地吃有營養的東西或吃補藥就有效果，「補」的概念是健康的日常行為，有規律的日常生活，這些對於我們的身體來說，才是根本的調養。

❶ 上廁所時不可說話

怎樣才能在日常生活中補腎呢？中醫認為，上廁所大小便的時候，一定要咬牙，咬牙能固攝住腎氣，尤其是男人在腎精上損害偏大。

這是為什麼呢？因為牙為腎之齒，是腎精華的外現。但不能亂咬牙，死咬著不放更耗腎氣；而應該是「腎齒兩枚如咬物」，「如」就是好像的意思，就是好像有兩個棗核在兩個後槽牙之間，微微地咬著。解手（排泄大小便）的時候，處於一個吸氣、氣往裏收的狀態。咬牙，並且提起腳後跟，就等於補了腎氣。

生活中我們經常看到，有人在廁所裏一邊拿著手機大聲說話、一邊大小便，這無疑是在損耗腎氣。

中藥小辭典

麝香

麝香是雄麝臍部麝腺的分泌物。呈黃褐色或暗赤色，香味甚濃烈，乾燥後可製成香料；也可入藥，主通竄、開竅的。

我們學養生知識首要的一點，就是要認識如何補和如何泄的問題，清楚什麼樣的行為，會造成什麼樣的結果。其實就人得病來說，一定是有因有果，人平時不正確的生活方式就是「因」，損害身體後造成的疾病就是「果」，自己釀的苦果只能自己去嘗。

2 陰陽熨臍法

如果出現前面提到的癃閉、小腹脹痛、撒不出尿等問題，應該怎麼辦呢？有個方法很有效，不妨試一下，就是「陰陽熨臍法」。用一斤蔥白（蔥最前面最白的那段），把蔥鬚去掉，搗爛加麝香（麝香主通竄、開竅的，因為不通才會脹痛，但最好避免使用該藥），用紗布包好，分成兩包。取一包放在肚臍（神闕穴）上，用熱熨斗熨五分鐘，小心不要燙傷皮膚。另外一包用冷熨斗熨。反反覆覆用冷熱熨斗熨幾次。

這就是運用「熱為陽，冷為陰」的道理來治病，故名「陰陽熨臍法」。這種方法對治療尿不出、癃閉的問題很有效。

藥膳食材小辭典

蔥白

屬性：味辛、苦，性溫

功效：蔥白具有發汗、解毒的作用，尤其它含有揮發油，油中的主要成分是大蒜辣素，黏液質中含有多醣和果膠，對於風寒和胃病有對治功效。

③ 外達法

有人在外面凍著了，回家後撒不出尿來。原因是這種人因為氣化不足，導致憋在裏面尿不出。對於這種受了寒邪之後的尿不出、癃閉的問題，有一種更簡單的治療方法叫「外達法」。

「外達法」這種方法，是用蔥白煎成一鍋湯，倒入桶裏，人在裏面泡著，水要淹沒過肚臍，泡著泡著身體就開始冒熱氣，如果這時有了尿意，就尿在桶裏，因為人一旦出來後就會感覺到冷，尿就又憋回去了。

◇ 蔥、薑和大蒜的妙用

在生活中，我們可以使用一些很方便的方法，來防病治病。比如，蔥、薑和大蒜，就是最常用的一些防病治病所用之物。

⊙ 蔥的妙用

蔥有幾個別名，如「菜伯」、「和事草」、「肺之菜」等。這些名字是從何而來呢？

中藥小辭典

附子

植物名。多年生草本，烏頭科附子屬。一般供觀賞用。可入藥，用時如未經炮製直接使用，會造成呼吸急促、心臟麻痺，嚴重甚至死亡。

地下有塊根，莖高約一公尺餘。葉質肥厚，呈掌狀深裂達基部。秋日開花，花呈紫碧色、呈帽狀；萼五片、花瓣二片。因其附烏頭而生，因而得名。

在傳統文化中，如果家裏有四位兄弟，人們會依次稱為「伯仲叔季」，老大稱為伯，老二稱為仲，依此類推。孔子叫仲尼，說明孔子排行老二。中醫給蔥取的名叫「菜伯」，就是認為蔥是菜裏的大哥，這也說明了蔥的重要性。

⊙吃烤鴨為什麼配蔥？

蔥的另一個名稱是「和事草」。蔥的特性是生吃主辛散，是開散的；煮熟之後主甘溫，偏甜、偏溫性。這是蔥的兩種不同特性。我們吃北京烤鴨的時候會將蔥絲捲入餅中一起吃，道理就在於鴨子本身是寒性的，和生蔥一起吃，就符合飲食的平衡特性。

蔥還有一個特性是外實裏空，而且蔥白是入肺的，因此，中醫把蔥又叫做「肺之菜」。吃蔥對人體非常有好處，它有發汗解肌的作用，通上下之陽氣、通竅；此外，它還能通二便。蔥既能補肺，還能滋潤大腸，對人體的上下都有好處。

中藥裏有一味藥，叫「白通湯」。「白通湯」是宣三焦、通行三焦的藥，其主要成分就是蔥白、附子和乾薑。

蔥的小檔案

性質：溫熱

別名：菜伯、和事草、和事菜、大蔥、小蔥、青蔥、香蔥、四季蔥

食材功效：殺菌防癌、促進食慾、幫助發汗、提供熱能、消除疲勞

適用者：一般大眾，尤其是腦力工作者

不適用者：腸胃疾病患者、潰瘍病患者、多汗或有腋臭的人

孕婦感冒怎麼辦？

孕婦感冒，可以用蔥白和生薑煎湯煮，喝掉後人會微微發汗，感冒就好了。像妊娠傷寒、著涼感冒一類的疾病，可以一邊喝煮好的蔥白生薑湯，一邊用熱水泡腳，讓身體微微出汗，這樣既可治病，又不會對身體和胎兒造成傷害。

蔥白在這味藥裏的作用，就是宣散上焦。從五行的顏色來說，蔥白的白顏色也是入上焦的；乾薑為黃色，是疏通中焦的；附子是黑色，是入下焦的。

⊙孕婦感冒怎麼辦？

如果女性懷孕突然感冒，怕吃藥會對胎兒產生副作用，該怎麼辦呢？孕婦感冒可以用蔥白和生薑煎湯煮，喝掉後人會微微發汗，感冒就好了。懷孕階段的婦女身體處於高峰期，渾身的氣血都會激發起來，以此來養胎兒。用食療的方法解決感冒，對人體沒有任何傷害。

像妊娠傷寒、著涼感冒一類的疾病，可以一邊喝煮好的蔥白生薑湯，一邊用熱水泡腳，讓身體微微出汗，這樣既可治病，又不會對身體和胎兒造成傷害。

名詞小辭典

炮製

也作「炮煉」。用火煉藥，去其偏性，使成精品，用來加強療效。

葱還有個好處，它可以通氣解毒。古人認為葱可以解魚肉之毒，所以在烹調魚肉時多放一些葱是非常好的。在菜中放葱對人體也有好處，會利耳明目。

我們要注意的一點是：葱在中藥裏避免與蜜、棗同食，因兩者相沖。

⊙薑的妙用

日常生活中常會用到薑，中藥也會用到薑。

薑的特性是辛溫、散寒、發表的。它分生薑和乾薑兩種。

⊙乾薑入裏

一般來說，乾薑是薑母，是經過炮製（用火煉藥，去其偏性，使成精品，用來加強療效。也作「炮煉」）。乾薑是入裏的，用乾薑就是在體內幫助人疏通氣機，乾薑通經脈的效果很好。像裏虛的證就會用乾薑，胃氣不舒也會用乾薑。

⊙生薑走表

生薑是走表的，表被憋住的時候會用到生薑，在表層用生薑幫助人體疏通氣機。當人被寒邪憋住或妊娠期出現傷寒等問題，可以用生薑和葱白煮湯喝。

中醫小辭典

利濕

指用利水滲濕藥，使濕邪從小便排出的方法。分為淡滲利濕、溫陽利濕滋陰利濕、清熱利濕、溫腎利水等方法。

⊙生薑止嘔

生薑還有個絕佳的妙用，就是可以止嘔，生薑又稱為「嘔家聖藥」。如果有人嘔吐不止或有嘔吐症，生薑是非常好的藥。它可以把痰邪、淤滯的濕邪都散掉。薑皮還可以消水氣、消水腫，「利濕」的效果特別強。如果我們的身體有麻痹不通的地方，也可以用薑。

⊙生薑可以通神明

古代認為，生薑可以通神明，用於中風及痰性中風、竅被憋導致突然暈倒昏迷等病症。中醫裏有一個方子，用薑汁和童便來降火，去救突然暈倒的人。

這是因為薑可以開痰，薑汁能夠把痰宣開，竅也就不再被憋了。童便就是小男孩的尿，它有個很好的作用，因為它是從人體出來的，用它時就會走熟路，向下走，對人體的損傷也小，可以降火，把上面壅滯的火邪給拽下來。

⊙生薑可以解野禽的毒

生薑還有個作用：可以解野禽的毒。古人認為野禽非常喜歡吃一種中藥「半夏」，由於半夏具有一定的毒性，所以野禽體內也會帶有某種毒性。生薑是最好的解藥，能夠解野禽身體內的毒。因此，燉製野禽時一定要加生薑。

中藥小辭典

半夏

天南星科半夏屬的植物，是一年或多年生草本。葉有長柄，花為黃淡綠色。地下莖為白色球狀，其塊莖皮黃肉白，根可入藥，但生食有毒，內服須炮製用。中藥可用做止咳、祛痰或止吐劑。也稱為「和姑」。

中醫小辭典

理氣法

根據中醫概念，氣和血停滯不通時，便會引起疼痛，「氣滯」生理功能會產生障礙。若用玫瑰花，能治肝氣鬱結引起的疼痛；陳皮則能理氣健胃。

名詞小辭典

七竅

兩眼、兩耳、兩鼻孔，加上口，是為七竅。《莊子》．應帝王：「人皆有七竅，以視聽食息」。

薑的小檔案

性質：溫熱

別名：白薑、生薑、薑仔、薑母、百辣云、地辛、黃薑、鮮薑

食材功效：止吐、增進食慾、殺菌解毒、改善血液循環、預防感冒、抗老

適用者：一般大眾，尤其是感冒、經期受寒腹痛的女性、產婦

不適用者：痔瘡、肝炎、糖尿病患者

薑湯治感冒

如果外出突然著涼，剛開始有感冒症狀，最好用生薑、大棗、蔥白一起煮成薑汁湯，上邊喝薑湯、下邊泡腳，上床睡後就會發汗，第二天大概就好了。如果是內傷而致的感冒，這麼吃也有一定的好處，因為棗和薑能發揮固攝脾胃的作用，蔥白可散去肺寒。

喝酒不宜配薑

有些人有個不良習慣，他們不知道從哪兒學來的，喜歡在黃酒裏放些薑絲，或在其他酒裏放些薑絲。中醫認為，久食生薑並同時再喝酒，人體內會形成積熱，這樣就容易使眼睛出問題，還會使痔瘡加重。

冬吃蘿蔔夏吃薑

民間有兩種說法，「冬吃蘿蔔夏吃薑，不用醫生開藥方」和「上床蘿蔔下床薑，不用醫生開藥方」，諺語裏面在說一年四季和每天，都有用薑的問題，道理何在呢？

夏天，人的陽氣像大樹一樣，會浮在外面，此時人體的五臟六腑很虛弱，內臟恰好是最寒濕的，所以夏天一定要吃溫熱的東西。因此，湯裡加上薑這種辛溫的東西，會對人體發揮一種保護的作用。

人在冬天也有自保功能，身體把陽氣全部收回來，用以保護內臟，這時候容易造成五臟六腑鬱熱的格局，冬天吃些清涼順氣的蘿蔔，就可理順氣機。掌握這些四季飲食的原則，對我們養生來說很有好處。

名詞小辭典

開竅

❶ 要打開、通暢被憋住的七竅（兩眼、兩耳、兩鼻孔及口）。
❷ 人受到啟發開導，終於有所領悟，或變得聰明、有見識。

⊙上床蘿蔔下床薑

「上床蘿蔔下床薑」的道理又是什麼呢？人每天晚上上床睡覺時，不能思慮過度，也別讓脾胃帶著很大負擔去休息，上床前吃點清涼順氣的東西，讓身體保持通爽，有利於睡眠。晚上睡覺前吃點白蘿蔔或脆蘿蔔，可以養人的脾胃。假如晚上看電視的時候，把吃水果的習慣改成吃幾片蘿蔔，會對身體很有好處。

起床時之所以吃薑，是利用薑的生發之機，起床就是要生發起來，再用薑加把力。

人在夜裏吃薑好不好呢？當然不好。古代有句話，「夜不食薑，秋不食薑」，夜裏和秋天不吃薑。因為夜是主合的，要關閉，天地之氣都關閉了，而生薑是主散的。如果夜裏吃生薑，那就是天地之氣都關閉時，還在拼命地去發散，就會對人體造成損害。秋天是主收斂的，和夜一樣，也是主收的、主合的。這時候吃薑也是不符合養生規律。

⊙大蒜的妙用

一般來說，大蒜是不入藥的。從藥性上講，大蒜屬辛溫類，開胃健脾，但由於其味道過濃，一般不把它放進藥裏。現代人已經逐漸認識到，大蒜具有很高的營養價值，經常吃生蒜，對預防疾病都有好處。

大蒜小檔案

性質：溫熱
別名：蒜頭、大蒜頭、胡蒜、紫皮蒜、獨蒜、獨頭蒜、葫蒜
食材功效：防癌殺菌、降血脂、增加體力、延緩衰老
適用者：一般大眾，尤其是感冒、心血管疾病和癌症患者
不適用者：腸胃疾病或潰瘍病、眼疾病者

有人酷愛辛辣或味道特別濃的、具有某種極端性味道的食物，比如臭豆腐，這其實說明這些人有鬱滯、竅不通的情況，需要吃這些東西幫助宣竅。中醫認為奇臭或奇香的東西能通竅，比如在竅被憋住的情況下，可用「蘇合香丸」來開竅。

大蒜，也能發揮開竅的作用。大蒜通五臟，對五臟都有很好的通利作用。另外，大蒜可以去寒濕、避瘟疫。總而言之，它能有效提高人體免疫力。

吃蒜和蔥還可以化肉食，我們烹調肉食的時候，放蔥蒜的道理就在於此，這對我們的日常生活來說，也具有很好的實用價值。

有的人經常流鼻血不止，民間有個治流鼻血偏方：就是把大蒜搗成汁，貼在腳心的湧泉穴上。這樣可以引壅在上面的火下行，達到止鼻血的目的。

如果腿上出現水腫，民間也有個方子：把蒜搗成汁敷在肚臍上。這種方法可以通下焦、利水，同時可以通便。

大蒜還可以用來做灸，可以用它來「隔蒜灸」。最好用很辣的獨頭蒜，把它切成厚片放在肚臍上，然後灸。這對治癰疽、癰瘡非常有好處。

我們在用蒜的時候也要注意一點：蒜不可以多食。古人認為多食蒜會耗散人的氣，同時也耗散人的血，對眼睛不利。因為蒜是走清竅的，走眼睛；過食蒜，容易造成眼睛損傷或神經損傷。

第十一節 腹

腹部為陰，絕不可受涼

腹部

腹部，是以肚臍為中心，然後上下分成兩腹。下面為少腹、小腹，聚集水等東西；上面是大腹，指脾胃。

腹部為陰，所有的陰經都走腹部，比如中線有任脈，兩邊分別有肝經、腎經、脾經等，只有陽明胃經是一條陽經。腹部既然為陰，絕不可受涼。過去小孩子全身都可以不穿衣服，唯獨要有個小肚兜，就是怕小孩子腹部受涼。現在好多女孩子愛穿露臍裝，這可是養生大忌，一定會影響女子的月經和生育。

中醫小辭典

中氣

泛指中焦脾胃之氣和脾胃等臟腑，具飲食的消化運輸、升清降濁等生理功能。或僅指脾氣，脾氣主升，如果脾虛下陷，將會導致脫肛、子宮脫垂等病症。

腹部病

如果肚子裏老咕嚕咕嚕地叫，這是胃病或中氣不足引起的腸鳴。

還有一種病是肚裏脹氣，但只要放一個屁，就會覺得特別舒暢，這種人常會覺得身體很重，這屬於脾病。

若是大腹水腫，這也和脾有關。出現水腫，是脾無力化濕而生出來。

腹部養生法

腹部有上面所提及的毛病，可以從脾著手去治療。

從穴位上說，治療下腹的病，主要是從「三陰交」和「足三里」這兩個穴位著手。

⊙三陰交

所謂「三陰交」，是指這個穴位是肝經、腎經、脾經這三條陰經的交匯之所，解決它的問題，可以一舉三得，把三條陰經的病都治療到。

三陰交穴位於小腿內踝上三寸，如果我們用手按該穴，會有痠脹、痠疼的感覺。經常按摩三陰交穴，對身體大有好處。

⊙足三里

中醫常說，「肚腹三里留」。三里，就是指足三里。這個穴位是人的第一大養生要穴。足三里處於胃經上，在膝蓋的下緣一橫指處（大約三寸）的地方。長期按摩足三里，對脾胃的毛病有很大的幫助，甚至對治療女子痛經也很有效。我們要經常去按揉足三里、三陰交這些穴位。經穴圖對養生保健很有幫助，可以在家裏掛一張，方便隨時查找有關的穴位。

⊙天姿健身法

天姿健身法，也是幫助我們鍛鍊腹部的一個簡單易學的好方法。具體做法是我們下蹲時抱住膝蓋，然後腳後跟不要翹起，緊緊蹲下。

為什麼把這個蹲姿叫做「天姿」呢？因為我們人還沒出世在母體裏的時候，就是保持這樣一個姿態。這是人先天具有的姿態，這個姿態對人體來說非常有好處，它可以加大膈肌的運動。如果我們能持續按這個要領去練習長蹲，就能減少得高血壓、心臟病的機率，同時還可以收縮盆骶的肌肉。

我們前面曾提到，有些婦女到了一定年紀後，常會出現尿失禁的問題，這種人經常憋不住尿，甚至咳嗽一聲都能咳出尿來。如果能持續進行天姿健身法，對治尿失禁很有療效，同時也會提高夫妻間性生活品質。

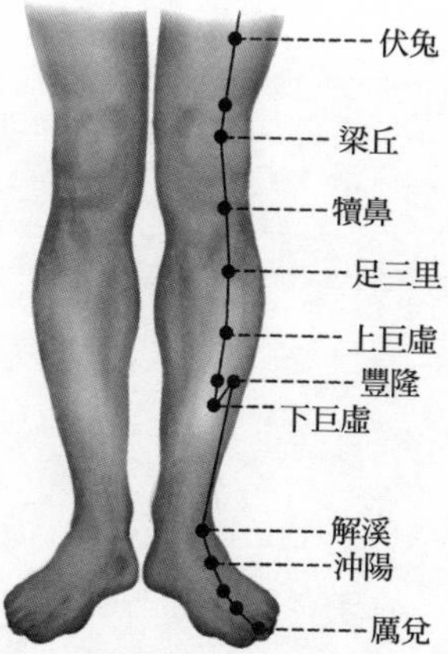

足三里穴示意圖

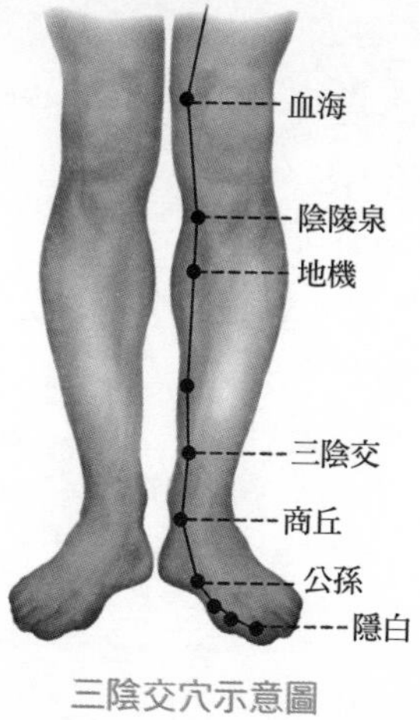

三陰交穴示意圖

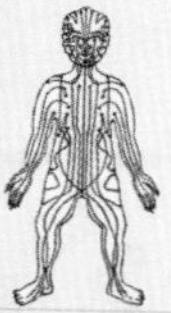

第七章 後背

第一節 力氣從哪兒來？

第二節 後背疾病

第三節 後背的養生方法

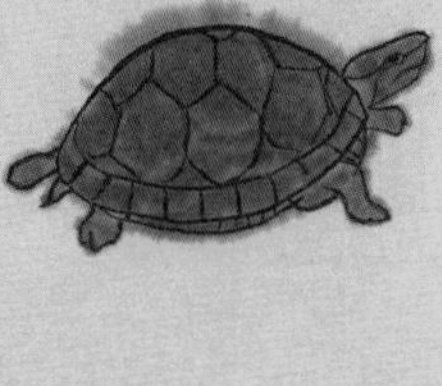

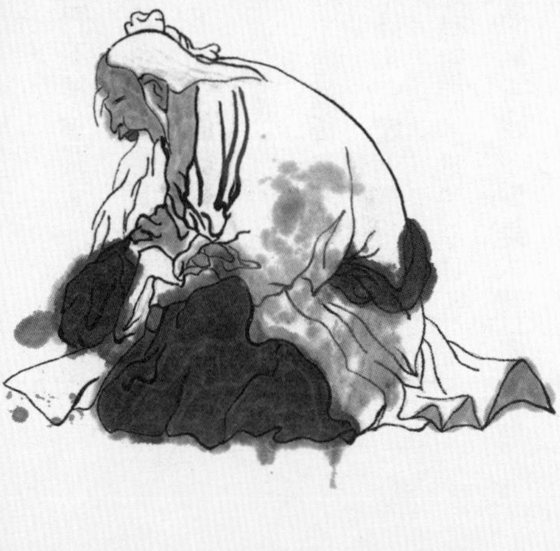

第一節

力氣從哪兒來？

膂力（體力）就來源於腰

現實生活中，有的人力氣大，有的人力氣小，我們不禁會問：「人的力氣從哪兒來？」歸根究柢是從「腰」來。《黃帝內經》裏講到膀胱經時曾說「膀胱經入循膂絡腎」。「膂」字是上面一個旅行的「旅」，下面一個肉月的「月」。膂是指人體的哪部分呢？是指人體腎（腰子）外面包的一層厚厚的油。

我們常用「膂力過人」來形容大力士的力拔山河，這個膂力（體力）就來源於腰。古代形容大力士都說膀闊腰圓，就是人要有力氣，一定肩膀很寬闊，肩膀寬闊就相當於肺氣特別足，人的魄力大；腰圓指的是有膂腰的地方有兩個大包，成圓形，這樣的人力氣會很大。我們前面的章節也多次說過，腎是人體的大力士，腎主人體的力氣。

有的人會說，那我以後不吃腰花了，買膂吃就會有力氣吧？其實，膂是鍛鍊出來的。人要透過自己的鍛鍊生出膂，才會力大無窮。

第二節

後背疾病

腰、背、腿都走膀胱經，腰痠背痛腿抽筋是陽虛症

⊙腰痛

腰痛也是一種日常生活中很常見的病。一般來說，腰痛分為腎陽虛腰痛、腎陰虛腰痛和因膀胱經問題而引發的腰痛。

1 腎陽虛腰痛

導致腎陽虛腰痛的原因，大多為腎火（命門火）衰造成的陽虛症或其他幾種陽虛所致。比如，用心力過度，想事情想得太過度，都會損害心陽；飲食過度會損害脾陽；房勞過度會損傷腎陽。陽氣衰微，人的腰就無法正常轉動，就會出現因腎病而導致的腰痛。

後背常見疾病

1. 腰痛
   (1) 腎陽虛腰痛
   (2) 腎陰虛腰痛
   (3) 因膀胱經問題而引發的腰痛
2. 僵直性脊椎炎
3. 白血病

2 腎陰虛腰痛

陰虛腰痛是因受寒而導致的腰痛，也有的是由於脾胃、運化不正常，產生濕滯約束腎的功能所致。

3 因膀胱經問題而引發的腰痛

膀胱經有問題，也會引起腰痛。如果腰脊像折了似的疼痛，基本上就是屬於膀胱經的毛病，是陽氣不足、氣化功能出現問題所造成的毛病。

如果人的膀胱經氣陽氣很衰弱，就會導致上面引發健忘症，中間引發腰背痛，下面造成腿抽筋。從中醫的角度去理解，這些毛病都屬於膀胱經陽氣大虛所導致。

我們常看到一些老闆動不動就把腳放到桌子上，表面看上去挺酷，其實這是病，是膀胱經氣差的象，典型的陽虛。膀胱經走腿後面正中線，陽氣虛的人需要伸拉膀胱經，這樣才會感覺舒服，所以說，這也是一種人體自救的表現。

現在有人認為腰痠背痛、腿抽筋是缺鈣所致，於是補充五花八門的各種鈣，吃了也不見好轉，其實這種情況不是缺鈣，是膀胱經出現問題。因為腰、背、腿都走膀胱經，腰痠背痛腿抽筋是陽虛症。俗話說「人老腿先老」，也是從這個角度說的。

腰痛的醫治

如果腰痛到彎不下去，不能俯仰，這是肝經的病。治此病可揉太沖穴，太沖穴位於足背側，第一、二趾蹠骨連接的部位。每天晚上按摩太沖穴，可有效治療腰痛。太沖穴按上去會很痛的人，一定愛生氣，按摩太沖穴也可解肝鬱。

針對各種腰痛，中醫有一個很重要的治療方法，叫「腰背委中求」。「委中穴」位於大腿的腿窩橫紋的中點處。如果出現腰背痛，首先要從委中穴治療，委中穴是一個正好處在膀胱經上的穴位，針刺委中穴可醫治腰痛。

在日常生活中，我們要經常按摩委中穴，按摩的力氣要大一些，雖然會有些疼，但對身體有好處。

如果身體受寒，委中穴處有時會形成筋結，中醫裏有一個很好的療法「經筋療法」，這個療法是專門把筋結宣開，最好是用針刺的方法，要按揉，需要的時間會很久。筋結宣開以後，人腰痛、腿痛的問題都可以解決。

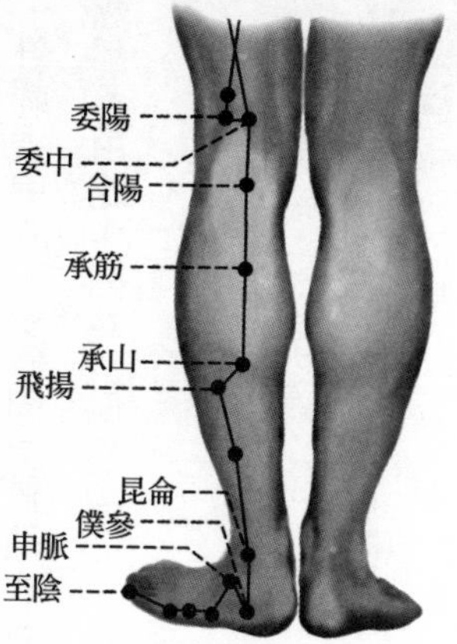

委中穴示意圖

假如突遇風寒，著涼進屋後感覺不舒服，猛打噴嚏，這叫「寒閉」，就是被風寒給閉住了。治這個病很簡單，趴在床上，針刺委中穴，這時因劇痛而大喊，全身上下出一層細汗，感冒立刻見好，一服藥都不用吃。因為針刺委中穴可迅速驅除寒氣，將病症打開，所以很有效。

⊙僵直性脊椎炎

人體的督脈是沿脊柱走的，而男性病又以督脈為重，如果督脈出現問題，就有可能造成不育症等男性病。

現在有一種很常見、很嚴重的督脈病叫做「督脈為病，脊強反折」，又名「僵直性脊椎炎」。患此病的人，轉身時整個後背都很僵硬，病發展嚴重到全身都不會動。

督脈屬於奇經八脈，得僵直性脊椎炎大多和先天的元氣損失有關，所以這個病很難治。中醫常說，沒有一味藥可以入奇經八脈，而奇經八脈又相當於人體的十二正經的經氣十分充足而外溢出來的東西，就像湖泊一樣，是儲存人體多餘的經氣。這種病的難治程度，也就可想而知。

白血病的致病主因

1. 孩子的父母在懷孕前可能元氣虧損，導致生出的孩子先天不足。
2. 患者都有濫用藥的歷史，用藥過度和用藥不當都會造成白血病。
3. 因憂思傷脾，導致得白血病。

得這種病還有一個十分重要的原因，僵直性脊椎炎和年輕時縱慾過度、手淫過度有關。傳統文化要求年輕人「欲不可早」，而且絕對不可縱慾；而我們現在一些年輕人都做不到，這樣的後果導致各種疑難雜症層出不窮。因此，我們在教育青少年的時候，需要在性教育方面多做指導，讓他們瞭解正確的性知識。

治療僵直性脊椎炎，主要是從肝腎兩個方面去治，因為元氣藏於腎。同時如果能持續練「易筋經」，也可治療這種病。「易筋經」裏的許多動作都是直接作用於任、督兩脈的，比藥能更好地作用於脊柱。

白血病

和脊髓相關的另一個病症，就是白血病。

白血病是脾和腎的病。這種病是因脾腎功能虛損所致。這麼說的道理何在呢？因為腎是主藏精的，所以它主骨髓，如果腎藏精的功能出現問題，骨髓的造血機制就會出現問題；脾是統攝血的，骨髓造血的功能和脾的統血功能密切相關，脾氣強才可以充盈精氣，只有精血合一，血液才健康。當精血不合，就會導致出現血液病，白血病就屬於血液病的一種。

因此，白血病患者會出現白血球過多、腎精外越而收不住、腎主藏精的功能失靈的象。

⊙白血病的致病主要原因

白血病的致病原因主要有以下幾點：

❶孩子的父母在懷孕前可能元氣虧損，導致生出的孩子先天不足。

❷患者都有濫用藥的歷史，用藥過度和用藥不當會造成白血病。

❸因憂思傷脾，導致得白血病。

現在患白血病的小孩很多，這就要提醒家長，首先不可動不動就給孩子亂服藥，再者就是不能過分逼迫孩子，給孩子訂很高的學習目標。「望子成龍」固然好，但如果孩子不是龍，再逼也沒有用，逼出病來可就後悔莫及。另外，家長過分溺愛孩子，也是一種強迫。

總而言之，最好的情形是大人要快樂工作，孩子要快樂學習，無論成龍成蟲，都快樂自在，都有好的心態，這才是人生真諦。

治療白血病的主要原則是「培土固元」，土就是脾胃，元就是元氣，也就是一定要先培養好脾胃，把脾胃固攝起來，增加其運化功能，才有可能治癒。

病症小辭典

僵直性脊椎炎

僵直性脊椎炎是一種慢性多發性關節炎，是血清陰性脊椎關節病組中最常見的一種，是累及脊椎的慢性炎症性免疫病。由於和類風濕性關節炎有相似症狀，50年代前被認為是類風濕類疾病，至70年代經過現代醫學研究，才被認為是獨立疾病，多好發於青少年男性，發病年齡約15～30歲，男女之比為10：1，有明顯的遺傳性。

發病機理尚不明確，此病早期症狀是腰疼，骶髂關節處、臀部疼痛，繼而背痛、背僵直感，最終脊柱關節僵硬強直，出現駝背、頸強等畸形；少數下行影響髖關節、膝關節，甚至踝關節。如不及時治療，甚至可能殘廢，導致患者喪失生活和工作能力。

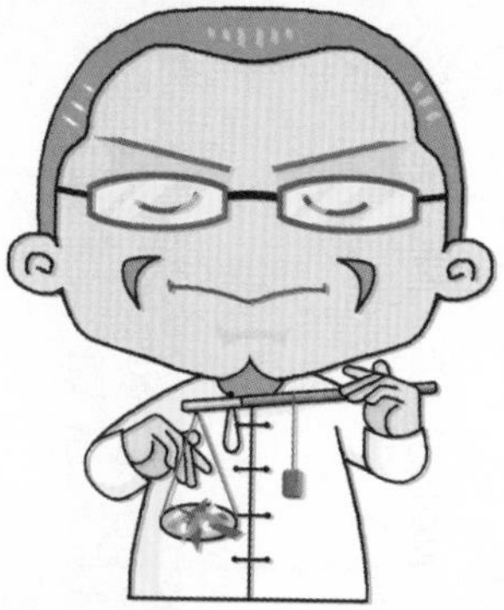

第三節

後背的養生方法

後背為陽，太陽寒水主之，所以很容易受寒

❶ 整脊法

中醫裏非常強調後背的養生。因為後背為陽，太陽寒水主之，所以很容易受寒。古語有「背者胸中之腑」的說法，這裏的腑就是指陽。所以，我們在生活中要十分注意後背的養生。

在後背養生之中，整脊法可以治癒多種疾病。當脊柱出現錯位後，可能會引發身體諸多不適，比如胸悶、心痛等。透過整脊法，就可解決脊柱的錯位問題，其他不適也隨之消失。

❷ 整理後背法

傳統醫學中，也常提到整理後背法。透過對後背的整理，可以把陽通開，這樣會對身體內的臟腑很有好處。因為從脊柱發出的每一對神經，都會連著臟腑，

名詞小辭典

刮痧

對中暑、感冒、患痧症者，流行於民間的一種治療法。是用銅幣、牛角板等物，蘸水或油，刮擦患者頸部、胸背等處，使其局部充血、皮膚呈現紫紅色，以減輕內部的炎症和疼痛。

當按到脊柱的哪個地方有壓痛感時，這個地方就可能存在問題。可以透過輕輕按揉壓痛點，來達到治療臟腑的功效。

❸ 刮痧法

社會上曾流行過一段時間刮痧。中國還拍過一部電影就叫《刮痧》，在國際上拿過獎。在小孩剛剛感冒時，就可以去刮痧，在孩子後背的上緣會出現紫黑的象，這是一種鬱滯的象。

小孩感冒初起、剛發燒時，可以透過按壓頸椎和大椎穴來治療疾病。按大椎穴時人體會出現很嚴重的壓痛感，這時手法可以輕點，輕輕地按揉。

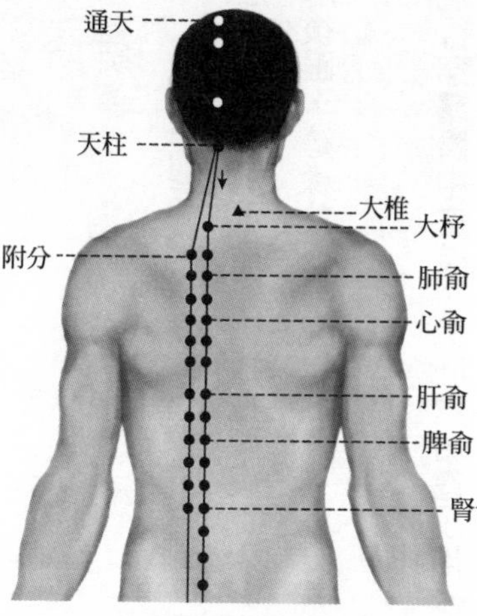

大椎穴示意圖

後背的養生方法

1. 整脊法
2. 整理後背法
3. 刮痧法
4. 捏脊法

④ 捏脊法

如果小孩的脾胃不健壯，最好先不要吃藥，因為小孩子的脾胃本來就弱，用藥不慎很容易損傷脾胃。治療這種病可採用捏脊法。這個方法的道理是透過捏脊把後背整理開，用陽來引發陰的運化能力，達到健脾胃的目的。

⊙ 腰部不可受寒

腰是人體的中間樞紐，其重要性毋庸置疑。

女孩子腰受寒和腹部受寒一樣嚴重，也會引發月經疾病和不育的問題，男人的性功能更是和腰有關，所以更要護腰，沒事把兩手搓熱，捂在腰眼上，非常有益。上撐兩臂，掌心朝上，同時踮起腳後跟，這樣站一會兒，對腰、對三焦有益，對攝護腺更有益。

腰是不可以受寒的。現在的女孩子流行穿露臍中空裝，把肚臍給露了出來。可以肯定的是，愛這樣穿的女孩子將來得婦科疾病的機率很高。

為什麼這麼講呢？因為人的腹部為陰，主藏，你偏偏不去藏了，整個都開瀉出來，而且肚臍又名「神厥穴」，這個地方是很要命的，中醫認為這裏連針都扎不得，治病只能用灸法，你卻把肚臍和腰部都露出受寒，可想而知對人體的傷害會有多大！

露臍，會傷害到女子的子宮及其他方面，以前我們看到西方人的生育率偏低，現在中國人也逐漸出現同樣問題，這都是因為我們的生活習性和西方人太接近了。

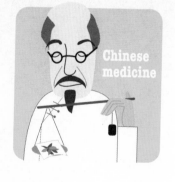

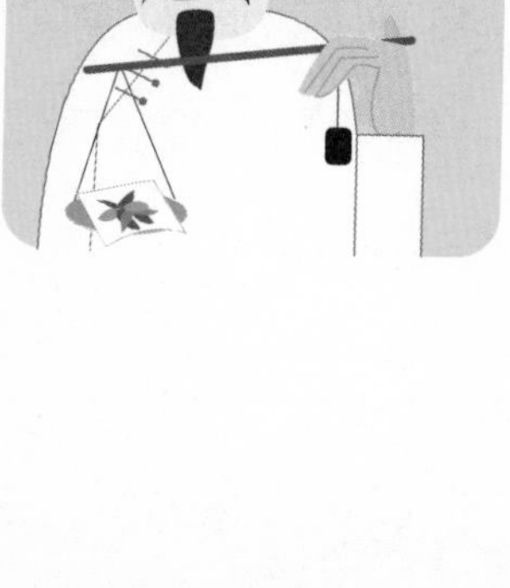

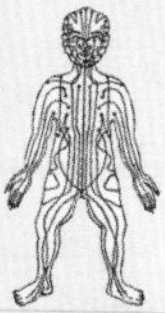

第八章 前陰

第一節 男女的不同

第二節 男性病和女性病

第三節 男性、女性生殖功能養護法

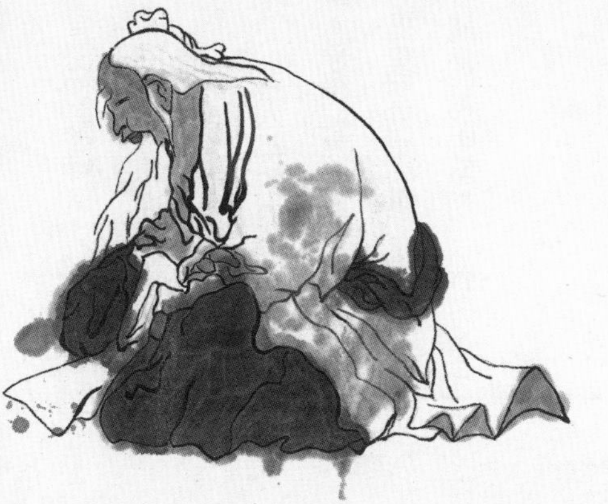

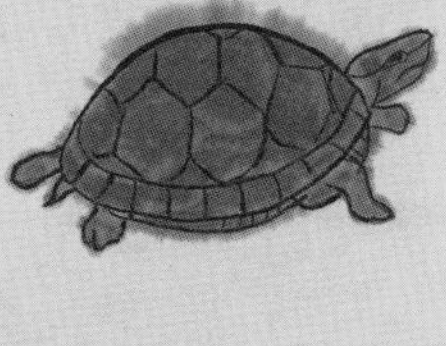

第一節

男女的不同

人的壽命和性生活的耗散程度有關

中醫認為，人的壽命長短和性生活的耗散程度，有密切關係。人和動物的一個不同點，就是動物有固定的發情期，它們會在一個固定的季節發情、交配；但是人卻沒有固定發情期，一年四季都可以發情。發情時間不固定，會導致人過度耗散元氣、腎精，這也是有些動物能活到天年，而人活不到天年的原因之一。

生殖之精無論是對人類或動物，都有很大的影響。我們看《動物世界》時常會看到有的動物如鮭魚在排卵過後，就會喪失生命。這裏面蘊含著一個道理，人和動物的個體生命都會死亡，但老天給了一個補償：就是藉由繁衍後代，使生命得以不斷延續。

什麼是「天年」？

❶ 自然的年壽，也稱為「天算」
❷ 當年的運數。如「天年不齊」

中醫認為，生門即死門，即人出生的門也就是死亡的門，人因性而生，也會因性而亡，《黃帝內經》第一篇「上古天真論」就以腎精的研究和衰亡來論述人的生命。如果人過度耗散，就會對人體造成極大損害。

⊙女七男八

人和動物存在很大的不同，同為人類的男與女，也存在很大的不同。《黃帝內經》「上古天真論」裏提到過一個很重要的定律，叫做「女七男八」。女七男八的意思就是「女子的生命節律和七有關，而男子的生命節律和八有關」。

女子每隔七年，生理上會發生一次很明顯的改變；而男子是每隔八年會出現一次生理上的變化。在這些節律點上，男女都要注意養生，以應對身體上所發生的變化。

❶ 女七

《黃帝內經》說女子7歲「齒更髮長」，而男子8歲則「髮長齒更」。上面這句話的後面兩個詞明顯地顛倒了一下，這個變化說明什麼呢？我們知道，小男孩和小女孩七、八歲時都會換牙，而換牙本身可以看作是腎功能的一個表現，因為牙齒是腎的花朵，是由腎氣所主，而頭髮長短是由肝氣所主。

腎是主收藏的，肝是主條達的、發散的、生發的，這就有一個很重要的道理：女子是收斂在前，生發在後；男子是生發在前，收斂在後。

由於女子收斂在前，所以女子的生殖器全都在身體裏面；男子由於是先生發，所以男子的生殖器長在外邊。

女子在二七一十四歲—月事來潮

女子在二七一十四歲時會「天癸至，任脈通」。任脈走人體前面的正中線，從會陰處一直上到人中。任脈又主血，所以任脈主胞胎，它主女子的生育。女子到14歲時，由於任脈通暢、血足了，起於會陰的太沖脈主陽氣，也和人的性有關，沖脈氣帶著任脈血而行，它們主發育人的第二性徵。比如，女子到十四歲時就會來月經，長乳房；男子到二八一十六歲時就會遺精或長鬍子。這些第二性徵的象就全出現了。

有的女性會說，我不是正好14歲的時候來的月經，這怎麼計算呢？在古人看來，哪怕女子是18歲來月經，她的生理年齡就相當於14歲；如果她10歲來月經，這一年也相當於生理年齡的14歲。

女子二十而嫁，男子三十而娶

前面我們提過，古代認為女子14歲會來月經，只要女子一來月經就代表著成熟的開始，這時就要把頭髮盤上，讓媒婆知道，這個孩子已經長大了、成熟了，可以定親了。但就結婚來說，不是14歲就可結婚。中國古代的規定是「女子二十而嫁，男子三十而娶」。這裏面還蘊含著女七男八的思想。

因為女子三七二十一歲的時候，腎氣平均，「真牙生而長極」，就是身體開始達到一個高峰狀態，可一直持續到四七二十八歲那年，腎的功能、肝的功能也達到一個頂點，這時女子身體最健壯。

古人認為女子二十而嫁，在生命狀態的最高峰期，女人一定可以養育一個很健壯的孩子。女人最好在28歲之前完成第一胎的生育，這樣對孩子、母親的身體，都非常有好處。

女性五七三十五歲－開始衰老

女性到了五七三十五歲的時候，就開始衰老。傳統文化認為女人比男人老得快，35歲的時候陽明脈就開始衰敗。陽明脈指的是胃脈，陽明脈衰也就是說胃氣開始衰敗，因為陽明脈走的是臉和額頭，所以婦女到35歲左右，就有可能臉上出現魚尾紋、額頭上出現抬頭紋，同時臉上也顯得憔悴。

女性等到六七四十二歲時，會出現三陽脈的脈衰之象（三陽脈是指陽明脈、少陽脈和太陽脈）。陽明脈走額頭，少陽脈走頭兩邊，太陽脈走後腦。「三陽脈衰」是指頭髮開始兩鬢斑白，前額、後腦也出現白髮，這時女人的臉色就不再紅潤了。

女性等到七七四十九歲的時候，任脈的血開始稀少，就相當於更年期的到來。此時，太沖脈衰少，而太沖脈就相當於陽氣，所以陽氣陰血虛了，這時「故形壞而無子」，就是形體就不那麼婀娜，也不能生孩子了。

2 男八

《黃帝內經》認為，男子的生命是以八為節律的。男子剛開始時和女子只相差一歲，男女第一個節律點時，女子7歲、男子8歲。但到後面，男子八八六十四歲和女子七七四十九歲時就相差到15歲。男子也是有更年期的，這個更年期就是八八六十四歲。

男子在二八一十六歲的時候，性發育開始。

男子三十而娶

三八二十四歲的時候，男子的筋骨會很強盛，生命高峰期是從三八二十四歲到四八三十二歲，在32歲時身體達到一個頂峰，此時脾腎的功能開始增強，所以傳統文化要求男子三十而娶。

男子五八四十歲的時候，才開始有衰老之象，而女子顯老則是在五七三十五歲。現實生活中，我們恰好把這種衰老稱之為「成熟」。

男子六八四十八歲的時候，才會真正顯出老相，比如陽氣衰竭於上，面容憔悴、髮鬢斑白等。

男子等到七八五十六歲的時候，就會「肝氣衰，筋不能動，天癸竭，精少」。我們前面說過肝是繞生殖器而存的一條經脈，肝氣衰，男人就會喪失生殖能力。筋是指人體的彈性，生殖器也是有彈性的，男人在56歲的時候就會出現所謂的陽痿。

當然，也沒有必要恐慌，不是說我今年55歲了，明年我就完了。我的說法是：儘管從出生時間上你達到56歲了，但更重要的是你的生理年齡在什麼時候達到56歲。

男子等到八八六十四歲的時候會「齒髮去」。齒指牙齒、髮是頭髮，因為牙齒是腎的花朵，由腎氣所主，「齒髮去」就說明人體的收斂和生發都衰退，開始掉牙齒和頭髮。64歲以後，就看你先前是怎麼養身體的，從這時開始，用的都是你之前所有的積蓄，再也沒有新的東西生發了。

⊙孩子繼承的是母親的智力、父親的意志力

西方著名的哲學家叔本華曾經說過：孩子繼承的是母親的智力，父親的意志力。所以「優生學」的第一條原則就是，男子最好在成熟期的時候生孩子。經過生活歷練的男人意志力會更堅定，而男子的成熟期在32歲到40歲之間，所以這時候娶妻生子最合適。

中醫認為：人的意志力，指的是脾和腎的功能。意是脾的神明，脾左右人是否具有看清事物本質的能力，以及均衡判斷的能力，意和記憶力有關；志是腎的神明，指的是腎的藏精功能，就是人的定力。

男子到了30歲以後，定力才會很強，這時的男人身體發育成熟，整個精神也達到非常成熟、穩定的狀態，思維的廣度、判斷力、意志力都進入成熟期。

> **人物小辭典**
>
> **叔本華**
>
> 德國哲學家（西元1788～1860）。提倡「意志哲學」，他認為生活意志是宇宙的本體，由此意志以生欲望，則欲望永遠不會得到滿足，所以苦痛也無終了，世稱「厭世主義」。著有《意志與表象之世界》等書。

意志力，可以直接關係到一個人的成功與否。這個世界聰明的人很多，但只有聰明而缺乏意志力的人，最終很難成功；可是很多智商很普通、意志力堅定的人，最終卻獲得成功。因此，古人認為男子在30歲後娶妻生子，會對自己孩子的人生發展有幫助。

現在很多國家都建立精子庫，有人認為大學生的精子是最好的，因為能考上大學，說明他們一定都很聰明。這種認知是有問題的。在學的大學生正處於一個靈與肉極度搏鬥、情緒非常不穩定的階段，他們沒有多少人生閱歷，在意志力方面也有所欠缺，往往沒受過什麼挫折，精神很脆弱，這種情況可能會導致由其精子所孕育出的孩子，在意志力方面有所欠缺。

孩子繼承的是母親的智力。母親要是很聰明，孩子的智力一般比較高。過去民間有一種說法，「父傻傻一個，母傻傻一窩」。如果父親智商不高，所生的孩子裏面，可能只有一個傻孩子；但如果母親傻、不太機靈，所生的孩子都可能出問題。這也間接說明：女人（母親）對孩子影響之大。

男女的不同之處

1. 男子要自強不息，女子要厚德載物
2. 一陰一陽之謂道
3. 男與女，臣與妾
4. 男主外，女主內
5. 男人和女人誰較長壽？
6. 男人說事，女人談情
7. 男人深謀遠慮，女人注重現實

⊙男女的不同之處

男女在現實生活中都有哪些不同呢？這些不同又是什麼原因造成的呢？下面我們一一來整理。

1 男子要自強不息，女子要厚德載物

中國傳統文化認為：男子為陽，乾道成男，乾道就是四個字：自強不息；女子為陰，坤道成女，坤道也是四個字：厚德載物。

我們在前面講乳房那章時說過這個問題，男子應該自強不息，像馬兒那樣奔跑，像四季更替輪迴那樣生生不息。女人就要守婦道，要厚德載物。德性要厚一些，像大地那麼寬厚，要有承載和包容萬物的胸懷。

有位哲人曾經說：看一個社會的文明程度，不是建了多少高樓大廈，不是發明多少超現代之物，最關鍵的一點是培養出什麼樣的男人和女人。男人是否自強不息，女人是否溫柔敦厚、厚德載物，這才是社會文明程度的一個重要標誌。

男子自強不息，要去努力；女子要寬厚，要守道，這其實也是由男女的不同生理特徵決定的。從男女生殖角度講，男子產生精子，數量極多，但一定要勇往直前才有機會和卵子結合，誰衝到最前面，誰才能夠得到那個唯一的卵子。這就意味著男子一定要努力，只有努力才能讓自己傳宗接代，所謂「斷子絕孫」就是在說不努力的男人。而從性情上講，男子產生的精子過多，所以性情比較不定，容易對感情不專一。

女子一個月才排一個卵，一生也產生不了多少個卵子，而且女人還要歷經長達十個月的懷孕期，這都是女子對感情比較專一的一種生理解釋。做女人要和卵子一樣，性情主靜，很本分、很踏實地等待。

男人和女人的很多不同都和生理有關。但當男女到了更年期以後，性別特徵就不明顯，最後男女都屬「中道」了。

❷ 一陰一陽之謂道

社會是由男女共同組成，社會和諧至關重要。中國文化一直非常強調「一陰一陽之謂道」。

「一陰一陽之謂道」這句話就涵蓋男女和諧的問題。我們用現實生活中的一個動作，就能充分地解釋這句話的意思。

我們走路時，抬起的那隻腳為陽，放下時為陰，但是抬起的這隻腳一定會落下，這就是從陽變成陰；而支撐身體靜止的那隻腳，也一定會抬起來，這就是由陰而陽，就這樣一陰一陽、一陽一陰，人就會不斷前行。

一般人每天都在應用這些道理，可是「日用而不知」，可能不知道哪隻腳是陽、哪隻腳是陰，但是道理就在其中。傳統文化十分講究「大道至簡」，真正的大道理都是非常簡單的，並非艱澀難懂。

❸ 男與女，臣與妾

男人和女人的差異性，還可以透過「字」來看出來。

傳統文化中有個比喻很有趣。古代男子一般都自稱為臣，「臣」字（見上圖所示）特別有意思，把它順時針旋轉90度，就好像一個趴著的人。這裏面就暗示著男人雖然應該站起來、自強不息，但是趴著一點也不吃虧，也就是男人要學會謙虛地生活，勇於放低自己的姿態，這是一個處世為人的道理。古代的女子一般都自稱為妾。「妾」這個字上面是一個「立」，下面是一個「女」，就是「站

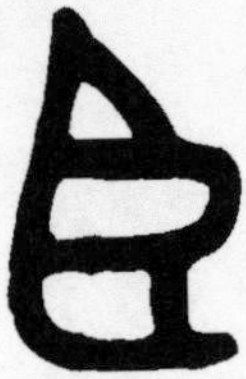

「臣」字金文

著的女人」的意思。女人本該坐著，可是讓你站起來，這意味著作為女人要勤快點，多幹活做事，不吃虧，這也是在說：做女人要遵循厚德載物之道。

4 男主外，女主內

男女的另一個不同之處就是：男主外，女主內。

男人就像太陽一樣，太陽主運化，每天從東方升起、西方落下，男人要守乾道，自強不息，勤勞努力。這是循自然規律行走的男人之道。

女子是主內的，為少陰，主收斂。所以男人賺的錢交給女人很正常，不要怕別人說「妻管嚴」，這是自然之道，可以理直氣壯地說和做。

在中醫裏，陰陽用臟腑來表現。臟為陰，主藏；腑為陽，泄而不藏。

5 男人和女人誰較長壽？

事實證明，男女壽命是不一樣的。特別是現代社會有個趨勢，女性的壽命在逐漸增長，而男人因生活壓力、勞碌、奔波等原因，壽命在逐漸縮短。未來的社會很可能是一個高齡化女性社會。

西方醫學發現，人從胎兒期開始，男子的生命就相對於女子來說要脆弱。受精懷孕後，胎兒的男女比例在120：100或115：100左右，就是懷孕初期男孩會

名詞小辭典

弱水三千，只取一瓢飲

是說弱水有三千里，水雖多，但我只舀其中一瓢來喝。在小說《紅樓夢》此處情節恰為林黛玉試探賈寶玉對薛寶釵的心意如何，後來引此語多將「弱水」比喻作愛河情海。

「弱水三千」指情愛、心意很多（或對象很多），「一瓢飲」是指「只取其中之一」（只要你一人）之意。

相對多一些，但是最終男女生出來後的比例幾乎是1：1，這是由於孕期男孩的流產比率要比女孩高。從中醫上來講，男子為陽，陽主動，男孩就容易待不住；而女子為陰，主靜，所以女孩的存活率比男孩要高。

另一個重要的生理差別，是男子沒有月經。男人由於沒月經，疏泄管道就不如女人多，從性情上男人就偏粗暴一些；女子有月經，疏泄管道比較好，所以女子性格溫柔。這也說明生理結構的不同，就決定男女性格的差異。

從中醫來講，男子耗的是精，女子耗的是血，精血是很不一樣的，精比血要珍貴。因此對房事而言，男子耗散的程度要比女性耗散的程度大一些，這也是男女壽命不同的原因之一。

⑥ 男人說事，女人談情

從性格特點上來說，男人比較理性，女人比較感性。所以我們常說，男人說事、女人談情。

男人聚在一起時，高談闊論地說事；女人聚在一起，八九不離十在談情，這就是男女的差異。女人若能經常在一起交流溝通，會使情志得以平

男女的不同之處

1. 男子要自強不息，女子要厚德載物
2. 一陰一陽之謂道
3. 男與女，臣與妾
4. 男主外，女主內
5. 男人和女人誰較長壽？
6. 男人說事，女人談情
7. 男人深謀遠慮，女人注意現實

復。男人如果常為大事焦慮，久而久之就會思慮成疾，鬱悶的凝聚，對人體產生的內傷是不言而喻的。

❼ 男人深謀遠慮，女人注重現實

男人看事比較長遠，和男人的肝腎功能比較強有關。深謀和肝相關，就是人想事情想得深不深、理性強不強，都和肝的功能有關；腎主的是遠慮，就是腎的功能和人想事情想得遠不遠有關。

女人和男人的不同之處是：女人更現實、更實際。她們是「弱水三千，我只取一瓢飲」。老公說，我要賺幾個億；老婆卻說，你出去賺3萬塊給我2萬塊養孩子就可以了。

男女差別的迴異，說穿了和生理上的差異息息相關。

第二節

男性病和女性病

男子陽痿，還和女子的子宮肌瘤有關

⊙生殖器經脈循行

生殖器主要循行的經脈包括：任脈、沖脈、督脈、肝經、膽經、腎經以及膀胱經。

首先是任脈，任脈起於胞中，從人體的會陰出來後，直接從下面往上沖。其次是沖脈，沖脈也從會陰出來，從下往上沖，它是人體性發育過程中很關鍵的一條經脈。

然後是督脈，督脈起於少腹，入女子陰道，從男子陰莖下行，督脈也是走生殖系統的。

另外，還有肝經、膽經、腎經、膀胱經，這些經脈都分布在生殖器周圍，和生殖器密切相關，這裏講一個案例：

看診實例

換肝前後大不同

老公換肝後房事變樣

說到生殖器和肝經相關，有一段插曲，我曾經遇到過一個人，她聽完我的課之後大徹大悟，說她的老公肝有問題，換了一個年輕人的肝，結果就開始出現性慾亢進的現象。她藉由學習中醫，知道這是怎麼回事。因為肝經直接環繞生殖器，肝氣一衰敗，男人就陽痿；反之，肝經好，性生活自然也比較活躍。

⊙男性病

中醫認為，男性病基本上都根源於肝，和肝有關。比如，陽痿早洩就是因為肝的功能出現問題。

還有一些病症比如說遺精，屬於腎精虧損過大，心氣浮在上面，使腎精沒有斂藏的能力，一下子失去制約，全部泄掉了。

在談男性病的時候，首先要明白一個道理：元氣特別充足的時候，人體是尿竅容易開，精竅不容易開；而且尿竅開時，精竅一定不開。說明人的精氣特別足時，就不會去想一些亂七八糟的事情，這也印證古代的「精滿不思淫」的說法。

假如精竅、尿竅都開合不利，是人體元氣大虛的一個象。元氣一旦虛弱，尿竅會更加容易開，就會一天到晚總想去尿尿，同時精竅也容易開。精越不滿越四溢，身體就越虛，人總會想一些男歡女愛的事情。這都是精不足的象。這時，人就會出現遺精、白濁這類的病。

人體是非常有趣、奇妙的一個組織，該開哪個門、該關閉哪個門，都精準清晰，絕不會開錯。人總覺得大腦掌控一切，其實從某種意義上來說，大腦並不如身體聰明。

中醫小辭典

遺精

病證名。男性在非性交的情況下精液自泄，稱之為遺精，又名「遺泄」、「失精」。在夢境中之遺精，稱「夢遺」。遺精多見於性神經衰弱、慢性攝護腺炎等。

就拿進補來說，大腦總想補這補那，但我們並沒有搞清楚，當食物吃到胃後，最終去了哪裡、補了什麼，這些都不是大腦能掌控的。比如大腦會想，我現在肝不好，吃這個好東西一定要去補肝，而當腎虛的時候吃了好東西要去補腎，但身體並不會聽從大腦的指揮，它一定會按照自己的生理需求，去安排、去分配。這就能看出身體比大腦更聰明。

再舉個例子，有人說人縱慾一次所損失的蛋白質含量，就相當於一個饅頭的蛋白質含量，吃幾個饅頭就全補回來了，這是一種誤解。因為饅頭吃進去後，最後有多少能變成你所損失的蛋白質，是不可掌控的。

❶ 遺精

遺精是一種很普遍的男性病，當人的腎精虧損時，心氣就會往上走，腎精得不到制約，形成遺精。

遺精和心神有關。心神白天寄於心，主生發，因為白天頭腦清晰想事，所以不會亂來；心神夜間寄於腎，神明藏在腎精當中，主收斂，當收斂的功能出現問題後，就會做很多春夢，導致遺精。

晚上何時遺精是有說法的：如果是晚上剛一睡下、午夜之前遺精，是收斂失常，病在於「腎」；如果發生在午夜之後，子時已過，開始陽時了，相當於「陰中之陽」的時候遺精，屬於生發失常，病在於「心」。

2 前列腺炎和前列腺癌

現在最困擾男性的病，就是前列腺（攝護腺）的問題。前列腺炎、前列腺癌，都是男性病中的常見病。

得前列腺病的人，首先要明瞭一件事：前列腺的功能是什麼？

中醫常說，血是載著精往前走的舟船。這裏所說的血並不是西醫中的血液（blood）的意思，中醫的血具有一個動能的概念。前列腺就是載著精子往前走的舟船。

得前列腺病的人，往往抱持著一種做君子的觀念，容易處處為別人著想，俗稱「受難的君子」，在過夫妻間性生活的時候，也會看妻子的臉色，惟恐對方不滿足，而且還心疼自己，常會忍精不泄，誤認為忍精不泄對人體有好處，以為只要不流出來，身體的精就能夠保住。但事實上並非如此。

我前面多次談過，身體比大腦更聰明。當人體意識到你有性衝動的時候，已經分泌出前列腺液，它已經載著精沖出精道。但是你又忍精不射，這就好像拉出來的屎回不去一樣，前列腺液和精都已經出來了，你想再讓它回精道是不可能的。這時，它就會淤堵在生殖器裏，久而久之就成為膿，也就是炎，加上鬱悶、勞累、生氣等，有可能發展成前列腺癌。

因此，要想避免這種病，首先嘗試改變自己以往的觀念，寫一副「寧做快樂小人，不做受難君子」的對聯，放到心裏告誡自己。

❸ 陽痿和早洩

《黃帝內經》中提到最主要的男性病，就是陽痿和早洩，這種病是元氣大傷所致。

如果已經陽痿早洩，就應該好好休息，既然老天讓你歇著，就「順應天意」。切忌有病亂投醫，臨床實驗證明，此時越吃壯陽藥、陽氣越不足，而且會提前抽調元氣，發生暴斃。相反的，如果休息得好，心情愉快、飲食有節，會逐步恢復。

男性病

1. 遺精
2. 前列腺炎和前列腺癌
3. 陽痿和早洩

對於陽痿來說，病因一方面是因為肝血虛，另一方面是陽氣不足、膀胱經氣不足。不少醫生都會讓病人單純吃「六味地黃丸」，這是有問題的。單純治陽痿，用純陰的藥不管用，一定要用陰陽相補的藥，藥方中一定要加上附子、肉桂這類藥，才可以把陽氣調動起來。

男子的陽痿，還和女子的子宮肌瘤有關。做丈夫的要是有陽痿早洩的毛病，妻子大多會得子宮肌瘤。因為子宮是需要激動的，女人會因為男人的性功能不好，永遠沒有性高潮而導致子宮肌瘤。子宮主太陰，是陰性很重的地方，它必須要動起來，才不會生肌瘤。

我們不要老覺得女人的病不關男人的事，其實是有相關性的。所以男人要是得了陽痿早洩，就要及時改變自己的生活習性，學會養生之道，對自己好，也是對妻子的一份關愛。

中醫小辭典

帶下

泛指婦科病症。今多指婦女陰道分泌黏性物質，因其連綿不斷，其狀如帶，名為「帶下」。可分白帶、青帶、黃帶、赤帶、黑帶、赤白帶下、五色帶下者。

⊙女性病

一般來說，女性病主要和任脈有關。在和任脈密切相關的同時，還有一條經脈左右著女性的身體，這就是帶脈。帶脈對女性來說十分重要，它位於我們平時繫腰帶的地方。我們人體真是非常奇妙，十二經脈幾乎都是豎著的，基本都是從頭到腳、自上往下的形狀，唯獨有一條橫的、環繞形的就是帶脈，它就像腰帶一樣纏繞著。

帶脈是約束、控制、調控經脈寬鬆的，它就像牛皮筋一樣，對所有的經脈都有一個約束。

當帶脈鬆懈的時候，人就可能約束不住整個經脈，從形體上來講，人就可能會出現腹若垂囊、大肚子這些象，這都和帶脈有關。

我們在按摩的時候，應該多按摩帶脈，經常伸拉帶脈，對身體很有好處。

帶脈和任脈，是女性得病的兩個根源。女人得病，一般都可以從這兩條脈之間找到聯繫。

如果女人任脈有問題，一般會產生子宮肌瘤、月經病等病症，因為任脈是主血的。

女性月經病主要問題

1. 月經提前
2. 月經延遲拖後
3. 經血淋漓不斷
4. 月經期間的經血色澤發黑
5. 月經少而色淡
6. 月經色紫成塊並伴有疼痛

如果是出現赤白帶下等問題，基本上都和帶脈有關，這是帶脈的約束力下降所致。女性病大多表現在月經和乳房上，在第六章乳房那一節我們講了關於乳腺的一些疾病，在這一部分，我們主要談一下月經病。

❶ 月經病的主要表現

月經的問題，逐漸變成女性病中一個很普遍的問題。一般來說，月經會出現以下幾類問題：

(1) 月經提前：這是屬於元氣太虛，不能有力發揮統攝的作用，導致月經先期而至。

(2) 月經延遲拖後：甚至月經延遲很久，這也和元氣虛有關，但主要問題是陽虛，不能鎮納陰氣，所以使得陰血不能下行。

(3) 經血淋漓不斷：經期較長，這和月經提早來相似，也屬於元氣太虛而統攝失調。

(4) 月經期間的經血色澤發黑：這基本屬於血瘀，不通則血瘀。

(5) 月經少而色淡：這是由於陽氣衰，使得精血來源少，故而經血少。

(6) 月經色紫成塊並伴有疼痛：這是「痛經」的問題，不通則痛。

❷痛經

如果女孩子痛經痛得厲害，這一定是「寒」造成的。治療這種病，或長時間持續用艾條熏灼，或吃藥。但光吃「烏雞白鳳丸」已經沒有什麼效果，而且有子宮肌瘤的人，不適宜吃烏雞白鳳丸，因為越吃就越養肌瘤，需要服用通經脈的藥，比如附子、乾薑等，先慢慢固攝住陽氣，如果肌瘤太大排不掉，也要等肌瘤邊緣清晰以後，再動手術才好。

❸更年期提前

現在，女性更年期提前的現象很明顯。有的女性甚至35歲左右，就開始出現更年期的症狀，比如潮熱汗出。這就是腎精鎮攝不住陽氣，使得汗一下子全都冒了出來。導致更年期提前的原因，一般和女性的工作壓力或先天身體虛弱有關。

❹月經量少

月經量少是因為陽氣衰，營養物質變成血的能量減少了，導致經血慢慢變少。現在有一些年紀比較大、結婚比較晚的女性，月經都快沒了，可是卻突然想起要生養孩子，這是一件很可笑的事情。因為孩子一定要靠母血來養，女人的血

病症小辭典

脫肛

直腸或乙狀結腸從肛門脫出。長期的便祕、內痔、腹瀉等，都能引起此病。易發生於幼兒、老人和體弱者身上。病情嚴重時，需進行手術治療。

不足，孩子一定養不好。有些女人甚至都已經脫肛，收攝的能量已經很差了，這種連自己的肛門都收攝不住，還想收攝一個元氣十足的孩子，是根本不可能的。所以我們一定要對自己的身體，有一個深刻的認知。

5 子宮肌瘤

女性對子宮肌瘤的病症要十分注意，如果患有子宮肌瘤，人體就會產生一個重要的功能「排異反應」。人體會自動認為像肌瘤、腫瘤等東西都是人體異物，就會想方設法地把它排掉，只要身體裏的氣血稍足，就會去攻這些異物。

當去攻這些異物，但久攻不下的時候，就有可能造成女子「崩漏」的情況。「崩」是指出血太多，止不住；「漏」是指月經淋漓不斷。也就是身體老在那裏想破瘀、破掉肌瘤，但又破不掉，久而久之就會形成血虛或月經量逐漸減少。

子宮肌瘤該怎麼治呢？如果你還有月經，可以透過吃藥或灸法治療。如果肌瘤太大，可以用手術的方法。如果已經快停經，我建議不必動手術，月經不來了，肌瘤會逐漸萎縮，這叫「帶疾延壽」。

女性養生注意事項
1 情緒問題
2 飲食問題
3 減肥問題

6 女性養生注意事項

女性養生是一個很大的問題。如何做好養生？在養生過程中，應該注意些什麼呢？

(1) 情緒問題：對女人來說，首先必須解決好情緒問題。因為情緒是最能改變女性身體狀態，如果能很好地解決這個問題，很多女性病都可有效預防。

(2) 飲食問題：其次，要解決好飲食問題。我們前面多次提到過，想有個健康的身體，必須要好好吃飯，杜絕暴飲暴食、飲食不當的情況。

(3) 減肥問題：最後，要處理好女性減肥問題。這裏有一個很重要的養生原則：女性不要依賴吃藥，而是要透過鍛鍊身體的方式來減肥。因為吃減肥藥，會對身體造成很大傷害。另外，有人誤認為減肥就是少吃東西，這也是不對的，減肥的關鍵是學會合理飲食，而不是少吃或不吃。

有些女孩子身體發胖是因為脾虛，因為脾虛也會導致肥胖，而脾虛可以透過治療或運動來減肥，而不是採用飢餓療法。

女性的經期養護十分重要。具體的方法，是要少碰冷飲和避免冷水洗澡，當月經來潮時，人體會出現特別餓的現象，這是正常的，此時必須要透過多吃來補充能量。

常見女性病

(1) 月經病

1. 月經提前
2. 月經延遲拖後
3. 經血淋漓不斷
4. 月經期間的經血色澤發黑
5. 月經少而色淡
6. 月經色紫成塊並伴有疼痛

(2) 痛經

(3) 更年期提前

(4) 月經量少

(5) 子宮肌瘤

女性更年期症候群的10大症狀

1. 潮熱面紅
2. 頭暈、頭痛、心悸
3. 皮膚乾燥、搔癢
4. 腰背、關節痠痛
5. 疲倦乏力
6. 失眠
7. 夜間盜汗
8. 情緒焦躁憂鬱
9. 記憶力衰退
10. 性生活失調

第三節

男性、女性生殖功能養護法

提肛術是很好的養護方法

⊙提肛術

如何進行生殖功能的養護呢？有一個很好的鍛鍊方法—「提肛術」，又叫「回春術」，這個我們在前面提到過，這裏作一個比較詳細的介紹。

為什麼提肛是很好的養護方法呢？因為肛門附近有三條經脈：督脈、任脈和沖脈。這三條對人體來説是非常重要的經脈，都起於會陰，它們分別主管著「氣」、「血」和「性」。

「督脈」主管人的一身之氣，「任脈」主管人的一身之血，「沖脈」主管人的一身之性。而氣、血、性，是人活在這個世上最關鍵的東西，是人的根。督脈、任脈和沖脈這三條經脈，決定著人的生老病死。

因此，也可以說，人就活在這三條經脈和會陰上。既然這三條經脈如此重要，掌握著人的根本，透過提肛術，就可以達到養護生殖功能目的。

「老天」在生人之前，一定要把人的根保護得很好。舉個例子，人在打架時常會有個下意識的動作，就是護臉和護頭，人活在世上就愛這面子，不能讓臉和頭受傷害，所以會去護臉、護頭，但沒有一個去護襠的。

因為「老天」知道人性虛榮的弱點，就在生人之前把襠部這個關鍵部位，用兩條結實無比的腿給保護起來，所以人不用再去護襠，「老天」幫你護了。

百會穴和會陰穴是人體的一條中軸線，無論是站著、坐著還是躺著，都要保持這根中軸線的中立，倘若它偏失一方，就屬於陰陽偏失。但是，提肛的真正位置，並不是前後陰的中線，而是從前後陰的中間往上走，然後在人的體表、肚臍下三寸的地方，有一個非常重要的穴位叫「關元穴」（關元穴就是關住元氣，不讓元氣往外泄的一個穴道）；另外，旁邊還有一個穴位叫「氣海」（氣海是元氣的來源）。

從橫切面看來，關元穴在裏面、氣海穴在外，真正的會陰穴就是關元穴、會陰穴和人體中線交點的地方，實際上在少腹當中。

練武術都先練站樁，也是在練提肛術，而我們也可以順帶做做提肛術。比如，我們開會的時候坐在那裏挺無聊的，這時要做拍心包經或十指相碰不太合適，你就可以做提肛術，別人也看不出來，還可鍛鍊身體。

⊙智用關元穴

關元穴是一個非常有用的穴位。我們都知道西門慶和潘金蓮的故事，最後西門慶由於吃了大量壯陽藥而出現暴脱症，導致全身冰涼、渾身發青，最後精液外溢而亡。

如果懂中醫，救西門慶的最好急救方法，就是一針扎住關元穴，先把元氣給關住，或用艾草去燒灼關元穴，都是非常有效的。潘金蓮不懂中醫，西門慶也算死有餘辜。

⊙傳統養生大法—灸法

在傳統養生中，灸法一直是一個非常重要的養生大法。

❶ 灸艾

現在人們也逐漸認識到灸法的重要性。我們去中醫院，經常會看到有人用灸法，在針上燃燒一點艾絨，用針法來灸治病人。

男性、女性生殖功能養護法

(1) 提肛術

(2) 智用關元穴

(3) 傳統養生大法—灸法

❶ 灸艾 ❷ 隔薑灸 ❸ 隔附子餅灸

❹ 疤痕灸 ❺ 節氣灸

中醫小辭典

艾絨

將艾草葉陰乾搗碎、除去青渣而製成。這種中藥可以灸病，「灸法」就是用艾絨來灸治身體的疾病，也可作印泥。

灸法是什麼呢？「灸法」是用艾絨來灸治身體的疾病。灸法利用艾絨通竄力強的特性，而且艾絨屬熱性，扎針的時候，在針上燒一點艾絨，它的通竄力就能夠沿著針下去。

❷ 隔薑灸

灸法對治療某些疾病很有效，比如「隔薑灸」對治療腹瀉效果就很好。如果老年人長期腹瀉，或突然出現急性腹瀉，使用抗生素會有危險，就可以切一片厚厚的薑，把薑片放在肚臍上，然後把艾草或艾絨捏成小窩窩頭狀，放在薑上，點著了以後慢慢地熏、慢慢地燒灼，這就是「隔薑灸」。

如果女人痛經、月經不調，可用「艾附暖宮丸」治療，這裏也用到艾草，其實將點著的艾草直接燒灼、熏烤下腹，也會有很好的療效。對於患有子宮肌瘤的女性，如果想徹底把子宮肌瘤除掉，倘若你忍得住痛，吃得了苦，可用點著的艾條直接燒關元穴，子宮肌瘤就會慢慢消失，但一定要在醫生的指導下進行。

③ 隔附子餅灸

灸法之中，還有「隔附子餅灸」。這是利用附子一種熱性藥的特性，先把附子做成米餅狀，糊在肚臍的周圍，然後把艾草放在上面慢慢地灸，這對解決腹瀉或中氣下陷都有好處。

附子餅灸法，涉及人體的一個很重要的穴位「神闕穴」。為什麼叫神闕穴呢？人一出生時，臍帶被一刀剪斷，然後人先天的神明就缺失了，所以肚臍又叫神闕穴。對於神闕穴，我們要記住一個很重要的原則，這個穴只可以用艾草灸，而禁止用針扎。

④ 疤痕灸

還有一種灸法，是直接用艾絨在皮膚上燒灼，這在古代叫「疤痕灸」。這個方法曾經備受古人歡迎，他們把這個方法叫做養生大法。有人甚至每年都要在固定穴位上燒灼300對左右。如果能持續疤痕灸，灸過一段時間之後，身體素質會明顯地提升一個層級。但一般人第一年灸完之後，第二年大多就不再灸了，因為實在是太疼了。一些有毅力、有耐力的人為了養生，是年年要灸的。

前面說過，人體有一個重要的養生大穴「足三里」，這個穴位屬胃經。古代有一句話：「要想身體棒，三里常不乾」，就是說：你要想身體好，就要經常灸治足三里。足三里通胃經，讓足三里處經常化膿，老調著點胃氣，胃的功能就會不斷好起來，這樣作為人後天之本的脾胃就會很強壯。

透過這樣的灸治，可以提高人的身體素質。另外，直接用疤痕灸，還能夠去除卵巢囊腫、子宮肌瘤等婦科病。但是這個方法特別受罪，不是一般人所能夠忍受的。

5 節氣灸

從養生學的角度來說，古代還有一個灸法叫「節氣灸」。所謂「節氣灸」，就是在不同的節氣，針對經脈使用灸法，其中有一個最重要的節氣就是「冬至」。

有興趣的讀者可以試一下「冬至灸」，就是在冬至前後各四天加上冬至這九天之中，每天把艾條點著，以肚臍為中央，沿著肚臍周圍熏灼腹部。因為腹部為太陰，它屬於陰性，用熱性的東西來加速它的循環，能夠使人體的氣機生發出來。燒灼的時候就在外層，不要燙到皮膚，有溫熱的感覺就好。這樣的灸法有利於冬至一陽生，對身體非常有好處，甚至到第二年都會很少生病。

人體很多重要穴位都在肚臍以下，比如氣海穴和關元穴。懂得這些穴位，可以把關元穴、氣海穴和神闕穴，當做重要的穴位來重點薰灼。

⊙七年之病，當求三年之艾

上面我們提到灸法，灸法之中一定要使用到艾條。中國歷史上很早就有使用艾條、艾絨來治病的例子。《孟子》就曾說過「七年之病，當求三年之艾」，意思是：假如你病了七年，你至少要花三年的時間來治療它。

這句話的第一層意思是，得病是來盛去衰。正所謂「病來如山倒，病去如抽絲」，人得病都會很快，只要稍微不注意或養生不當，立刻就會得病；但是想要這個病很快治療是很難、很緩慢的，就像抽絲一樣。

因此，我們不要總指望醫生給你治病，能一下子就治好了，治病往往是一個緩慢的過程，這期間千萬不要過度焦躁，不能對醫生要求過高，要定下心來一步步地接受治療。

藥草小辭典

艾草

植物名，或稱為「白艾」、「冰臺」。菊科艾屬，為多年生草本。莖質硬，葉具香氣、互生、呈長卵形，葉背密生白毛，秋天開淡黃或淡褐色花。葉揉成艾絨，可作印泥，也可灸病，「灸法」是用艾絨來灸治身體的疾病。

這句話的第二個意思是，灸治過程涉及技術問題。艾草（艾條）一定要用幾年以上的艾條，儲藏的時間越長越好，這樣艾草裏的有毒物質才能全部散掉，好東西才能散發出來。

因此，我們不要怕買到那種已經過期的艾條。一般來説，比較好用的是清艾條，這種艾條的有毒物質基本已經散掉了，時間也在幾年之上，這樣對人體不會有什麼傷害。

古人常用艾草來避春溫。當春天到來之時，家家門上都掛著艾草，這樣春天的瘟神就不會進家門了，這既是一種民俗，也具有一定的防治流行病的道理存在。

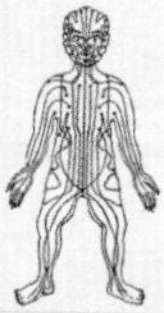

第九章 肛門

第一節　肛門即魄門
第二節　肛門疾病
第三節　肛門疾病常用療法

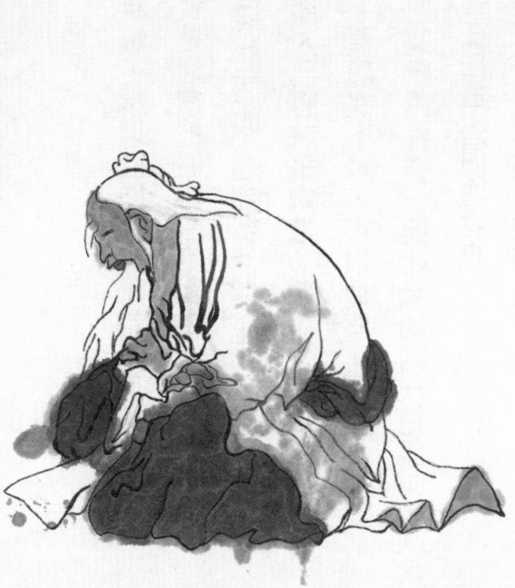

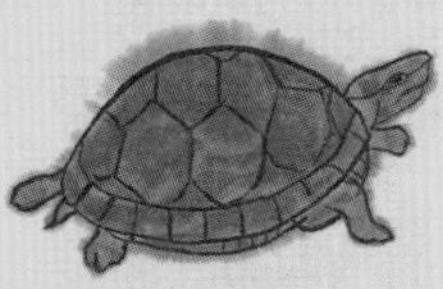

第一節

肛門即魄門

肺與大腸相表裏，肺神又為魄，故肛門又名魄門

肛門，又被稱為魄門。為什麼叫做魄門呢？

中醫認為，肺與大腸相表裏，肺神又為魄，所以肛門又被稱為「魄門」。魄門在中醫裏的解釋是「五臟的使者」，使者是經常被派出去活動的一個人物，所以「水穀不可以久藏」，糟粕是不可以久藏於肛門的，都要從肛門走出去。

這裏要說到一個魂飛魄散的問題，如果人已經魂飛魄散，肺就沒有收斂的功能，肺的力量沒有了，人的魄也就瀉掉了。要想魄不飛，可以握固，握固法就是固「魂」的，固攝「魄」的方法呢？就是盤腿，兩條腿一盤住就如同一把鎖，鎖住了下焦，這樣人也就定下心來了，氣也就在任督小周天運行。

第二節 肛門疾病

預防痔瘡，平時應飲食清淡，多吃五穀雜糧

為什麼會得痔瘡？
1. 經常飽食
2. 常吃膏粱厚味和喝酒

痔瘡

有關肛門的最常見的疾病就是痔瘡。民間有句俗話：「十人九痔」，十個人裡有九個人有痔瘡，可見這是一個很普遍的病。

關於得痔瘡的原因，可以概括為幾點：

1 痔瘡和飽食有關

如果總吃撐著的話，就會得痔瘡。正所謂飽食則「筋脈橫解」。筋脈橫解，是指肝經鬆弛。

筋的功能就像牛蹄筋一樣，具有彈性。肛門本身是括約肌，也是有彈性的。凡是有彈性的，都由肝所主。肝主筋所生病，當肝出現病症後，筋就會出現問題，約束的力量就會減弱、約束不住。痔瘡就是屬於肝經的病。

成語小辭典

膏粱厚味

比喻肥膩豐富的食物

膏粱有二解，一為肥肉和美穀。指精美的食物。

二為比喻富貴人家或生活奢華無度的人。

2 常吃膏粱厚味和喝酒

肥肉類或辛辣類的食物，容易使人火旺，人體當中燥火很旺就會往外逼，火氣凝結就會形成痔瘡。

得痔瘡的人通常比較喜歡喝冷飲，同時還會出現大便硬、小便難的問題。

要想預防痔瘡，平時應該多吃清淡的食物，特別是五穀雜糧等粗食，同時注意休息，不生氣。

脫肛

有一些人會因為壓力過大或勞累過度，出現脫肛。女性只要存在脫肛問題，就會連帶有一點子宮下垂的問題。

導致脫肛的主要原因，分為兩類：

1 下焦陽衰：一是因為下焦陽衰造成。如果女人連子宮都收不住、下垂，是不可能懷孕的。子宮也是有彈性的，在懷孕時它可以撐大，沒懷孕的時候它很小，只有拳頭般大小，它出現問題往下墜，就是人的陽氣衰弱所致，不能把它收斂住了。

2 中氣下陷：二是中醫中所說的中氣下陷，也會導致脫肛。

導致脫肛的主要原因：

❶ 下焦陽衰　　❷ 中氣下陷

常見肛門疾病

(1) 痔瘡

得痔瘡的原因：

❶ 經常飽食　　❷ 常吃膏粱厚味和喝酒

(2) 脫肛

導致脫肛的主要原因：

❶ 下焦陽衰　　❷ 中氣下陷

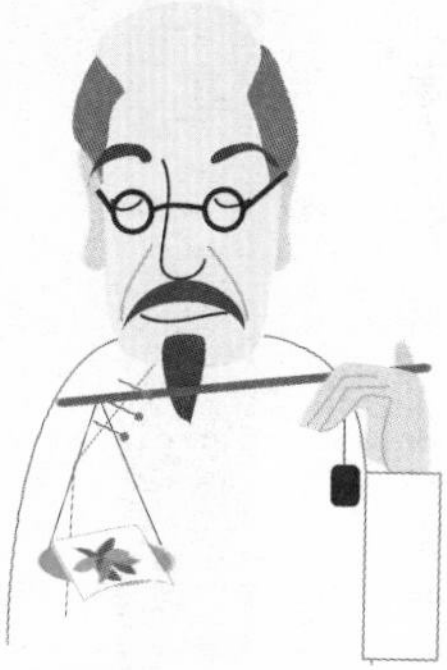

第三節

肛門疾病常用療法

黃芪建中湯或補中益氣湯可治療肛門疾病

中藥裏有幾個方子，可以治療肛門疾病。比如「黃芪建中湯」或「補中益氣湯」。但這些需要醫生對症下藥，自己不能亂吃。下面介紹幾個常用的治療肛門疾病的方法：

❶ 灸法

灸法是種非常好的養生大法，上面一章我們已經說過很多次，這裏不再贅述，就是用艾條熏灼少腹，灸關元穴。

❷ 洗法

如果子宮已經下垂，可以用古人的方法治病。古書曾經記述過朱丹溪醫治過一個婦女，這個婦女生孩子的時候由於太過用力，生完孩子後子宮就脫落出來。

肛門疾病常用療法

1. 灸法
2. 洗法
3. 皮工之法（揉搓法）
4. 爬行法

朱丹溪當時用了五倍子這味藥來煮湯，然後來洗脫垂出來的子宮（如果是痔瘡，就去洗痔瘡），因為五倍子這味藥是專門主收斂的，它具有酸收之性。一般來說，這個洗法是用五倍子100克，然後煮水、洗滌即可。

❸ 皮工之法（揉搓法）

所謂皮工之法，就是揉搓法。我們現在穿的皮夾克之類的皮，從動物的身上剝下來後會逐漸變硬，要想讓皮恢復到以前柔軟，一定要透過人工揉搓，使它變軟。假如子宮已經脫垂了，就要揉搓它，然後把它托上去。對於治療痔瘡，此方法同樣有效。

❹ 爬行法

我們很少聽說動物會有痔瘡，因為人的直立會造成人的直腸壓迫，我們要想不得痔瘡還有一個簡便的方法，就是在家裏沒事做的時候，做爬行運動。雖然有點可笑，但從原理上講得通，而且有效。

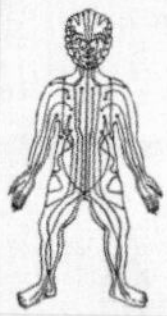

第十章 腿

第一節 腿部經脈循行

第二節 腿部疾病

第三節 腿部生活保健法

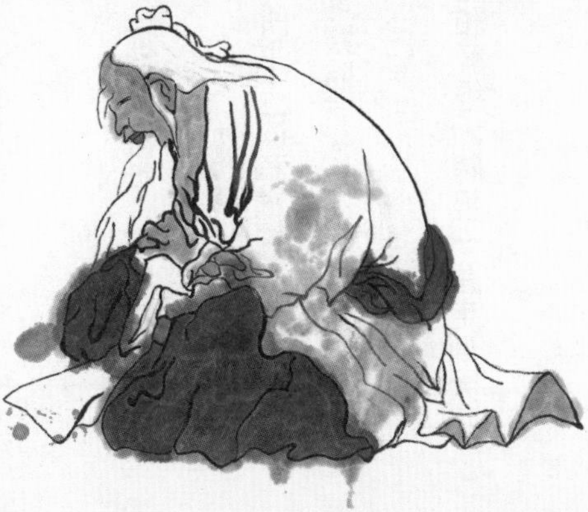

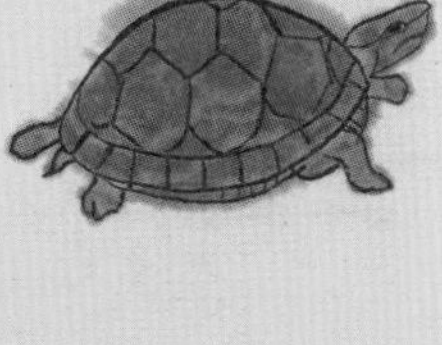

第一節

腿部經脈循行

膝蓋軟化是胃經、胃氣不足。

腿部的經脈循行比較複雜。

腿前面偏外側走的是胃經，大腿的前邊從正中線往外側一點，一直走到足二趾趾尖，都是胃經所主。

膽經走腿的外側，大腿前側中線部分，是由膽經所主，因為膽經是少陽經，外側也為膽經所主，它一直由臀部通到小腳趾四趾的足竅陰穴。

另外，太陽膀胱經走腿後面的正中線。

腿的內側由三條經脈所主，分別是：脾經、腎經和肝經，脾經一直走到大腳趾的內側隱白穴。

第二節

腿部疾病

髕骨（膝蓋）軟化，其實是胃經、胃氣不足的象

懂得腿部所循行的經脈，我們就可以知道腿上問題的根源。

比如，上樓時小腿痛，這就屬於膀胱經氣不通所造成的毛病；如果下樓時大腿疼痛或出現不適感，就是胃經引發的疼痛。

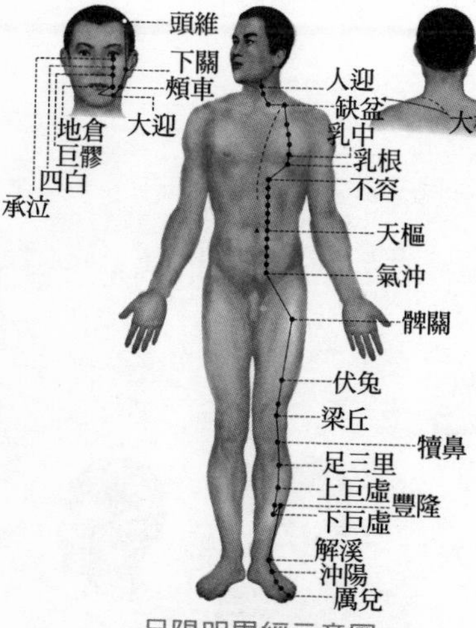

足陽明胃經示意圖

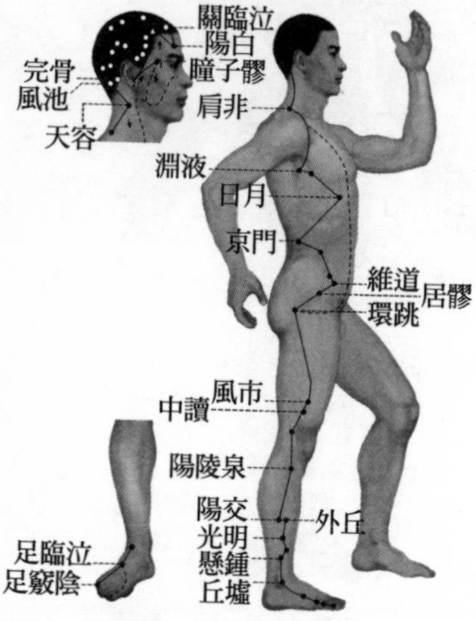

足少陽膽經示意圖

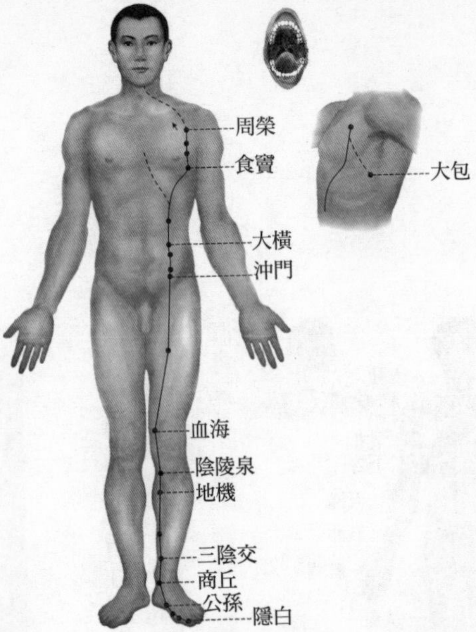

足太陰脾經示意圖

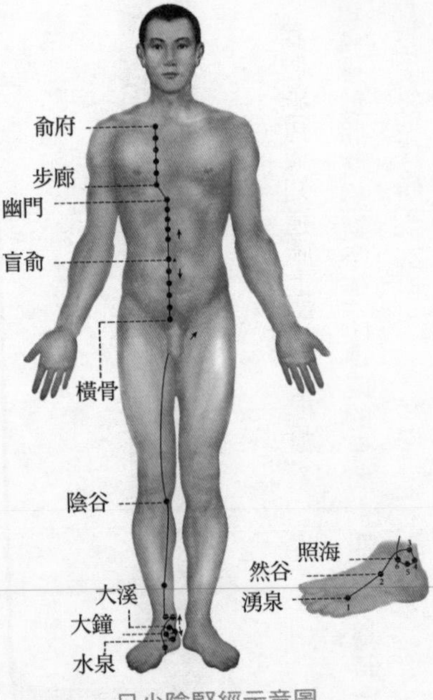

足少陰腎經示意圖

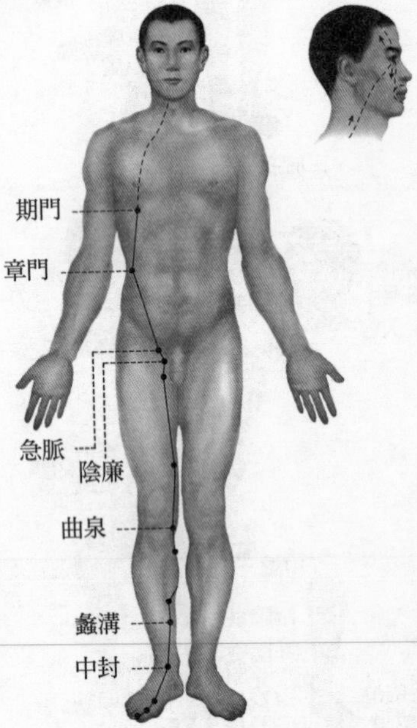

足厥陰肝經示意圖

中醫小辭典

熱邪

即「邪熱」或「火邪」，也就是外感所引起的類似發熱為主的病邪。臨床表現多為：發燒、呼吸急促、咽喉紅腫疼痛、口乾渴、便祕等。

胃經還走膝蓋附近，膝蓋就是髕骨，也由胃經所主，中醫所說的「膝臏腫痛」指的就是胃經的毛病。腫是由於出現「熱邪」所致，不通就會讓人感覺到痛。髕骨（膝蓋）軟化，其實是胃經、胃氣不足的象，老人因為胃氣衰敗常有這樣的病。

⊙男女坐相大不同

古代人養生先養胃氣。古時女人都是盤腿坐，把腿別在後面，這樣可以把下焦氣堵住、鎖住，使氣不外泄，這就是女人的藏。古時男人的坐一定是要「虎背熊腰」，兩手撐膝，兩隻手的手心勞宮穴正好護在膝蓋上。男人這樣坐，可以固攝胃氣。

男人平常沒事坐的時候，可以學學古人的坐法，這樣能養護胃氣，人體也會感覺非常舒服。

第三節

腿部生活保健法

跑步、登山和性生活，才能夠伸拉膀胱經

腿部生活保健法
1. 按摩運動法
2. 盤腿法
3. 藥浴法

在日常生活中，我們怎麼去做腿部保健呢？

1 按摩運動法

首先，應該掌握一個最基本的原則：每天晚上一定要揉大腿的裏側，因為裏側皆為陰經，陰經主血這個層面，容易不通；還要揉血海、三陰交這些穴位，這都是不容易通暢的地方。

我們每天早上起來的時候，要敲打膽經，敲膽經可振奮陽氣，膽經位於大腿的外側。

再者，平時隨時可以敲大腿的前側，這樣能夠調胃氣，中焦胃氣的運化能力強起來後，對人的氣血非常有好處。

什麼是打坐？

僧尼、道士盤腿靜坐，使心入定，鎖住下焦精氣，稱為「打坐」，也稱「打禪」。

日常做的運動中，只有跑步、登山和性生活，才能夠伸拉膀胱經，膀胱經也只有伸拉起來才會通暢，所以我們平常要經常跑步、登山和適度地過性生活。

每天晚上在洗腳時，水要泡過腳踝，這點很重要，如果家裏設備條件允許，能泡到小腿處更好，再加上適度地揉搓腿部，可以把陰經、陽經全都運化起來，對人體十分有益。

❷ 盤腿法

古代的盤腿法，也十分值得我們學習。

古代的人非常強調盤腿，盤腿能鎖住人體內有限的精氣，使精氣能上行供腦，讓精去補腦；如果精氣「下流」，從下面白白地瀉掉，就十分的可惜，所以佛家有「打坐」的習慣。

打坐的雙盤是有些難度的，只要能雙盤住，下焦的經脈、腿部的經脈都會通暢。所有的功夫中盤腿都是基本功，因為鎖住下焦精氣對人體有好處。

古代非常強調坐姿，漢字「安」（見420頁右上圖所示）就是女子在房中的一個坐姿。古代對女子的坐姿要求非常嚴格，女子最好是盤腿坐在屋子裏。如果女

成語小辭典

正襟危坐

整理好服裝儀容，坐姿端正。形容態度莊重、嚴肅的樣子。

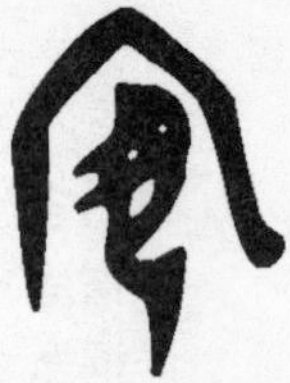

「安」字甲骨文

子坐姿不恰當，比如像簸箕那樣把兩腿往前伸直坐著，男子回家看到了後，就可以馬上寫休書，因為這被認為不懂規矩，也不會養生，將來很難生育出好兒女。

古代要求女子的坐姿，不然就是把腿盤起來，否則就如許多漢代的畫像那樣坐在腳後跟上。這種坐在腳後跟上的坐法，就叫「正襟危坐」，是一種很正式很莊重的坐法。

坐姿不對，會對身體產生影響。比如，老蹺二郎腿，就容易引發腰痛或其他一些腿部疾病，因為這個姿勢不符合腿部經脈的循行。

⊙藥浴法

古代還有一個很好的治療腿部疾病的方法—藥浴法。比如，患有關節疼痛的人或有寒證的人，都可以在家裏配藥進行藥浴。

藥浴的方子為：乾薑60克、乾辣椒30克、木瓜30克、烏頭30克或附子25克～30克。

需要說明的是：乾薑可以把寒給散出來；一般不入藥的辣椒，可以用在外用藥裏，這樣對人體傷害不大；木瓜不是現在我們吃的水果木瓜，木瓜也是一種藥用植物名，要到中藥行裏去配，中藥的木瓜是入肝經的，它對恢復人體經脈的彈

泡腳養生法

泡腳藥浴配方

溫熱祛寒＋強健關節

適用者：患有關節疼痛的人或有寒證的人

材料：乾薑60克、乾辣椒30克、木瓜30克、烏頭30克或附子25克～30克

作法：藥配好後煎煮45分鐘，就可以用來熏洗關節

功效：乾薑可以把寒給散出來；一般不入藥的辣椒，可以用在外用藥裏，這樣對人體傷害不大；中藥材的木瓜是入肝經的，它對恢復人體經脈的彈性很有好處；烏頭雖然有點偏毒性，但屬熱性的，是一味大熱之藥。

說明：這種藥的散寒力特別強，每天可持續做四、五遍。因為此藥是外用，對人體的傷害很小。

禁忌：有皮膚病的人最好不要用藥浴法，會傷到皮膚。

性很有好處；烏頭雖然有點偏毒性，但屬熱性，是一味大熱之藥。

把藥配好後煎煮45分鐘，就可以用來熏洗關節。這種藥的祛寒力特別強，每天可持續做四、五遍。因為此藥是外用，對人體的傷害很小。但有皮膚病的人最好不要用藥浴法，會傷到皮膚。

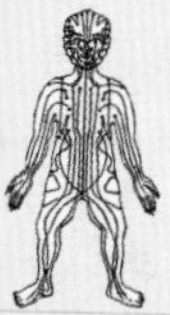

第十一章 腳

第一節　腳的經脈循行

第二節　腳的疾病

第三節　腳部養生：外國人天天洗澡，中國人天天洗腳

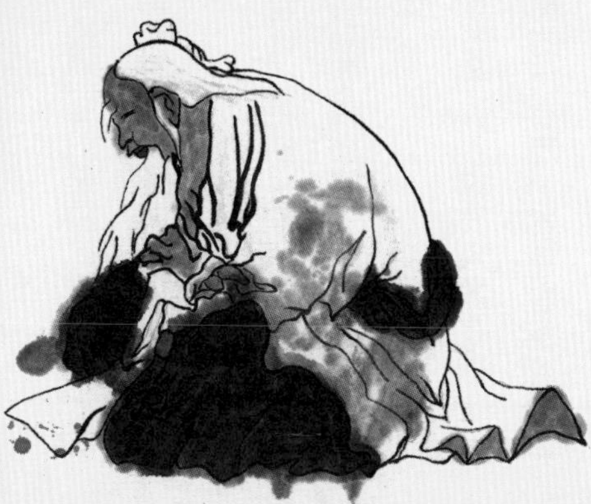

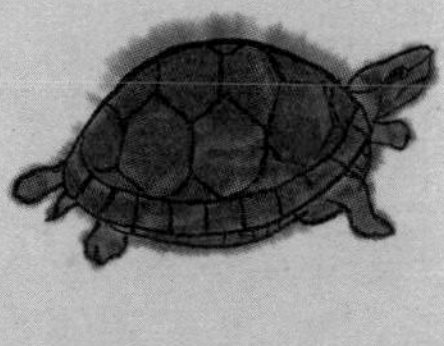

第一節

腳的經脈循行

腳踝也是人體的樞紐之地，不可受寒

對人體來說，上邊最脆弱的是頸椎和咽喉，中間最脆弱的是腰，下邊最脆弱的就是腳踝，腳踝也是需要重點保護的。需要強調的一點是，頸椎是不可以受寒的，腰和肚臍也不能受寒，腳踝還是不可以受寒。

頸椎、腰和肚臍、腳踝，人體的這三個關鍵點都是樞紐之地，都不可以受寒。一旦受寒，就會引發一系列的病症。泡腳時即使泡不到小腿，也一定要泡到腳踝，這是一個非常重要的養生原則。

西醫還認為，腳是人體的第二心臟。為什麼這樣說呢？因為人類在進化的過程中，最重要的改變就是人的直立，直立導致人體的所有壓力都壓在腳和腳踝上，所以腳承載著人體的全部體重，對人非常重要。

下面我們一一來瞭解腳的經脈循行。

首先，腳面的經脈從裏向外分別為：脾經、肝經、腎經、胃經、膽經和膀胱經，這六條經脈上的穴位相當多。

人的手和腳都屬於末梢，所有的經脈都是陰陽交通，從末梢完成。末梢上有井穴。「井穴」意從何來呢？井是生發之地，它的氣血很薄，但是氣血薄並不見得作用就小。這就好像我們說到子時是一陽生，但不能小看了這一陽，陽能生發多少，全看生發之地。所以我們要把井穴保護好。

這個生發之地是怎麼生發的呢？就拿胃經為例，胃經走腳時主要走足二趾（大腳趾旁邊的腳趾），但它分出三支，一支入腳二趾的內側，然後走內庭穴；一支入中趾的外側；一支終於大趾之端的隱白穴，這就是「陽明胃，太陰脾」，陰陽的交通就是在隱白這個穴位上。膽經走腳第四趾外端的指甲旁邊一點，這裏有一個穴叫竅陰。

膀胱經是走小腳趾外，最外邊的穴叫至陰穴。

脾經是走隱白穴，肝經是入大趾。腳面上有一個非常奇特的地方叫「三毛」，每個人腳上的這個位置都會長著幾根毛，所以叫「三毛」，旁邊有一個穴叫大敦穴。

腎經起於足小趾，然後走至足心，從這裏起，是腎經第一個經穴「湧泉穴」。腳後跟主要循行的經脈，是膀胱經和腎經。

第二節

腳的疾病

腳氣和腳臭都是濕邪下注所致

腳的常見疾病

1. 腳後跟疼痛、更年期足跟痛
2. 足大趾外翻腫脹
3. 腳部浮腫
4. 腳氣和腳臭

1 腳後跟疼痛、更年期足跟痛

如果我們的腳後跟十分疼痛或更年期足跟痛，就感覺好像長骨刺一樣痛，但是又查不出骨刺，這種毛病主要和腎經、膀胱經有關。這個病症在暗示著人到更年期了，會逐漸出現精虧血少的情況，同時還意味著陽氣大虛，這也正是造成足跟痛的兩個原因。

2 足大趾外翻腫脹

足大趾外翻腫脹是脾經的問題。如果腳下特別熱，是腎經的問題，是因為陽氣收攝不住，即將外散所致。足小趾熱一般來講和膀胱經有關，治療這種病也是要取委中穴。

3 腳部浮腫

如果腳部得了水腫病，就是腳部浮腫、腫脹，屬陽氣無法代謝濕邪，可以將蔥煮水，然後把腳泡在裏面，這種蔥水散邪的作用非常強，可治此病。

病症小辭典

腳氣病

也稱為「軟腳病」。是因由於缺乏維生素B_1所引起的多發性神經炎。其症狀為小腿沉重、手足痙攣、下肢水腫、肌肉疼痛萎縮、頭痛、失眠、疲勞軟弱、心力衰竭等。此病常見於以白米為主食的亞洲地區。

4 腳氣和腳臭

目前困擾大家最多的腳病是腳氣的問題，年輕人往往還涉及腳臭的問題。

中醫認為，腳氣和腳臭都是濕邪下注所致。人體的濕邪總要有一個出處，否則就全都憋在體內。而人體中濕邪的疏泄管道，就是透過腳上的井穴來散的。

一般的腳氣可以不治，因為這是人體的一種正常疏泄現象。當然，像傳染性真菌的腳氣，還是要去治療的。

唐代的「藥王」孫思邈，著有《備急千金要方》，他曾給腳氣病開過一個很特別的方子—「喝白皮粥」，就是喝點帶糠皮的粥。這個方子很好。在孫思邈死後好幾百年，西方醫學家才發現從穀物的糠皮裏能夠提取出維生素B群，專門治腳氣。我的觀點和看法就是：與其吃維生素，不如喝點糠皮粥。我們現在吃的糧食太精緻了，要多吃點粗糧。

另外，年輕人腳臭也不算病，腳臭這是向外代謝的功能過強和身體比較健壯的表現。只有身體健壯的人才會腳臭，老年人一般不會腳臭，他們的代謝力已經很弱了。

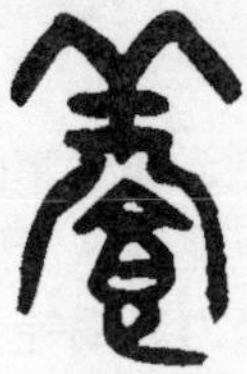

「養」字金文

第三節

腳部養生：外國人天天洗澡，中國人天天洗腳

人的直立又會造成對腳的很大傷害

中國人歷來主張養生，我們先來看一下養生的「養」字（見上圖所示）。「養」字就是一個人拿著鞭子趕著四隻羊，我們要把羊養好，既不要讓羊跑了，也要給它一個自由的空間，這樣才能養住。

中國的養生之道，就是要因循人的本性，這裏面有兩個關鍵點：一是要保護好腳，所以我們每天晚上都要洗腳；二是要讓手動起來。人的手和腳都能動起來，就會有一個健康的身體。

為什麼中國人講究養生要天天洗腳，而外國人卻認為要天天洗澡呢？

西方人不坐月子？

這其實涉及一個人種的問題。東、西方人是不一樣的。

中國人說的「坐月子」，是指婦人產後一個月內的休息調養。現在很多年輕的女孩不僅穿露臍裝，還不拿傳統所說的「坐月子」當回事。她們認為月子沒什麼好坐的，不能洗澡、不能洗頭、不能吹風、不能穿涼鞋，搞得渾身臭烘烘的，這實在難以忍受，認為家長的勸告都是嘮叨、是廢話，並且還很振振有辭地說：西方人就不坐月子，一生完孩子就喝冷飲，人家也活得好好的。這就說明人種的不同了。

西方人到現在餐具還在使用刀叉，他們主要的正餐是吃牛肉。按照中醫的說法：「魚生火，肉生痰」，這樣的一種飲食方式，最終導致他們身體內的濕氣很重，所以西方人身上毛才會這麼多，他們要用毛的開泄作用，把身上的濕邪代謝出去。

我們中國人一開始就是用筷子，吃的都是纖維類的食物，所以東方人的皮膚很細緻、很緊湊，飲食結構非常符合人體本性，不用去除太多濕邪。

生活方式和身體情況的不同，就決定了西方人需要天天洗澡，他們的毛孔粗大、體毛多、體味濃，總要噴香水；而中國人根本就不需要噴香水，我們是以纖維性食物為主的，女性身上本身就有一股清香。

⊙四季泡澡保健法

西方人透過洗澡，來解決身體過度開泄的問題，我們中國人呢？中國人主張洗腳。中國人自古就注重對腳的養護，因為腳是要天天勞動的，要走很多的路，很勞累，所以要好好保養它；同時，腳上循行著六根經脈，有60多個穴位，人的直立又會對腳造成很大傷害，所以中國人懂得腳部要重點養生，主張一年四季天天都要洗腳。

⊙春天洗腳—生陽固脫

春天洗腳可以「生陽固脫」，既能生發陽氣，又能避免過度外散。

⊙夏天洗腳—去除濕氣

夏天天氣炎熱，人容易過度開泄，濕邪都會外散，用偏熱一點的水洗腳，就能去除濕氣，把暑濕都代謝掉。

⊙秋天洗腳—潤肺養身

秋天洗腳可以潤肺，對人體會有滋潤的作用。

四季泡澡保健法

① 春天洗腳—生陽固脫
② 夏天洗腳—去除濕氣
③ 秋天洗腳—潤肺養身
④ 冬天洗腳—丹田溫灼

⊙冬天洗腳—丹田溫灼

冬天洗腳叫「丹田溫灼」，冬天用熱水泡腳，能夠使我們的下丹田產生溫煦的感覺。

這就是洗腳對人體的諸多好處。在洗腳的過程中，還要左右腳的移動、按摩，讓每根腳趾都能充分活動。

關於洗腳還需要說的一點是：每天睡覺前最好都能好好洗一下腳。洗腳最好是用熱水，旁邊另外要備好熱水，不斷地往裏加，這樣水溫能夠一直保持，最好泡20分鐘左右，等到感覺到身體有一點微微出汗的時候，就等於肌膚腠理都開泄了，這時就可以上床睡覺。泡腳對治療失眠，也是非常有效。

結合中醫文化和中醫醫理，我們從頭講到了腳，把人體從頭髮到腳趾的主要問題，作了一個全方位的描述和整理，以及當某些問題出現時，應該如何去應對、有何注意事項等。希望廣大的讀者朋友能夠透過本書，掌握一些基本的養生知識，做好自我保健，延年益壽。

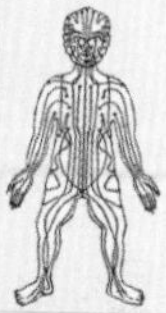

附錄

〔附錄一〕中醫治病的四種方法

〔附錄二〕五行對應關係表

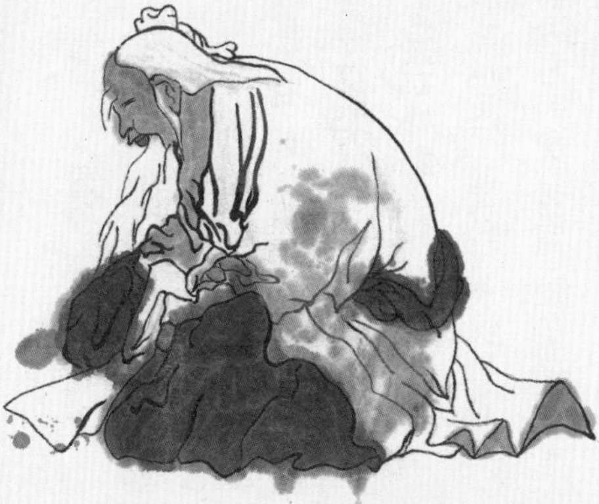

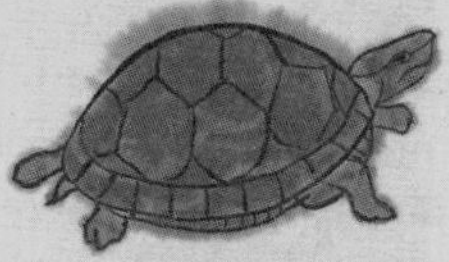

附錄一

中醫治病的四種方法

中醫在傳統文化當中是一門活的藝術

中醫疾病學把人的疾病，從外到裏分為四個層次，治療也就分了四種方法。

◆肌膚腠理層面的治療

如果肌膚受邪，也就是肌膚腠理出了問題，最好採取刮痧、推拿、拔罐、足底按摩等法，這些方法都是我們傳統文化中一些比較獨特的方式，現代西方醫學也認為這種治療方法對人體損傷不大，對於身體的康復很有好處。

這裏要提一個注意事項：刮痧、拔罐和按摩，這些方法不適合那些身體很虛的人，因為這些方法是透過手、刮痧板等在人的身上用力，使身體裏面的病走到表層，也就是透過調元氣的方法來治療疾病。如果人本身元氣就很虛，這樣的治療就會使得身體更加虛弱。

中醫治病的四種方法

1. 肌膚腠理層面的治療
2. 經絡層面的治療
3. 五臟層面的治療
4. 厥陰層面的治療

對於身體太虛的人來說，需要先吃藥，等到把身體養得差不多的時候，再使用這些方法。

經絡層面的治療

肌膚腠理的病如果往裏走，就會走到經絡的層面上。經絡是看不見、摸不著的，經絡是一種氣血，它沒有實體，它在中醫裏就是指人的一種生命現象。經脈就好比一張巨大的鐵路網，必須要很暢通，人才健康；一旦阻塞，就會造成身體出現很多問題。

人體的穴位，就相當於經脈這個鐵路網上的大站，是一些關鍵的點，穴位屬於氣血比較充足的地方，所以中醫扎針一定要扎在穴位點上才最有效。

中醫裏還有句話，叫「錯穴不錯經」，治病之時，一定要扎在經脈上，能扎在穴位上當然最好，功效會最大；但如果扎錯了，只要扎在這條經脈上，也能發揮疏通的作用。

在扎針時還有個問題，有些經絡分為兩個層面：裏支和浮支。浮支是在體表，比如肺經，尤其手指上的少商穴，屬於很明顯的浮支穴位。

裏支一般不可針刺，只可以透過鍛鍊的方法來活動它，這也是鍛鍊為什麼重要的原因，中國古代的鍛鍊方法比如太極拳、易筋經之類，都是因循著人的裏支這一規律來編排的，只有那裏面的一些動作，才可以打開人身上的孔穴，比如易筋經裏的「倒拽九牛尾」可以開膏肓穴。

◈五臟層面的治療

經脈裏還有些繼續往裏走，走到五臟裏，這些地方最好就採取按摩的方法。比如中府、雲門這些在胸上的穴位，扎針就比較危險，中醫有「胸臟之間，不可以妄針」的說法，就是這裏是不可以隨便扎針的，像這樣的地方最好採取按摩、按揉的方法，同樣能達到針灸的效果。

還有一些臟腑的疾病，最好用中藥來醫治。在中醫的傳統文化當中，張機（仲景）所著的《傷寒雜病論》（分為兩本，分別是《傷寒論》和《金匱要略》）是最早按照「辨證論治」來治病的醫術。比如，病在表層的太陽經層面，就可用到「桂枝湯」或「麻黃湯」。

厥陰層面的治療

如果病再深入，到了厥陰這個最裏層，就會用到「當歸四逆湯」、「烏梅丸」等藥，按照症狀不同進行分類，有個很核心的原則：如果是臟腑受邪，就一定要採取用藥的方法來解決。

奇經八脈得病是重症

本書多次提過，沒有一味藥可以入奇經八脈，所以奇經八脈得病，用藥要從肝腎去治，或用藥從肝肺調理氣機上去治。

對於再重的病，如督脈病中的僵直性脊椎炎，一方面可以用藥從肝腎上治，另一方面可以用傳統醫學上很重要的方法「灸法」來治，就是用艾草燒灼的方法來治。這是用艾草的通竄力強的特性，能夠把奇經八脈或十二正經疏通。

對人體來講，有幾個很關鍵的穴位點，在此作一個整理。

百會穴、睛明穴：頭上的百會穴很重要，還有睛明穴，它是膀胱經的起始點。

缺盆穴：肩背上的重要穴位是缺盆穴，五臟六腑的通路都要透過缺盆來體現。所以揌揉缺盆穴，對人體是非常有好處的。

膏肓穴：從後背上來講，膏肓穴是一個很重要的穴位。膏肓穴正好位於兩個肩胛骨的中間，是很不容易活動到的一個穴位。

⊙病入膏肓

「病入膏肓」這個成語我們都聽過，意思是如果病已經到了膏肓穴，那這個病已經很深了。

這裏來說一個故事。有一個國王生病了，他請秦國一位非常有名的醫生來給他看病。在等待醫生看病之前，這個病就化成兩個小孩在那兒對話，他們彼此商量說：等下要來的醫生醫術很高明，我們這些病邪該躲到哪裡去呢？其中一個小孩就說：我們躲到肓之上、膏之下，躲到「膏肓」這個地方，這樣醫生就拿我們沒辦法。後來醫生來了，說國王這個病沒法治了，因為已經病入膏肓了。

這個故事出自《左傳》，說明膏肓穴對人體來說是非常重要的。

⊙怎樣活動膏肓？

由於膏肓穴不太容易活動到，在現實生活當中，我們要經常活動一下膏肓，這也是現實生活中養生的妙法。

我們怎樣活動膏肓呢？可以趴在椅背上，這樣就把膏肓穴給打開了，往後用力擠壓肩胛骨的時候，實際上就是在擠壓膏肓。

一般來講，膏肓穴有一個很重要的特點，就是全身的病特別是上半身的病，大都和膏肓穴有關。在平常的運動中，不能老伏案工作，總讓膏肓穴開著是不行的，要把它闔上。

在傳統文化當中，鍛鍊膏肓穴有一些很具體的方法。比如少林的《易筋經》裏面，就有很多動作是在鍛鍊膏肓穴。其實，人體的氣機就兩個字—開闔。我們只要學會怎麼去開、怎麼去闔，就可以了。

中脘穴：脾胃的問題，在很大程度上和人體穴位有關係。比如中脘穴位於胃部的正中線，當你按壓腹部的時候，哪兒疼痛就把那裏撥開即可。這裏告訴大家一個小竅門，無論你是否懂經絡，當你揉到身體哪個部分出現壓痛、疼痛或手指感覺有個結的時候，就要把它撥開，經常去按揉它，就會對身體有好處。

關元穴、委中穴：人體下邊的病，大多和關元穴有關。再往下走，腿上的委中穴是一個重要穴位，委中穴可以解決腰痛和腿痛的問題。

以上是我們在現實生活當中可以去利用的一些方法，學會這些方法，就可以做自己的醫生；自己動手，解除病痛。

中醫在傳統文化當中是一門活的藝術，它到現在為止也不應該當作是一種文化遺產，它不會消失，會一直活在每個老百姓的生活裏。

中醫貼近每個人的生活。如果我們能夠以此為據，學會從頭到腳關愛自己，就能夠過著健康、自信、自足的生活。

附錄二

五行對應關係表

五行對應關係表

五行	金	木	水	火	土
五臟	肺	肝	腎	心	脾
五色	白	青	黑	赤	黃
五聲	哭	呼	呻	笑	歌
五志	憂	怒	恐	喜	思
五官	鼻	目	耳	舌	口
五臭	腥	臊	腐	焦	香
五液	涕	淚	唾	汗	涎
五味	辛辣	酸	鹹	苦	甘甜
五體	皮毛	筋	骨	脈	肌肉
官職	丞相	將軍	大力士	君主	諫議之官
五華	毛	手（爪）	髮	面色	唇
五變	咳	握	慄	憂	噦

（本書中所涉及的個別圖片，由於各種原因未能聯繫到作者，請有關作者聯繫我社，我社將遵循國家有關標準支付稿酬）

Be Healthy Forever

健康是一身、心、靈都達到平衡的最佳狀態
呵護身體　善待自己　享受健康樂活的人生

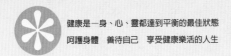

Be Healthy Forever

健康是一身、心、靈都達到平衡的最佳狀態

呵護身體　善待自己　享受健康樂活的人生

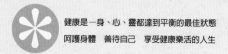